212 Anaesthesiologie und Intensivmedizin
Anaesthesiology and Intensive Care Medicine

vormals „Anaesthesiologie und Wiederbelebung"
begründet von R. Frey, F. Kern und O. Mayrhofer

Herausgeber:

H. Bergmann · Linz (Schriftleiter)
J. B. Brückner · Berlin   M. Gemperle · Genève
W. F. Henschel · Bremen   O. Mayrhofer · Wien
K. Meßmer · Heidelberg   K. Peter · München

J. Link K. Eyrich (Hrsg.)

Analgesie und Sedierung in der Intensivmedizin

Unter Mitarbeit von
G. Papadopoulos R. Rohling H. W. Striebel

Mit 102 Abbildungen und 27 Tabellen

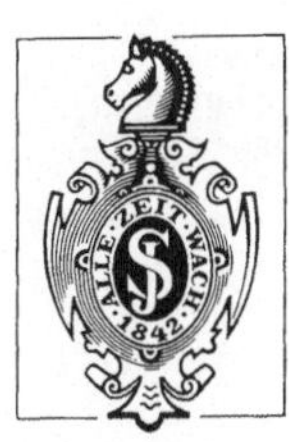

Springer-Verlag
Berlin Heidelberg New York
London Paris Tokyo Hong Kong

Priv.-Doz. Dr. Jürgen Link   Prof. Dr. Klaus Eyrich
Klinik für Anästhesiologie und operative Intensivmedizin
Klinikum Steglitz der Freien Universität Berlin
Hindenburgdamm 30, D-1000 Berlin 45

Symposium am 04. und 05. November 1988,
Klinikum Steglitz der FU Berlin

CIP-Kurztitelaufnahme der Deutschen Bibliothek
Analgesie und Sedierung in der Intensivmedizin: Symposium am 4. und 5. November
1988, Klinikum Steglitz der FU Berlin / J. Link; K. Eyrich (Hrsg.). Unter Mitarb. von
G. Papadopoulus ... -
Berlin; Heidelberg; New York; London; Paris; Tokyo; Hong Kong: Springer, 1990
(Anaesthesiologie und Intensivmedizin; 212)
ISBN-13: 978-3-540-51715-3   e-ISBN-13: 978-3-642-75081-6
DOI: 10.1007/978-3-642-75081-6

NE: Link, Jürgen [Hrsg.]; Universitätsklinikum ‹Steglitz›; GT

2119/3140-543210 - Gedruckt auf säurefreiem Papier

Vorwort

Ausreichende Analgesie und adäquate Sedierung gehören zu den vornehmsten Aufgaben des Intensivmediziners. Mit der Vielzahl der heute zur Verfügung stehenden Medikamente aus der Reihe der Sedativa und Analgetika sollte es in jedem Fall möglich sein, den Patienten vor Schmerzen und unnötigem Streß zu bewahren. Gerade die große Zahl der vorhandenen Analgetika und Sedativa verleitet aber möglicherweise zur Polypragmasie, ohne daß die Wirkungsmöglichkeiten der einzelnen Substanzen voll ausgenutzt werden. Bei scheinbar ungenügender Wirkung einer Substanz stellt sich die Frage: Wechsel auf ein anderes Medikament oder Dosissteigerung?

Im vorliegenden Band stellen anerkannte Experten ihre Konzepte und Untersuchungsergebnisse zur Analgesie und Sedierung des Intensivpatienten vor. Es ist zu wünschen, daß dadurch dem klinisch tätigen Arzt Entscheidungshilfen für sein Vorgehen an die Hand gegeben werden, denn es ist nicht zu übersehen, daß ein allgemein akzeptiertes Konzept für die Analgosedierung schwerstkranker Patienten nicht existiert.

In einigen Beiträgen wird über die postoperative Analgesie des nicht intensivtherapiepflichtigen Patienten berichtet, weil gerade auch bei diesen Patienten die Schmerztherapie verbessert werden kann. Darüber hinaus werden die Pathophysiologie des Schmerzes und Fragen der Pharmakologie und Pharmakokinetik abgehandelt.

Wir danken den Autoren für ihre engagierte Mitarbeit und hoffen, mit der Herausgabe dieses Bandes die Diskussion über Methoden und Ziele der Analgosedierung anzuregen. Wir wünschen dem Buch eine weite Verbreitung.

Berlin, im Oktober 1989 *J. Link   K. Eyrich*

Inhaltsverzeichnis

Postoperative Analgesie

Verzeichnis der Erstautoren

Priv.-Doz. Dr. H.A.Adams
Abteilung für Anästhesiologie und operative Intensivmedizin,
Klinikum der Justus-Liebig-Universität Gießen,
Klinikstraße 29, 6300 Gießen

Prof. Dr. M.J.Brandl
Institut für Anästhesiologie, Universität Erlangen-Nürnberg,
Maximiliansplatz 1, 8520 Erlangen

Dr. R.Buhl
Zentrum für Anästhesiologie, Universität Düsseldorf,
Moorenstraße 5, 4000 Düsseldorf 1

Prof. Dr. E.Freye
Zentrum für Anästhesiologie, Abteilung für Gefäßchirurgie,
Universität Düsseldorf, Moorenstraße 5, 4000 Düsseldorf 1

Dr. U.Hecht
Zentrum für Anästhesiologie, Medizinische Hochschule Hannover,
Abt. IV, Krankenhaus Oststadt,
Podbielskistraße 380, 3000 Hannover 51

Dr. G.Heinemeyer
Bundesgesundheitsamt, Max von Pettenkofer Institut,
Postfach, 1000 Berlin 33

Dr. P.Hoffmann
Abteilung für Anästhesie und Intensivmedizin,
Allgemeines Krankenhaus Barmbek,
Rübenkamp 148, 2000 Hamburg 60

Priv.-Doz. Dr. J.Jage
Anästhesieabteilung, Behring-Krankenhaus,
Gimpelsteig 3, 1000 Berlin 37

Priv.-Doz. Dr. E. Kochs
Abteilung für Anästhesiologie,
Universitätskrankenhaus Eppendorf,
Martinistraße 52, 2000 Hamburg 20

Dr. A. Kraft
Klinik für Anästhesiologie und operative Intensivmedizin,
Klinikum Steglitz der FU Berlin,
Hindenburgdamm 30, 1000 Berlin 45

Dr. F.-J. Kretz
Klinik für Anästhesiologie und operative Intensivmedizin,
Klinikum Steglitz der FU Berlin,
Hindenburgdamm 30, 1000 Berlin 45

Priv.-Doz. Dr. W. Kuckelt
Abteilung für Anästhesiologie und Intensivtherapie,
Zentralkrankenhaus „Links der Weser",
Senator-Weßling-Straße 1, 2800 Bremen

Dr. F.-P. Lenhart
Institut für Anästhesiologie, Klinikum Großhadern
der Ludwig-Maximilians-Universität München,
Marchioninistraße 15, 8000 München 70

Priv.-Doz. Dr. J. Link
Klinik für Anästhesiologie und operative Intensivmedizin,
Klinikum Steglitz der FU Berlin,
Hindenburgdamm 30, 1000 Berlin 45

Dr. G. Papadopoulos
Klinik für Anästhesiologie und operative Intensivmedizin,
Klinikum Steglitz der FU Berlin,
Hindenburgdamm 30, 1000 Berlin 45

Prof. Dr. S. Piepenbrock
Zentrum für Anästhesiologie, Abt. Anästhesiologie II,
Medizinische Hochschule Hannover,
Konstanty-Gutschow-Straße 8, 3000 Hannover 61

Dr. R. Rohling
Klinik für Anästhesiologie und operative Intensivmedizin,
Klinikum Steglitz der FU Berlin,
Hindenburgdamm 30, 1000 Berlin 45

Dr. M. Samara-Barboutos
Abteilung für Anästhesiologie, Allgemeinkrankenhaus Larissa,
Larissa, Griechenland

Priv.-Doz. Dr. J. Schäffer
Zentrum für Anästhesiologie, Abt. Anästhesiologie II,
Medizinische Hochschule Hannover,
Konstanty-Gutschow-Straße 8, 3000 Hannover 61

Dr. C. Schnorr
Abteilung für Anästhesiologie und operative Intensivmedizin,
Klinikum der Justus-Liebig-Universität Gießen,
Klinikstraße 29, 6300 Gießen

Priv.-Doz. Dr. Dr. H. Schwilden
Paul-Martinini-Stiftung,
Medizinisch-Pharmazeutische Studiengesellschaft,
Dreizehnmorgenweg 44, 5300 Bonn 2

Dr. H. W. Striebel
Klinik für Anästhesiologie und operative Intensivmedizin,
Klinikum Steglitz der FU Berlin,
Hindenburgdamm 30, 1000 Berlin 45

Dr. H. Thole
Klinik für Anästhesiologie, Intensiv- und Schmerztherapie,
Berufsgenossenschaftliche Krankenanstalten
„Bergmannsheil Bochum", Universitätsklinik,
Hunscheidstraße 1, 4630 Bochum

Pathophysiologie, Pharmakologie, Pharmakodynamik

Das Phänomen des Schmerzes

S. Piepenbrock

„Alles was von den Menschen getan und gedacht wird, gilt der Befriedigung gefühlter Bedürfnisse sowie der Stillung von Schmerzen." Dieses Zitat von Einstein weist auf die wesentliche Bedeutung des Schmerzes und des Schmerzerlebens für die menschliche Existenz hin. Es ist jedoch bis heute trotz intensiver Forschungsanstrengungen auf dem Gebiet des Schmerzes noch nicht gelungen, das Wesen des Schmerzes eindeutig zu bestimmen (Hannich). Das gegebene Thema beinhaltet deshalb etwas nicht genau Faßbares, nicht präzise Definierbares, etwas, was deshalb als „Phänomen" bezeichnet wird – das Phänomen des Schmerzes.

Wie aber ist der Schmerz zu umschreiben? Was ist Schmerz?

Ist Schmerz eine Sinneserfahrung, etwa wie das Hören und Sehen oder handelt es sich mehr um ein Gefühl wie Angst, Furcht oder auch Glück?

Historische Aspekte

Im Verlaufe der menschlichen Geschichte gab es unterschiedliche Auffassungen. Die Antike bis hin zum Mittelalter sah Schmerz als *Gefühl* an. Ab der Aufklärung begann die sensorische Auffassung in den Vordergrund zu treten. Die Erkenntnisse der Sinnesphysiologie im 18. Jahrhundert führten zur Entwicklung der sog. *Spezifitätstheorie,* nach der ein Schmerzreiz von Nozizeptoren aufgenommen und an ein Schmerzzentrum im Gehirn weitergeleitet wird, welches dann den Schmerz bewußt macht. Es hat sich jedoch aus der Erfahrung gezeigt, daß die dieser Auffassung innewohnende direkte Beziehung zwischen der Stärke des Schmerzreizes und der Intensität des subjektiven Schmerzerlebnisses unzutreffend ist. Dies gilt auch für die sog. *Patterntheorie,* nach der Schmerz das Ergebnis einer komplexen zeitlichen und räumlichen Summation neuronaler Aktivität ist. Die unterschiedlichen Schmerzäußerungen von Patienten mit vergleichbaren Verletzungen konnten dadurch nämlich nicht erklärt werden.

Mit der *gate-control-Theorie* von Melzak u. Wal (1965) wurden gleichsam die eindimensional-sensorischen Konzeptionen durch ein multidimensionales und dynamisches Modell des Schmerzes ersetzt. In dieser Theorie wurden Aspekte der Spezifitäts- und Patterntheorie ergänzt gemäß neueren neurobiologischen Ergebnissen und durch psychologische Komponenten der Schmerzerfahrung.

Wenn auch die gate-control-Theorie in ihren detaillierten neurophysiologischen Formulierungen in einigen Punkten widerlegt wurde, so hat sie dennoch beachtliche Bedeutung für das Verständnis der Entstehung und Aufrechterhaltung von Schmerz. In dieser Theorie wird dargelegt, daß die Schmerzerfahrung das Ergebnis neuronaler Prozesse ist, die von Nozizeptoren ausgehen und über spezifische Neurone im Rückenmark, über die Formatio reticularis, das limbische System sowie den Thalamus bis hin zur Hirnrinde verlaufen und sich dabei gegenseitig hemmen und verstärken können.

Eine wesentliche Annahme dieses Modells bezieht sich auf die zentrale Bedeutung der Strukturen im Bereich des Hinterhorns im Rückenmark. Sie besagt, daß an dieser ersten neuronalen Schaltstelle die Kapazität zur Verarbeitung einkommender Afferenzen begrenzt ist und daß deshalb vermehrt ankommende, auch nichtnozizeptive Afferenzen die Schmerzweiterleitung hemmen. Um im Bild der Eingangspforte zu bleiben: bei gegebener Weite des Tores ist pro Zeiteinheit einer bestimmten Anzahl von afferenten Impulsen der Eintritt gestattet. Erhöht sich die Anzahl nichtnozizeptiver Afferenzen, so vermindert dies die Durchlässigkeit für nozizeptive Afferenzen. Dieses Prinzip wird z.B. bei der transkutanen Nervenstimulation und wohl auch bei der Akupunktur ausgenutzt. Es wird also mit der künstlichen Erhöhung der nichtnozizeptiven Afferenzen die Zahl der verarbeitbaren schmerzhaften Impulse reduziert. Umgekehrt bedeutet dies, daß eine Verminderung anderer Afferenzen zu Schmerzzuständen führen kann, was man dann mit dem Begriff Deafferentiationsschmerz beschreibt.

Das gate-control-Modell veranschaulicht noch einen weiteren wichtigen Aspekt der Schmerzverarbeitung, nämlich die zentrifugale Kontrolle der Nozizeption. Mit dem Bild der Eingangspforte dargestellt heißt dies, es gibt Mechanismen, die die Öffnung der Tür für ankommende nozizeptive Afferenzen vermindern können. Dies wird durch die Aktivierung hemmender Synapsen bewirkt, die dann die Wirkung von die Hinterhornzelle erregenden Afferenzen aufheben.

Die zentrale hemmende Kontrolle der Nozizeption ist in mehreren Stufen sowohl im Rückenmark als auch im Hirnstamm, im Dienzephalon und im Kortex angesiedelt. Man kennt zwei absteigende schmerzhemmende Systeme, ein stammesgeschichtlich älteres serotoninerges und ein phylogenetisch jüngeres enkephalinerges System, die in ähnlicher Weise einen hemmenden Einfluß auf die Weiterleitung nozizeptiver Afferenzen in den Hinterhornzellen des Rückenmarks bewirken. Dabei ist der zweite enkephalinerge Mechanismus für den Menschen bedeutungsvoller, da sowohl die lokale als auch die systemische Applikation von Opioiden darüber wirkt.

Neben der gate-control-Theorie hat in der jüngsten Vergangenheit auch die Entdeckung von Opioidrezeptoren und deren Liganden, sog. Endorphine, Auswirkungen auf unseren Schmerzbegriff und die Schmerzforschung gehabt. Die Rolle der Endorphine für die Lust-Unlust-Regulation und ihre Funktion als biochemisches „Schmerzabwehrsystem" wird heute als gesichert angesehen. Möglicherweise wird der Metabolismus der Endorphine, wie der anderer körpereigener Substanzen auch, von psychologischen Prozessen wie Konditionierung oder Reizverarbeitung beeinflußt. Zur Bedeutung der Opioidrezeptoren, insbesondere im Hinblick auf die Behandlung mit Opioiden, wird im nächsten Beitrag (von E.

Freye) in diesem Buch Stellung bezogen. Insgesamt haben diese biologischen Erkenntnisse sich sehr befruchtend auf die aktuelle Schmerzforschung ausgewirkt.

Im folgenden sollen zu 3 Gebieten der Schmerzforschung einige Anmerkungen gemacht werden:

1. Erfassung von Schmerzen, „Schmerzmessung“,
2. Untersuchungen zu interindividuellen Unterschieden in der Schmerzerfahrung,
3. Theorien zur Entstehung und Aufrechterhaltung von Schmerzen.

Zum großen Komplex der therapeutischen Beeinflussung von Schmerzen in der besonderen Situation der Intensivmedizin ist im Verlaufe des in diesem Buch publizierten Symposiums ausführlich Stellung bezogen worden.

Schmerzmessung

Bei der Erfassung von Schmerzzuständen liegt ein Problem darin, daß Schmerz als subjektive Empfindung einem Beobachter nicht unmittelbar zugänglich ist, sondern vom Betroffenen verbal oder nonverbal mitgeteilt werden muß. Bei der klinischen Schmerzerfassung und Schmerzforschung gibt es keine Meßmöglichkeit des Schmerzreizes selbst. Im Gegensatz dazu können in der experimentellen Forschung unter anderem kontrollierte thermische Reize wie Strahlungs- oder Kontakthitze oder auch Kältereize, elektrische Reize, ischämische Reize oder auch Druckreize verwendet werden. Die Intensität dieser Reize ist definiert variierbar und erfaßbar. Man sei sich aber darüber im klaren, daß die Qualität dieser Reize kaum dem Spektrum klinischer Schmerzen entspricht.

Die klinische Erfassung von subjektiven Schmerzen verwendet üblicherweise graphische Skalen oder schmerzbezogene Begriffe. Häufig werden sog. visuelle Analogskalen angewendet, bei denen der Patient auf einer mit Zahlen oder Begriffen versehenen Linie seine Schmerzen angibt. Mit diesen Skalen können auch verschiedene Dimensionen des Schmerzerlebens wie Intensität oder Unannehmlichkeit einfach, schnell und wiederholt erfaßt werden. Verbalskalen zur Schmerzbeschreibung benutzen z.B. eine Auswahl von schmerzbeschreibenden Adjektiven. Ein bekanntes Instrument zur verbalen Analyse von Schmerzen ist der McGill-Schmerzfragebogen.

Eine weitere Methode ist das Ausfüllen von Protokollbögen, in denen der Patient täglich über die Intensität und Qualität seines Schmerzerlebens und auch seines Schlafmusters, seines Analgetikakonsums oder auch seines Aktivitässpielraums Auskunft gibt. Mit solchen Verfahren lassen sich Schmerzen im Zeitverlauf erfassen; sie sind deshalb besonders geeignet zur Evaluierung schmerzreduzierender Maßnahmen.

In neuen Verfahren der Schmerzmessung werden verschiedene Methoden wie Verbalskalen, Protokollbögen und auch psychophysikalische Messungen (z.B. Tursky et al.) miteinander kombiniert. Mit diesen aus der experimentellen

Schmerzforschung stammenden Methoden läßt sich klinischer Schmerz offensichtlich adäquat erfassen, sie werden allerdings in praxi bisher nur zögerlich eingesetzt.

Interindividuelles Schmerzerleben

Der Aspekt der interindividuellen Unterschiede in der Schmerzerfahrung, also die Varianz des Schmerzerlebens, ist im Zusammenhang zu sehen mit soziodemographischen, persönlichkeitsspezifischen und verhaltensmäßigen Variablen. Aus den vielfältigen Angaben zu diesem Themenkomplex seien nur einige subjektiv herausgegriffen.

Von den *soziodemographischen Variablen* wurde v.a. Alter, Geschlecht, Schichtzugehörigkeit und ethnische Abstammung erforscht. Dabei ergab sich unter anderem, daß sich Frauen von Männern nicht in der Schmerzschwelle, wohl aber durch eine niedrigere Schmerztoleranz unterschieden. Hierbei scheint die soziokulturell vermittelte höhere Bereitschaft von Frauen, Schmerz auszudrücken, eine Rolle zu spielen. Mit zunehmendem Alter steigen Schmerzschwellen und Toleranzen an, was sowohl auf eine veränderte Nozizeptorsensibilität als auch auf eine verminderte Bereitschaft, über Schmerzen zu berichten, zurückgeführt wird. Im Zusammenhang mit der Schichtzugehörigkeit sind niedrige Schmerz- und Toleranzschwellen bei Arbeitern im Vergleich zu Angestellten beschrieben worden. Es gibt aber auch Untersuchungen, in denen eine erhöhte Schmerzempfindlichkeit bei Angehörigen sogenannter „höherer" Gesellschaftsschichten, insbesondere bei Frauen, gefunden worden ist. Bei der ethnischen Zugehörigkeit fanden sich erhöhte Schmerzschwellen bei Personen, die einer schmerzverleugnenden Kultur entstammen. So waren etwa Amerikaner irischer Abstammung weniger schmerzempfindlich als die italienischer Abstammung. Insgesamt läßt sich aus diesen soziodemographischen Befunden die starke Abhängigkeit der Schmerzerfahrung von gesellschaftlichen ethnischen Normen ablesen.

Bei *persönlichkeitsspezifischen Variablen* in bezug auf Schmerz sind v.a. Persönlichkeitscharakteristika wie Angst, Depression, Hysterie, Hypochondrias, Neurotizismus und Introversion vs. Extroversion untersucht worden. Übereinstimmend hat man gefunden, daß starke Erregung und Anspannung, wie sie z.B. bei massiven Angstreaktionen auftritt, die Schmerzempfindung reduziert (Beispiel: Beim Sturmangriff bemerkt ein Soldat Kugeln, die ihn getroffen haben, kaum). Weniger ausgeprägte Angst hingegen steigert die Intensivität der Schmerzwahrnehmung, d.h. ängstliche Personen haben eine erhöhte Schmerzsensivität. Eine erniedrigte Schmerztoleranz wurde auch bei extrovertierten Personen gefunden, was auf die erhöhte Bereitschaft zum Schmerzbericht bei Extroversion hinzuweisen scheint.

Bekannt sind auch die Zusammenhänge zwischen Depression und Schmerz. 60% der depressiven Patienten klagen über Schmerzen. Eine Umwandlung psychischer Probleme in somatische Beschwerden kann man bei hysterischen Persönlichkeiten feststellen, die oft über einen lokalisierten, kontinuierlichen Schmerz klagen. Sie messen ihm allerdings weit weniger Bedeutung zu als hypochondrische Persönlichkeiten. Hypochondrie, charakterisiert durch extreme Körperbezogenheit, tritt häufig im Zusammenhang mit diffusen, schwer lokalisierbaren Schmerzen auf.

Im Zusammenhang mit den klinischen Untersuchungen zur Persönlichkeitsabhängigkeit von Schmerzen stellt sich v. a. die Frage, ob die erfaßte Persönlichkeitsstruktur Ursache oder Folge der Schmerzerkrankung ist. Patienten mit chronischen Schmerzen unterscheiden sich untereinander allerdings mehr, als sie sich gegenüber anderen chronischen Kranken unterscheiden, so daß dies die Rolle der prämorbiden Persönlichkeitsstruktur für die Entstehung chronischer Schmerzen in Frage stellt.

Beim *verhaltensmäßigen Aspekt* im Zusammenhang mit den interindividuellen Unterschieden spielt für die Intensität und Qualität der Schmerzerfahrung eine große Rolle, wie der Schmerzreiz von der betreffenden Person bewertet und verarbeitet wird. Allgemein bekannt ist, wie sehr jegliche ablenkende Betätigung oder gedankliche Beschäftigung die Schmerzhaftigkeit bestimmter Reize reduziert. Auch bei klinischen Schmerzsyndromen spielen Krankheitsverarbeitung und Bewältigungsfähigkeiten eine große Rolle. In neueren Untersuchungen ist gezeigt worden, daß für das klinische Erscheinungsbild chronischen Schmerzes adaptive Prozesse von Bedeutung sind. Schmerzpatienten unterscheiden sich stark hinsichtlich der Bewertung ihrer Krankheit (z.B. als zentrales Lebensproblem vs. bewältigbare Unannehmlichkeit) sowie hinsichtlich dem Vorhandensein und Einsatz von Bewältigungsstrategien. Diese Faktoren und Prozesse sind bisher leider erst wenig untersucht worden.

Zur Entstehung und Aufrechterhaltung von Schmerzen

Schmerz stellt sich als ein höchst komplexes psychophysisches Phänomen dar. Bei der Frage, welche Rolle man insbesondere psychologischen Vorgängen bei der Entstehung und Aufrechterhaltung von Schmerz zuordnen kann, wird man systematisch zwischen akutem und chronischem Schmerz unterscheiden.

Akuter Schmerz wird für gewöhnlich durch Gewebsschädigung hervorgerufen, es ist ein zeitlich begrenztes Ereignis mit der Funktion eines Warnsignals. Für das Schmerzleben bei akutem Schmerz sind Erwartungen über Art, Dauer und Identität des Schmerzreizes, die Situation, in der Schmerz erlebt wird, und die Möglichkeit der Schmerzreduktion durch schmerzlindernde Verhaltensweisen von Bedeutung. Die psychologische Bedeutung akuter Schmerzen ist um so größer, je unsicherer die betreffende Person über Bedeutung, Dauer und Konsequenz des Schmerzes ist. Dies ist etwa bei akuten Schmerzen der Fall, die als Symptome von Erkrankungen auftreten und den Betroffenen über die mögliche Ernsthaftigkeit seines Zustands spekulieren lassen. Das heißt, die Art und Weise der affektiven und kognitiven Verarbeitung sensorischer Informationen spielt für die Empfindung von Schmerz eine große Rolle.

Im Gegensatz zum akuten Schmerz hat der *chronische Schmerz* eine nicht vorhersehbare Dauer bzw. bei phasischen Schmerzen sind die Zeitintervalle nicht vorhersehbar. Schmerz hat nicht mehr die Funktion eines Warnsignals, sondern ist selbst Krankheit. Bei den betroffenen Patienten stellen sich Gefühle der Hilflosigkeit und Hoffnungslosigkeit mit der Folge von Depressionen ein, die Lebensqualität ist stark eingeschränkt, es kommt zu sozialer Isolierung und Vereinsamung. Daraus resultieren erhebliche psychologische Beeinträchtigungen, die ihrerseits bei der Entstehung und Aufrechterhaltung von chronischen Schmerzen mitwirken.

Welchen Stellenwert *psychologische Faktoren* auch bei der Genese chronischen Schmerzes haben, ist letzten Endes nicht geklärt. Chronischer Schmerz kann Folge einer kontinuierlichen Gewebsschädigung sein. Sehr häufig lassen sich allerdings physiologische bzw. physische Ursachen nicht nachweisen. Schmerz kann auch dann noch vorhanden sein, wenn der Schmerz*reiz* fehlt, wenn z. B. afferente Fasern nicht mehr funktionstüchtig sind oder wenn bereits eine Heilung der zugrundeliegenden Gewebsschädigung eingetreten ist. Für diesen reizunabhängigen Schmerz werden ursächlich niederschwellige abnormale neuronale Impulse angenommen, die eine sich selbst aufrechterhaltende neuronale Aktivität produzieren. Diese Impulse werden verglichen mit einem neuronalen „Schmerzgedächtnis", und sie können auf jeder Ebene des Nervensystems, d. h. sowohl spinal als auch supraspinal wirksam werden.

Bei dem so außerordentlich vielschichtigen Phänomen Schmerz mit seinen physiologischen und psychologischen Komponenten erscheint es sicherlich nicht sinnvoll, psychogene von somatischen Zuständen abtrennen zu wollen. Sowohl die physischen als auch die psychischen Aspekte sollten als Teile desselben Geschehens betrachtet werden. Bei der Betreuung von Schmerzpatienten gilt es allerdings, die psychologischen Aspekte in adäquater Weise zu beachten.

Bei dem außerordentlich komplexen Phänomen Schmerz habe ich nur einige Gesichtspunkte herausgegriffen und angesprochen. Dabei sind die psychologischen Aspekte im Verhältnis zu den uns Ärzten in der Regel geläufigeren organischen Aspekten bewußt stärker betont worden. Von dieser mehr psychologischen Gewichtung des Phänomens Schmerz wird erhofft, daß sie auch im Rahmen der Betreuung von Intensivpatienten gebührend berücksichtigt wird, zumal Analgesie und auch Sedierung in der Intensivmedizin generell schwierig in wirkungsvoller Weise zu bewerkstelligen sind.

Literatur

Hannich H-J (1983) Psychologie und Schmerz. In: Kalff G, Müller FG (Hrsg) Atmung – Beatmung – Schmerztherapie. Perimed, Erlangen, S 152–159
Melzack R, Wall PD (1965) Pain mechanisms: a new theory. Science 150:971–979
Tirsky B, Jammer LD, Friedman R (1982) The pain perception profile: a psychophysical approach to the assessment of pain report. Behav Ther 13:376–394

Bedeutung der Rezeptoren bei der Behandlung mit Opioiden

E. Freye

In der Anästhesiologie haben die Opioide eine zentrale Stellung eingenommen, da sie sich durch eine große therapeutische Breite auszeichnen (Tabelle 1). Die therapeutische Breite (LD_{50}/ED_{50}) der verschiedenen in der Anästhesiologie verwendeten Pharmaka divergiert sehr stark. Obgleich am Tier festgelegt, ist die LD_{50}/ED_{50} insofern auch für die Klinik von Bedeutung, als Pharmaka mit einer großen therapeutischen Breite sich durch eine zu vernachlässigende Beeinträchtigung des kardiovaskulären Systems auszeichnen. Wie aus Tabelle 1 ersichtlich, sind speziell Vertreter aus der Gruppe der Opioide durch eine große therapeutische Breite charakterisiert, wobei mit zunehmender analgetischer Wirkstärke diese Sicherheitsbreite immer mehr zum Tragen kommt. Dies macht verständlich, warum Opioide in vermehrtem Maße zum Einsatz kommen. Speziell Pharmaka mit einer großen analgetischen Wirkung erfreuen sich einer besonderen Vorliebe. Betrachtet man die in der Klinik zur Auswahl stehenden Opioide, so kann eine grobe Unterteilung getroffen werden. (Freye 1987):

Zum einen haben wie die Vertreter mit *sehr starker* analgetischer Wirkung, zu denen Fentanyl, Alfentanil (Rapifen), Buprenorphin (Temgesic) und auch das neue Sufentanil (Sufenta) zählen. Zur Gruppe der *stark* wirkenden Opioide zählen Substanzen wie Morphin, Diamorphin (Heroin), Butorphanol (Stadol),

Tabelle 1. Die therapeutische Breite *(TB)* (LD_{50}/ED_{50}) verschiedener Anästhetika am Tier (nach Cookson 1983; De Castro et al. 1979; Heel et al. 1979) und der Sicherheitsindex *(SI)* ($LD_{50Konvulsion}/ED_{50}$) verschiedener Opioide beim Hund (nach De Castro et al. (1979)

a) Tier	TB	b) Hund	SI
Thiopental	6	Pethidin	2,2
Methohexital	11	Piritramid	6,6
Propanidid	11	Phenoperidin	16
Ketamin	11	Alfentanil	62,5
Hydroxydion	18	Morphin	72
Alfathesin	32	Fentanyl	160
Etomidat	32	Sufentanil	1 000
Morphin	35	Lofentanil	10 000
Fentanyl	277		
Alfentanil	1 080		
Sufentanil	6 679		

Methadon (Adanon) und Nalbuphin (Nubain), um nur einige zu nennen (Abb. 1).

Diese Gruppe wird gefolgt von den *schwach* wirkenden Opioiden, zu denen Piritramid (Dipidolor), Pentazocin (Fortral) und auch das Pethidin (Dolantin) zählen. Interessanterweise werden viele Vertreter dieser Gruppe zur postoperativen Analgesie eingesetzt. Dies hängt mit ihrem geringerenatemdepressorischen Potenital und einer langen Wirkdauer (>3 h) zusammen. Eine letzte Gruppe zeichnet sich schließlich durch eine sehr *schwache* bis *fehlende* analgetische Wirkung aus, wobei das Naloxon (Narcanti) in der Klinik als einziger momentan zur Verfügung stehender reiner Anatagonist keine analgetischen Wirkqualitäten vermittelt (Abb. 1).

Die molekulare Struktur der verschiedenen Opioide weist eine Besonderheit auf: Trotz der großen unterschiedlichen analgetischen Stärke, haben sie eine einheitliche Bindestelle im ZNS, über die die Substanzen ihre Wirkung vermitteln. Denn ähnlich wie die vielen anderen Opioide weist der Agonist Morphin, genauso wie der Antagonist Naloxon, einen Phenylring mit den ihm eigenen Doppelbindungen, eine randständige HO-Gruppe und ein im festen Abstand zum Phenylring stehendes Stickstoffmolekül auf. Interessanterweise findet sich eine solche Beziehung auch bei den endogenen (=körpereigenen) Opioiden, dargestellt am Met-Enkephalin (Abb. 2).

Dieses Pentapeptid mit der Aminosäuresequenz Tyrosin-Glycin-Glycin-Phenylalanin-Methionin weist ebenfalls, als Teil des Pyrosins, einen Phenylring mit

Analgesie	Substanzen	Wirkstärke (Morphin = 1)	
Sehr stark	Sufentanil	–1000	
	Fentanyl	100–300	
	Buprenorphin	40–50	
	Alfentanil	10–50	
	Oxymorphon	12–15	
Stark	Butorphanol	8–11	
	Hydromorphon	7–10	
	Diamorphin	1–5	
	Dextromoramid	2–4	
	Racemorphan	2,5	
	Levomethadon	2	
	Methadone DL	1,5	
	Isomethadon	1–1,3	
	Piminodin	1	
	Properidin	1	
	Morphin	1	
	Nalbuphin	0,5–0,8	
Schwach	Piritramid	0,7	
	Hydrocodein	0,35	
	Pentazocin	0,3	
	Kodeine	0,2	
	Pethidin	0,1	
Sehr schwach	Levallorphan	0,07	
	Naloxon	0	

Abb. 1. Die analgetische Potenz der in der Klinik häufig verwendeten Opioide bezogen auf Morphin = 1. (Nach Freye 1987)

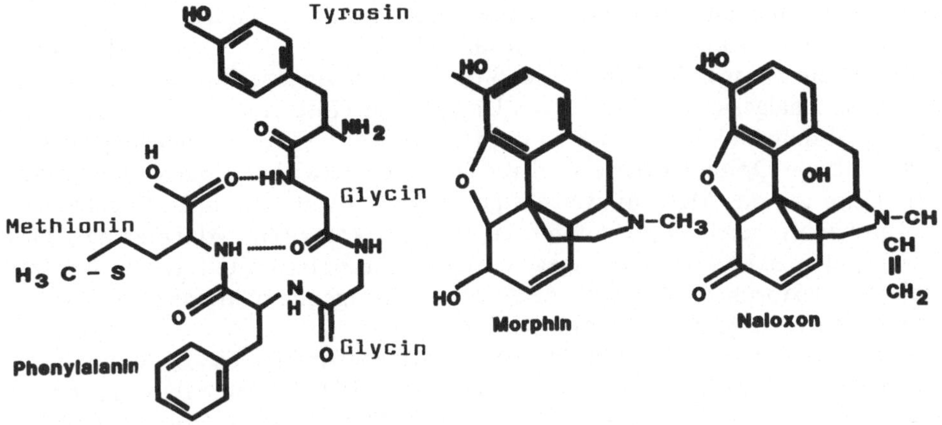

Abb. 2. Die molekulare Struktur des Agonisten Morphin, des Antagonisten Naloxon und des endogenen Opioids Met-Enkephalin. Zu beachten ist die wiederkehrende Ringstruktur mit den Doppelbindungen, die am Ring hängende HO-Gruppe sowie das im festen Abstand zum Ring stehende N-Molekül

einer randständigen HO-Gruppe und ein in einem festen Abstand zum Ring stehendes Stickstoffmolekül auf. Trotz der sonst unterschiedlichen molekularen Gesamtstruktur haben Substanzen, die eine zentrale Analgesie bewirken, gleiche molekulare Vorbedingungen. Dies läßt darauf schließen, daß alle mit einer gleichen Bindegruppe interagieren. Zusätzliche Nahrung gewinnt diese Vermutung durch die Tatsache, daß aus einem wirkstarken *Opiatagonisten,* wie z. B. dem Oxymorphon (Numorphan) nach Ersatz der entständigen N-Methylgruppe durch eine Allylgruppe, der reine *Opiatantagonist* Naloxon (Narcanti) entsteht (Abb. 3). Der Ersatz der entständigen Methylgruppe durch eine Cyclopropylmethylgruppe, führt ebenfalls zu einem reinen Antagonisten, dem Naltrexon (Trexan). Diese Substanz weist eine doppelt so große antagonistische Wirkung wie Naloxon auf. Das momentane therapeutische Einsatzgebiet von Naltrexon ist die Langzeittherapie beim Süchtigen. Nach anfänglichem Entzug soll ein möglicher Rückfall durch eine langfristige Rezeptorenblockade verhindert werden.

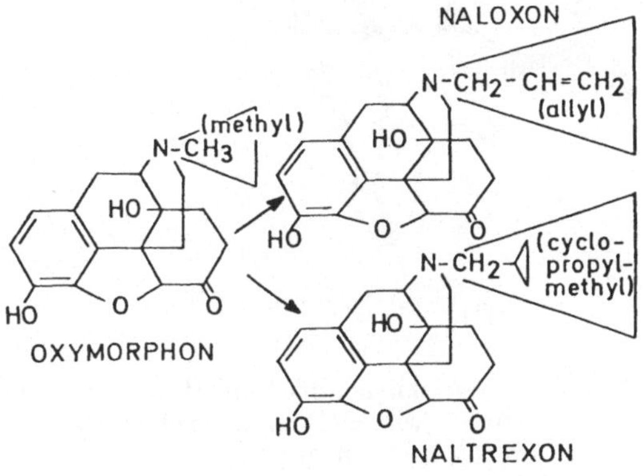

Abb. 3. Substitution der N-ständigen Methylgruppe durch eine Allylgruppe am wirkstarken Agonisten Oxymophon führt zu dem reinen Antagonisten Naloxon. Wird die Methylgruppe durch eine Cyclopropylmethylgruppe ersetzt, entsteht der wirkstarke Antagonist Naltrexon. Geringe Veränderungen an der Seitenkette von Agonisten können zu einer Wirkumkehr der Effekte führen

12   E. Freye

Die Tatsache, daß eine geringgradige Veränderung der Endkette bei sonst erhaltener Grundstruktur zu einer vollständigen Umkehr der Wirkeffekte führen kann, ist ein zwingender Hinweis, daß nur über spezifische Bindestellen die Effekte wie Analgesie und auch deren Umkehr mit Hilfe eines Antagonisten vermittelt wird. Schließlich jedoch ist der Hinweis einer stereospezifischen Wirkeffektivität von Opioiden beweisend für eine Wechselwirkung mit Opiatrezeptoren. Denn nur das Molekül, welches polarisiertes Licht nach links ablenkt (z. B. Levorphanol), zeichnet sich durch eine pharmakologische Aktivität aus. Das Spiegelbild des Pharmakons dagegen, welches das polarisierte Licht nach rechts ablenkt (Dextorphan), bedingt eine zu vernachlässigende pharmakologische Aktivität (Hoelle u. Herz 1978; Abb. 4).

Opiatrezeptoren sind nun in den verschiedensten Arealen des ZNS, die an der Schmerzleitung und Verarbeitung teilnehmen, mit Hilfe radioaktiv markierter Liganden nachzuweisen (Pert u. Snyder 1973). Es finden sich Opiatbindestellen schon an der ersten Schaltstelle der Schmerzafferenz: im Hinterhorn des Rückenmarks, der Substantia gelatinosa (Abb. 5a). Dies macht verständlich, warum peridural oder intraspinal applizierte Opioide einen analgetischen Wirkeffekt vermitteln (Hylden u. Wilcox 1983). Im weiteren Verlauf der Schmerzleitung, dem Tractus spinothalamicus, finden sich sowohl Opiatrezeptoren im periaquäduktalen Höhlengrau als auch in den Thalamuskernen, wo das 2. Neuron auf das 3. umgeschaltet wird. Von hier ziehen Fasern zum Pallidum, das als Teil des limbischen Systems für die Identifikation der Impulsafferenz als Schmerz verantwortlich gemacht werden kann (Hassler 1976). Gleichzeitig erhält der afferente Impulsstrom hier seinen negativen Grundcharakter, d. h. der Schmerz bekommt die ihm eigene quälende und bohrende Grundkomponente, die ihn unerträglich macht *(affektive Schmerzverarbeitung)*. Vom Thalamus aus ziehen auch Fasern zum Gyrus postcentralis, wo schließlich die Lokalisation des Schmerz-

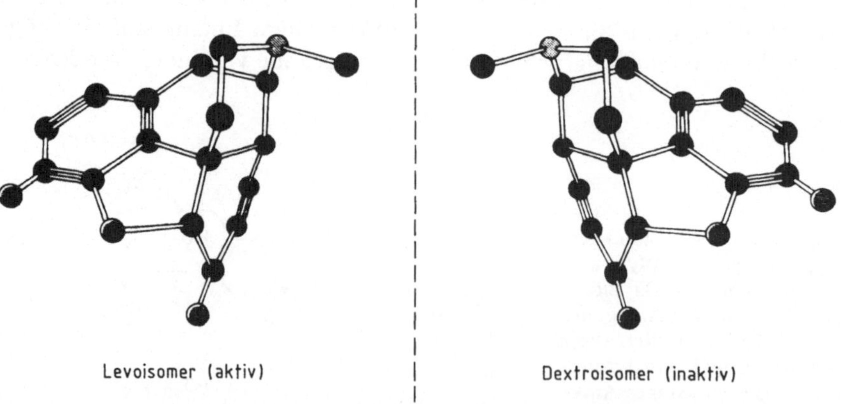

Abb. 4. Stereoselektivität der Wirkeffekte von Opioiden, wobei nur das Levoisomer pharmakologisch aktiv ist, während das spiegelbildliche Dextroisomer sich durch eine zu vernachlässigende Wirkung auszeichnet

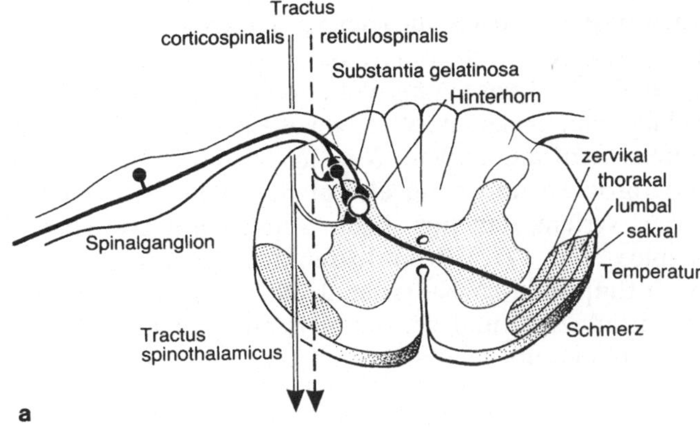

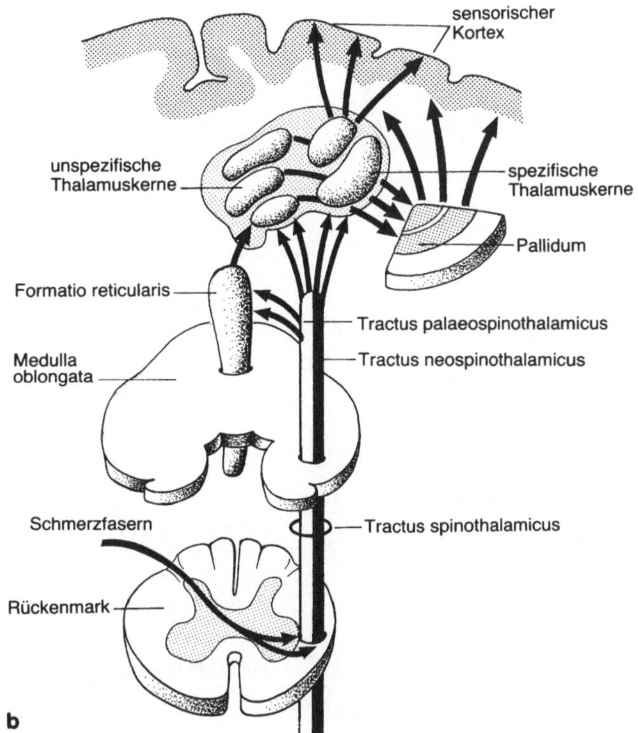

Abb. 5. a Die Schmerzafferenz erfährt im Hinterhorn des Rückenmarks, der Substantia gelatinosa, ihre erste Umschaltung. Da dieser Bereich mit Opiatrezeptoren reichlich versorgt ist, greifen dort auch peridural bzw. intraspinal applizierte Opioide an. **b** Im Verlauf der Schmerzafferenz erfolgt eine weitere Umschaltung in den spezifischen und unspezifischen Thalamuskernen. Während die unspezifischen Thalamuskerne den Schmerzimpuls zum Pallidum weiterleiten, ziehen von den spezifischen Thalamuskernen, in Form des 3. Neurons, Fasern zum sensorischen Kortex

geschehens erfolgt und die Schmerzursache geortet wird (*kognitive Schmerzverarbeitung;* Abb. 5 b).

Die Wirkweise der Opioide ist so zu verstehen, daß der Schmerzimpuls auf seinem Weg zu den rostralwärts gelegenen höheren, schmerzverarbeitenden Zentren mehrere Synapsen durchlaufen muß. Hierzu bedient er sich der Freisetzung von Neurotransmittern, die dafür sorgen, daß die Kontinuität der Erregung auch postsynaptisch, im nachgeschalteten Neuron, erhalten bleibt. Opioide haben die Eigenschaft, präsynaptisch mit besonderen Rezeptoren zu interagieren, so daß die Freisetzung von Neurotransmittern durch einen ankommenden Schmerzimpuls gedämpft bzw. vollständig blockiert wird (Abb. 6). Der Schmerzimpuls wird auf seinem Weg zu den höheren, schmerzverarbeitenden Zentren unterbrochen und kann als solcher nicht mehr empfunden werden. Im limbischen System, das eine dichte Anreicherung solcher Bindestellen aufweist (Simantov et al. 1976), beeinflussen die Opiatrezeptoren die Auslösung einer negativen Empfindung (Kuhar et al. 1973); es wird statt dessen ein euphorischer Zustand induziert, und der Schmerz wird seiner quälenden und bohrenden Komponente beraubt.

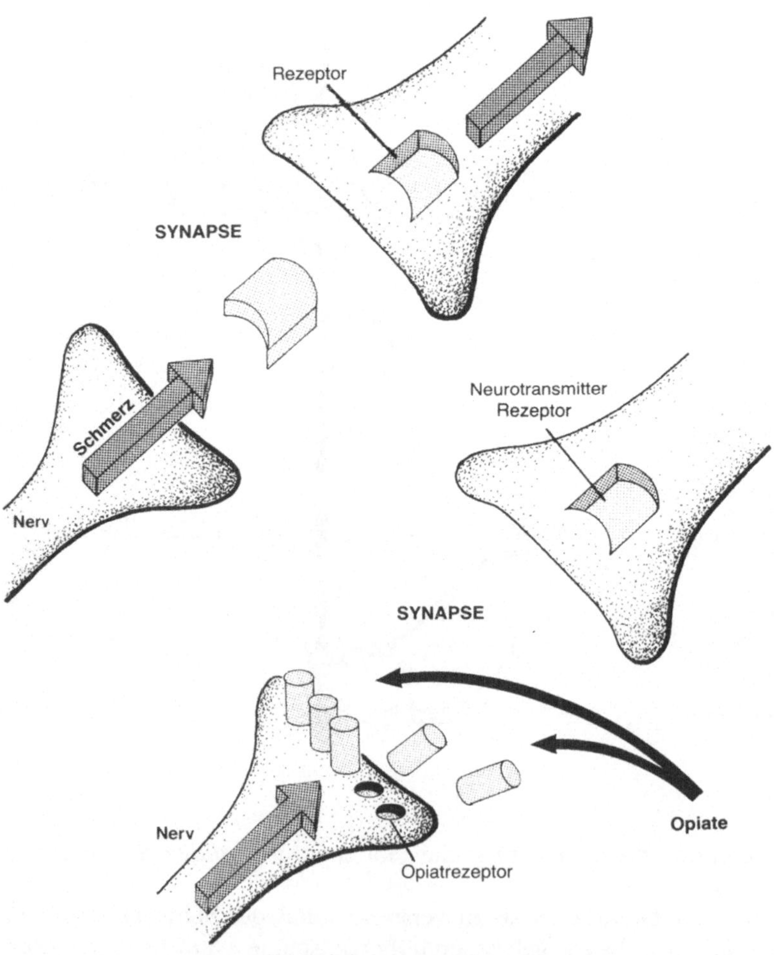

Abb. 6. Die blockierende Wirkung von Opioiden auf die durch einen Schmerzimpuls induzierte Freisetzung eines Neurotransmitters an der Synapse

Die Opiatrezeptoren, die eigentlich für die Interaktion mit den körpereigenen, endogenen Opioiden (Enkephalinen, Endorphinen) bestimmt sind, weisen durch Zufall eine Bindung mit den synthetischen Opioiden auf. Nur aufgrund ihrer chemischen Struktur können systemisch applizierte Opioide mit diesen Rezeptoren eine Bindung eingehen (Waterfield et al. 1977). Andererseits wird aber auch verständlich, daß über die Opiatrezeptoren die körpereigenen Endorphine in der Schmerzverarbeitung eine entscheidende Rolle spielen (Abb. 7), denn sie sind die eigentlichen natürlichen Liganden für den Rezeptor.

Voraussetzung für die Wirkung von *Agonisten* und *Antagonisten* am Rezeptor ist die Tatsache, daß sowohl der Agonist als auch der Antagonist eine gute Paßform mit dem Rezeptor aufweist, damit eine Interaktion überhaupt ermöglicht wird (*Affinität* zum Rezeptor). Der sich daraus ergebende Opioide-Rezeptor-Komplex führt zu einer Veränderung des Rezeptors, die in eine Konformationsänderung mündet. Die Konformationsänderung führt zur Auslösung von Effekten (z. B. Analgesie), wobei je nach der Paßform am Rezeptor und dem Ausmaß der Konformationsänderung des Rezeptors die Analgesie unterschiedlich stark sein kann *(intrinsische Aktivität)*. Fentanyl z. B. hat eine hohe intrinistische Aktivität, während das Opioid Morphin sich durch eine geringere intrinsische Aktivität und Analgesie auszeichnet. Ein Antagonist (wie z. B. Naloxon) dagegen, hat eine gute Paßform zum Rezeptor (Affinität). Seine Fähigkeit, eine Konformationsänderung am Rezeptor auszulösen, ist jedoch gleich Null (Abb. 8). Allein verabreicht, ist Naloxon nicht in der Lage, Analgesie zu induzieren. Es kann jedoch einen bereits am Rezeptor sitzenden Agonisten aufgrund der ihm eigenen höheren Affinität verdrängen und die Effekte umkehren *(kompetitiver Antagonismus)*.

Die sichtbaren klinischen Effekte, die ein Opioid auslösen kann, sind somit abhängig von der Affinität zum Rezeptor (der Paßform), der intrinsischen Aktivität am Rezeptor (der Konformationsänderung) und schließlich von der Konzentration der jeweiligen Substanz am Rezeptor. Die Konzentration eines Opioids am Rezeptor wiederum ist abhängig von seiner Lipophilie, d. h. der Eigen-

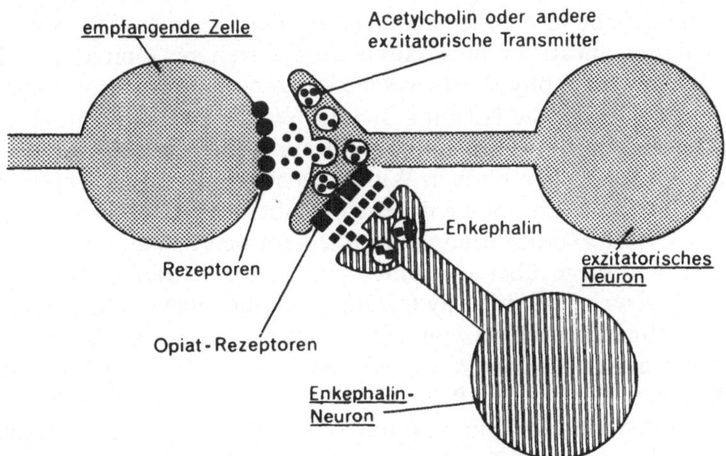

Abb. 7. Die Funktionsweise körpereigener, endogener Opioide auf die Schmerzverarbeitung

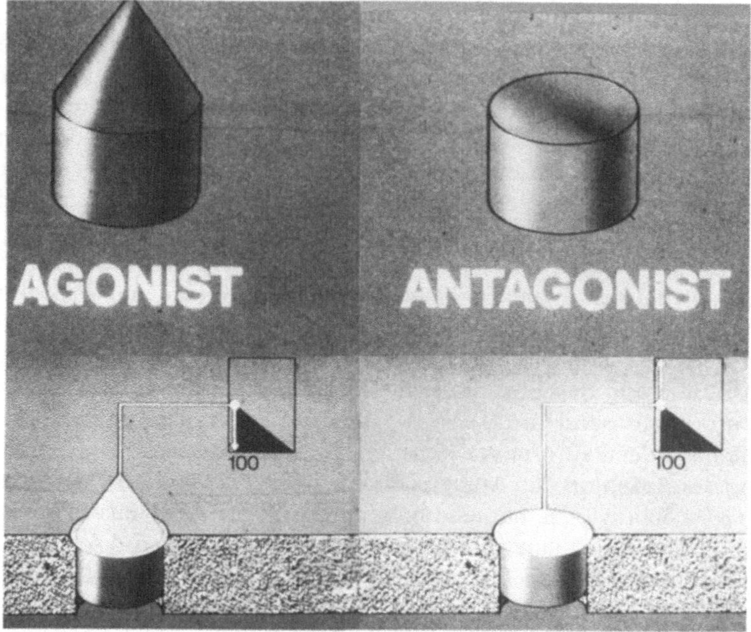

Abb. 8. Die Wirkweise von Agonist bzw. Antagonist am Rezeptor. Neben einer guten Paßform am Rezeptor liegt beim Agonisten auch eine intrinsische Aktivität vor, was letztlich in einen 100%-Effekt mündet

schaft, sich in fettähnlichen Substanzen zu lösen. Je höher die Lipophilie, um so mehr wird ein Pharmakon sich in fettähnlichen Stoffen lösen. Da das ZNS zum größten Teil aus fettähnlichen Stoffen besteht (Zerebroside), wird ein Opioid mit hoher Lipophilie (z. B. Fentanyl, Heroin) auch sehr schnell die physiologische Barriere zum Eindringen in das ZNS, die Blut-Hirn-Liquor-Schranke, überwinden (v. Cube u. Teschemacher 1970). Dort kann es sich rasch in hohen Konzentrationen am Rezeptor ansammeln. Ein weiteres Opioid, z. B. Morphin muß bezüglich seiner physikochemischen Eigenschaft als relativ hydrophil bezeichnet werden. Es hat die Neigung, sich im Wasser zu lösen. Infolgedessen wird es sehr langsam die Blut-Hirn-Liquor-Schranke durchdringen und sich auch sehr langsam in ausreichend hohen Wirkkonzentrationen am Rezeptor einfinden (Tabelle 2). Eine hohe Lipophilie dagegen macht sich jedoch in einem schnelleren Abfall der Wirkstoffkonzentration am Rezeptor bemerkbar, da das Pharmakon auf dem gleichen Wege über die Blut-Hirn-Liquor-Schranke das ZNS wieder verläßt. Hierbei weist das mehr hydrophile Morphin eine deutlich verlängerte Wirkdauer auf. Eine Ausnahme von dieser Regel macht das Buprenorphin (Temgesic). Trotz hoher Lipophilie ist sein Wirkanstieg als ziemlich träge zu bezeichnen. Letzteres liegt in der Rezeptorkinetik begründet. Bei hoher Konzentration am Rezeptor tritt eine Bindung nur sehr zögernd ein. Eine einmal bestehende Bindung kann jedoch durch einen starken Antagonisten nicht mehr gelöst werden (schlechte bis keine Antagonisierbarkeit mit Naloxon) (Heel et al. 1979). Das

Tabelle 2. Die Lipophilie verschiedener Opioidagonisten und Antagonisten, dargestellt am Verteilungsquotienten Heptan/Wasser bzw. Dichlorethan/Wasser. Lipophile Substanzen zeigen die Tendenz, sich in Heptan bzw. Dichlorethan zu lösen, was an einem hohen Verteilungsquotienten abzulesen ist. (Nach v. Cube u. Teschemacher 1970)

| | Verteilungskoeffizienten | | Dünnschicht-chromatographie R_f-Werte |
	Heptan/Wasser	Dichlorethan/Wasser	
N-Methylmorphin	<0,00001	<0,0001	0,012
Normorphin	<0,00001	0,0072 (±0,00018)	0,38
Dihydromorphin	<0,00001	0,012 (±0,002)	0,49
Morphin	<0,00001	0,042 (±0,0029)	0,45
Hydromorphon	<0,0001	0,35 (±0,06)	0,48
Ketobemidon	0,00088 (±0,000018)	0,25 (±0,05)	0,75
Levorphanol	0,0092 (±0,00041)	0,43 (±0,06)	0,76
Etorphin	1,42 (±0,19)		0,82
„Furyl-Morphinan"	1,76 (±0,39)		0,84
Pethidin	3,4 (±0,49)		0,90
Fentanyl	19,35 (±1,9)		1,00
Methadon	44,9 (±1,9)		1,00

Opioid dissoziiert sehr langsam vom Rezeptor, eine Tatsache, die ihm auch eine besonders lange Wirkdauer (>8 h) verleiht (Downing et al. 1977).

In neuerer Zeit wird die Existenz mehrerer Subpopulationen von Opiatrezeptoren (ähnlich den α_1 und α_2 bzw. β_1 und β_2 bei den Katecholaminen) diskutiert. Für sich betrachtet vermitteln sie unterschiedliche Effekte der Opioide (Martin et al. 1976; Snyder u. Goodman 1980; Wood 1982). Da ein Opioid im Grunde mit allen Rezeptorsubpopulationen, jedoch mit unterschiedlicher Intensität interagiert, führt nur die Präferenz der Bindung zur Auslösung klinischer Effekte. So gibt es die μ-Rezeptoren, deren hauptsächliche Liganden Morphin, Fentanyl, Alfentanil und ihre Analoga sind. Diese Substanzen verursachen primär Analgesie, Euphorie, Atemdepression, Bradycardie, Konstipation und Miosis. Sie zeichnen sich außerdem durch ein hohe Abhängigkeits- und Suchtpotential aus. Eine weitere Gruppe bilden die $\varkappa$-Rezeptoren, für die das Ethylketocyclazocin ein klassischer Ligand ist (Abb. 9). Sie induzieren primär eine tiefe Sedierung und haben als Besonderheit eine geringes Sucht- und Anhängigkeitspotential. Außerdem weisen sie einen Plateaueffekt, was die Atemdepression betrifft, auf. Vertreter, die mit dieser Gruppe interagieren, sind die gemischt wirkenden Agonisten-Antagonisten (Nalbuphin, Pentazocin, Butophanol). Während sie am μ-Rezeptor in unterschiedlichem Maße antagonistische (=verdrängende) Wirkqualitäten vermitteln, wird über den $\varkappa$-Rezeptor eine ihnen eigene Analgesie ausgelöst. Die δ-Rezeptoren sind die primäre Bindestelle der endogen gebildeten Enkephaline. Dieser Rezeptorengruppe kommt eine übergeordnete Stellung bei der Schmerzverarbeitung zu. Daneben wird ihnen auch eine entscheidende Aufgabe bei der Steuerung des Verhaltens eines Individuums und bei der Sezernierung der von der Hypophyse gebildeten Hormone zuteil. Schließlich wird noch eine weitere Rezeptorengruppe diskutiert, für die das SKF 10.047 ein typischer

My (μ)	Kappa (κ)	Delta (δ)	Sigma (σ)
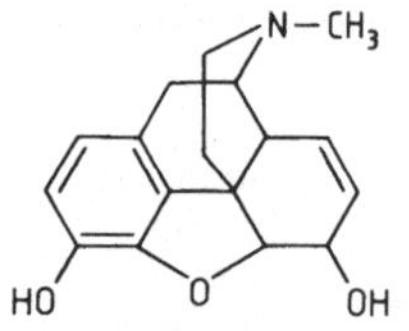 Morphin	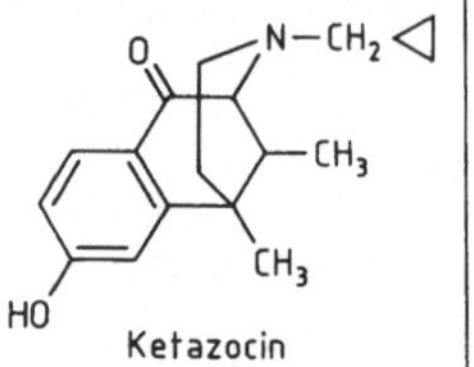 Ketazocin	Tyr-Gly-Gly- Phe-Leu Leu-Enkephalin	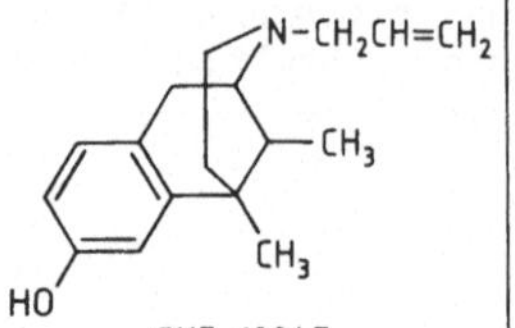 SKF 10047
Analgesie Euphorie Atemdepression Konstipation Abhängigkeits- entwicklung Bradykardie Hypothermie	Analgesie Sedierung Niedriges Abhängig- keitspotential Fehlende Atem- depression	Regulatorisches (Analgesie) Verhalten (Endokrinium)	Dysphorie Hypertonie Tachykardie Tachypnoe Halluzinationen Hyperthermie

Abb. 9. Die verschiedenen Opiatrezeptorsubpopulationen, die mit ihnen interagierenden typischen Liganden und die durch sie ausgelösten Effekte

Ligand ist. Diese Rezeptorengruppe ist streng genommen nicht unbedingt den Opiatrezeptoren zuzuordnen, da auch Ketamin mit ihnen interagiert und die verdrängende Eigenschaft von Naloxon sowie dem noch stärkeren Naltrexon am σ-Rezeptor nicht wirksam wird (Vaupel 1983). Sie vermittelt exzitatorische Effekte verbunden mit Tachykardie, Hypertonus, Mydriasis und speziell Dysphorien (Abb. 9).

Die unterschiedliche Bindung von Opioiden an die verschiedenen Rezeptoruntergruppen lassen sich in sog. Verdrängungsstudien demonstrieren, wo Hirnhormogenate mit verschiedenen radioaktiv markierten Liganden abgesättigt werden (Tabelle 3; Schmidt et al. 1985). Um z.B. das radioaktiv markierte Morphin vom Rezeptor zu verdrängen, bedarf es geringer Mengen (38nM) von Morphin. Um jedoch einen typischen δ-Liganden, das DADL-Enkephalin, von dem ihm eigenen Rezeptor zu verdrängen, sind schon höhere Konzentrationen von Morphin (510 nM) notwendig. Weit höhere Konzentrationen (1900 nM) sind notwendig, um den am κ-Rezeptor hängenden Liganden Ethylketocyclazocin zu verdrängen. Zur Verdrängung des Liganden SKF 10,047 vom σ-Rezeptor sind extrem hohe Dosen (> 100000 nM) notwendig. Dies deutet letztendlich darauf hin, daß Morphin (ähnlich wie Fentanyl, Alfentanil und Sufentanil) eine Präferenz der Bindung an den μ-Rezeptor aufweist. Die in der Klinik zu beobachtenden Effekte sind aufgrund einer Präferenz der Bindung an die jeweilige Rezeptorensubpopulation zu erklären. Pentazocin weist, wie die anderen Agonisten/ Antagonisten, ebenfalls eine Präferenz der Bindung an dem μ-Rezeptor auf. Hier wird jedoch eine antagonistische (= verdrängende) Wirkqualität vermittelt. Die ihm eigene analgetische Wirkung wird über den κ-Rezeptor ausgelöst, wo eine gute Affinität (87 nM) vorliegt. Auffällig ist auch die recht gute Bindung zum σ-Rezeptor (18 nM), die auf exzitarische Effekte des Pharmakons hinweist. In der Tat lassen sich in der Klinik Dysphorien bei den Patienten nachweisen, die

Tabelle 3. Rezeptorbindungsaktivität verschiedener Opioide mit den 4 hauptsächlichen Rezeptorsubpopulationen in Hirnhomogenaten von Meerschweinchen (nach Schmidt et al. 1985). Je geringer die Konzentration (nM), die zur Verdrängung eines radioaktiv markierten Liganden notwendig ist, desto größer die Rezeptorselektivität

Pharmakon	K_i [nM]				Quotient σ/κ
	μ	δ	κ	σ	
Morphin (μ)	38	510	1900	> 100 000	> 2600
DADL-Enkephalin (δ)	150	1,8	> 10 000	> 100 000	—
(−)-Ethylketocyclazocin (κ)	2,3	5,2	2,2	19 000	8600
(+)-Ethylketocyclazocin	2500	> 10 000	1600	55	0,034[a]
(−)-SKF 10,047	3,0	15	4,7	1800	380
(+)-SKF 10,047 (σ)	1880	19 000	1600	48	0,03[a]
Nalbuphin	6,3	163	66	> 100 000	> 1500
(±)-Pentazocin	39	467	87	18	0,21[a]
(±)-Cyclazocin	0,45	6,3	5,9	36	6,1[a]
(±)-Bremazocin	0,90	2,8	0,67	195	290[a]
(±)-Butorphanol	1,7	13	7,4	2300	310[a]
Buprenorphin	0,77	2,2	1,1	> 100 000	> 91 000
Naloxon	1,1	16	12	> 1 000 000	> 83 000
Naltrexon	0,46	9,4	6,5	> 100 000	> 15 000

[a] Pharmaka, die mit einem hohen psychotomimetischen Potential vergesellschaftet sind.

therapeutische Dosen über 30 mg erhalten haben. Neben einer nicht zu erklärenden Unruhe und Angst können des öfteren sogar Halluzinationen nachgewiesen werden (Houde 1979). Schließlich ist anhand der Verdrängungsstudien auch die antagonistische Potenz von Naloxon an den verschiedenen Rezeptorsubpopulationen nachweisbar. Hierbei wird offenbar, daß der Antagonist an allen 3 Rezeptorensubpopulationen recht gute verdrängende Eigenschaften offenbart. Bei allen sind niedrige Konzentrationen zur Verdrängung notwendig. Auffällig ist hier die Präferenz für den μ-Rezeptor.

Eine Aussage darüber, ob sich eine der häufigsten Nebenwirkungen wirkstarker Opioide, die Atemdepression, vermeiden läßt, ist nicht zu machen. Die reinen $\varkappa$-Liganden (Bremazocine z.B.) mit fast fehlender Atemdepression lösen aufgrund der gleichzeitigen Bindung an den σ-Rezeptor dysphorische Effekte aus (Freye et al. 1983). Die Wirkgruppe, die eine tiefe Analgesie bewirkt, die μ-Liganden, haben jedoch eine ihnen eigene atemdepressorische Komponente, die sich zur analgetischen Wirkpotenz fast proportional verhält. Neuere Studien scheinen jedoch darauf hinzuweisen, daß diese atemdepressorische Komponente entweder über sog. μ-Untergruppen (μ_1 bzw. μ_2) vermittelt wird (Ling et al. 1985), respektive aufgrund einer funktionellen Interaktion von μ- und δ-Rezeptoren zutage tritt (Porthogese u. Takemori 1983; Ward u. Takemori 1983). Das Modell der funktionellen Koexistenz von μ- und δ-Rezeptoren wird durch die Tatsache unterstützt, daß wirkstarke Opioide wie PET und Fentanyl mit ihrem Morphinring μ-Interaktion demonstrieren, während ihr Phenylethylrest mit dem δ-Rezeptor in Verbindung tritt (Thorpe 1984). Gerade diese Rezeptoren und die mit ihnen interagierenden Liganden sollen jedoch eine entscheidende Bedeutung bei der zentralen Regulation der Atmung haben (McQueen 1983; Moss u. Scarpelli 1981; Pazos u. Florez 1983). Der letzte Ansatzpunkt erscheint insofern vielversprechend zu sein, weil über selektive δ-*Antagonisten* die Möglichkeit gegeben wäre, eine durch das Opioid ausgelöste Atemdepression umzukehren, während die Analgesie weiterhin bestehen bleibt. Es ist jedoch abzuwarten, ob solche, schon im Tierexperiment nachgewiesenen Effekte, sich auch am Menschen demonstrieren lassen.

Literatur

Cookson RF (1983) Carfentanil and Lofentanil. Clin Anaesthesiol 1:156–158

Cube B v, Teschemacher HJ (1970) A. H, R. H. Permeation of morphine-like substances to their site of antinociceptive action in the brain after intravenous and intraventricular application and dependence on lipid solubility. Arch Pharmacol 265:455–502

De Castro J, Van des Walter A, Wouters L, Xhonneux R, Reneman R, Kay B (1979) Comparative study of cardiovascular, neurological, and metabolic side effects of eight narcotics in dogs. Acta Anasethesiol Belg 30:5–99

Downing JW, Leary WP, White ES (1977) Buprenorphine: A new potent long acting synthetic analgesic. Comparison with morphine. Br J Anaesth 49:251–255

Freye E (1987) Opiate agonists, antagonists and mixed narcotic analgesics. Springer, Berlin Heidelberg New York Tokyo, pp 39–41

Freye E, Hartung E, Schenk GK (1983) Bremazocine: An opiate which induces sedation and analgesia but no respiratory depression. Anesth Analg 62:483–488

Hassler R (1976) Über die antagonistischen Systeme der Schmerzempfindung und des Schmerzgefühls im peripheren und zentralen Nervensystem. In: Kubicki S, Neuhaus GA (Hrsg) Pentazocin im Spiegel der Entwöhnung. Springer, Berlin Heidelberg New York Tokyo, S 1–17

Heel RC, Brodgen RN, Speight TM, Avery GS (1979) Buprenorphine: A review of its pharmacological properties and therapeutic efficacy. Drugs 17:81–100

Hoelle V, Herz A (1978) In vivo receptor occupation by opiates and correlation to the pharmacological effect. Fed Proc 37:158–161

Houde RW (1979) Analgesic effectiveness of the narcotic agonist-antagonists. Br J Clin Pharmacol 7:297S–308S

Hylden JLK, Wilcox GL (1983) Intrathecal opioids block a spinal action of substance P in mice: Functional importance of both mu- and delta-receptors. Eur J Pharmacol 86:95–98

Kuhar MJ, Pert CB, Dnyder SH (1973) Regional distribution of opiate receptor binding in monkey and human brain. Nature 245:447–450

Ling GSF, Spiegel K, Lockhardt SH, Pasternak GW (1985) Separation of opioid analgesia from respiratory depression: Evidence of different receptor mechanisms. J Pharmacol Exp Ther 232:149–155

Martin MR, Eades GG, Thompson JA, Huppler RE, Gilbert PE (1976) The effects of morphine and nalorphine-like drugs in the non-dependant and morphine-dependant chronic spinal dog. J Pharmacol Exp Ther 197:517–532

McQueen DS (1983) Opioid peptide interaction with respiratory and circulatory systems. Med Bull 39:77–82

Moss IR, Scarpelli EM (1981) Beta-endorphin central depression of respiration and circulation. J Appl Physiol 50:1011–1016

Pazos A, Florez J (1983) Interaction of naloxone with mu- and delta-opioid agonists and respiration of rats. Eur J Pharmacol 87:1309–1314

Pert CB, Snyder SH (1973) Opiate receptor: Demonstration in nervous tissue. Science 179:1011–1014

Porthogese PS, Takemori AE (1983) Different receptor sites mediate opioid agonism and antagonism. J Med Chem 26:1341–1343

Schmidt WK, Tam SW, Shotzberger GS, Smith DH, Clark R, Vernier VG (1985) Nalbuphine. Drug Alcohol Depend 14:339–362

Simantov R, Snowman AM, Snyder SH (1976) A morphine-like factor „enkephalin" in rat brain: Subcellular localization. Brain Res 107:650–655

Snyder SH, Goodman RR (1980) Multiple neurotransmitter receptors. J Neurochem 35:5–15

Thorpe DH (1984) Opiate structure and activity – a guide to understanding the receptor. Anesth Analg 63:143–151

Vaupel DB (1983) Naltrexone fails to antagonize the sigma-effects of PCP and SKF 10,047 in the dog. Eur J Pharmacol 92:269–274

Ward SJ, Takemori AE (1983) Relative involvement of mu-, kappa- and delta-receptor mechanisms of opiate-mediated antinociception in mice. J Pharmacol Exp Ther 22:525–530

Waterfield AA, Smokcum RWJ, Hughes J, Kosterlitz HW, Henderson G (1977) In vitro pharmacology of the opioid peptides, enkephalins and endophins. Eur J Pharmacol 43:107–116

Wood PL (1982) Multiple opiate receptors: Support for unique mu-, delta- and kapp-sites. Neuropharmacology 21:487–497

Bedeutung des Metabolismus für die Anwendung von Benzodiazepinen auf Intensivstationen

G. Heinemeyer und J. Link

Einleitung

Benzodiazepine gehören nicht nur zu den am häufigsten verwendeten Sedativa, sie nehmen auch einen Spitzenplatz im Medikamentengebrauch auf Intensivstationen ein (Schuster 1983). Diazepam (Abizanda et al. 1980; Buchanan u. Cane 1978; Farina u. Tognoni 1981) erhalten 30–50% aller Patienten als Sedativum; die Verwendung anderer Vertreter dieser Substanzklasse, Flunitrazepam und Midazolam, nimmt aber erheblich zu. Benzodiazepine unterliegen einem ausgeprägten Metabolismus, da sie stark lipophil sind und nur in sehr geringem Ausmaß unverändert renal eliminiert werden können. Sie sind außerdem hoch an Albumin gebunden. Auf der Basis von Arzneimittelinteraktionen, aber auch durch Einschränkung der Funktion wichtiger Organsysteme (Leber, Niere) ist daher mit Veränderungen der pharmakologischen Wirkung zu rechnen.

Einflußgrößen auf den Metabolismus von Pharmaka bei Intensivpatienten

Patienten auf Intensivstation erhalten in der Regel viele Medikamente gleichzeitig. Weiterhin liegen häufig Störungen der Funktion vital wichtiger Organe wie Kreislauf, Leber, Nieren und Lungen vor (Krahman et al. 1979; Schuster 1980).

Tabelle 1. Einflußgrößen des Arzneimittelmetabolismus, die auf Intensivstationen berücksichtigt werden müssen:

– Alter,	– Ernährung,
– Geschlecht,	– Nierenfunktion,
– genetische Disposition,	– Leberfunktion,
– variable Dosis,	– Kreislauf.
– Komedikation,	

Interaktionen mit anderen Pharmaka, die sowohl zu Veränderungen in der Aktivität des Metabolismus als auch in der Plasmaeiweißbindung führen, sind daher häufig Ursache einer hohen Variabilität in der Verteilung und Elimination. Die therapeutisch wirksamen Konzentrationen schwanken oft stark. Auf der anderen Seite scheinen die hinlänglich bekannten und gut untersuchten „physiologischen" Einflußgrößen wie Alter, Geschlecht oder Veranlagung (genetisch) unter Intensivstationsbedingungen eher eine untergeordnete Rolle zu spielen.

Induktion und Kompetition

Die Mechanismen, die zu Veränderungen in der Aktivität im Arzneimittelmetabolismus führen, sind Induktion und Kompetition. Unter Induktion versteht man eine adaptive Vermehrung der arzneimittelabbauenden Enzyme, die zu höherem Umsatz führt und die eintritt, wenn bestimmte Medikamente, sog. Induktoren, verabreicht werden.

Verdrängung vom Enzym (Kompetition) führt zu einer Verminderung der Metabolisierungsrate und damit zu einer Verringerung der Clearance. Sowohl die Konzentration der Muttersubstanz wie auch die der Metaboliten, die entweder weiter metabolisiert oder renal ausgeschieden werden, sind verändert. Sind letztere ebenfalls wirksam, so ist die pharmakologische Wirkung praktisch nicht mehr abschätzbar, v. a. wenn Organfunktionsstörungen vorliegen, wie beim septischen Schock (Gramm et al. 1986).

In Tabelle 2 sind wichtige Induktoren und Hemmstoffe (Kompetitoren) des Arzneimittelmetabolismus aufgeführt. Die Bedeutung von Induktion und Kompetition wurde ausführlich beschrieben und in kritischen Zusammenfassungen gewürdigt (McInnes u. Brodie 1988; Park 1982). Auf der Intensivstation ist die Erfassung und Beurteilung der klinischen Bedeutung dieser Mechanismen aber schwierig (Heinemeyer 1988), da fast immer eine Überlagerung mehrerer Vorgänge vorliegt. Als klinisch bedeutsame Interaktion bei Intensivpatienten wurde

Tabelle 2. Induktoren und Hemmstoffe des Arzneimittelmetabolismus (nach Heinemeyer 1988):

Induktoren	*Kompetitoren*
- Barbiturate	- Cimetidin
Phenobarbital	- Miconazol
Pentobarbital	- Chloramphenicol
Thiopental	- Disulfiram
Metabolit: Pentobarbital	- INH
Primidon	- Ketoconazol
Metabolit: Phenobarbital	- Allopurinol
- Phenytoin	- Phenobarbital
- Carbamazepin	- Rifampicin
- Rifampicin	- Erythromycin

die Hemmung der Pentobarbitalelimination durch Miconazol (Heinemeyer et al. 1985) und die Autoinduktion von Pentobarbital bei hoher Dosis zur Hirndrucksenkung beschrieben (Heinemeyer et al. 1986; Heinemeyer 1987).

Bedeutung der Plasmaeiweißbindung

Interaktionen im Sinne einer Verdrängungsreaktion treten ebenfalls an den Trägereiweißen im Plasma auf. Medikamente, im Falle der Benzodiazepine aber auch besonders freie Fettsäuren, können die hoch an Eiweiß gebundenen Benzodiazepine aus der Bindung verdrängen (Klotz 1988; Kuhntz u. Neu 1983). Die pharmakologische Wirkung, aber auch Eliminationsprozesse beziehen sich auf den freien Anteil eines Pharmakons. Erhöht sich dieser, so steigt die wirksame (freie) Konzentration nur vorübergehend an. Da gleichzeitig auch die Clearance ansteigt, entsteht ein neues Steady state zwischen freier und gesamter Konzentration (Klotz 1988; MacKichen 1984). Erstere bleibt konstant, während die Gesamtkonzentration abfällt. Mißt man nur diese, so können durch Fehlinterpretationen der Messung fälschlicherweise Überdosierungen vorgenommen werden. Bei Störungen der renalen wie auch hepatischen Eliminationsprozesse kann dieses Gleichgewicht allerdings verschoben sein, so daß mit erheblichen Veränderungen der Wirkung gerechnet werden muß.

Liquorgängigkeit und Rezeptorbindung

Für die Wirksamkeit rezeptorisch zentral wirksamer Pharmaka ist neben der allgemeinen Pharmakokinetik auch die Frage der Penetration durch die Blut-Hirn-Schranke sowie die Rezeptorenbindung bedeutsam. Jones et al. (1987) untersuchten die Liquorgängigkeit verschiedener Benzodiazepine bei Ratten und fanden, daß die lipophilen Vertreter (Diazepam, Flunitrazepam und Midazolam) gut penetrieren, die eher hydrophilen (Oxazapam, Temazepam) aber schlechter. Dabei existiert ein Gleichgewicht der Konzentrationen in den Kapillaren vor bzw. hinter der Blut-Liquor-Schranke, die abhängig ist von der Plasmaeiweißbindung. Unter klinischen Bedingungen wurde gefunden, daß die Konzentration der Benzodiazepine im Liquor weitestgehend den freien Konzentrationen im Plasma entsprechen (Aaltonen et al. 1981; Hallstrøm et al. 1980; Heinemeyer et al. 1983).

Die Rezeptorenbildung kann als K_i-Wert (Hemmkonstante) charakterisiert werden. Dabei wird die halbmaximale Konzentration gemessen, die eine Standardkonzentration von tritiummarkiertem Diazepam aus der Bindung verdrängt. Hohe K_i-Werte zeigen eine geringe, niedrige eine starke Bindung an.

Für den Gebrauch auf Intensivstationen sind aus der Gruppe der Benzodiazepine v. a. die Vertreter geeignet, die parenteral verabreicht werden können: Diazepam (Valium), Flunitrazepam (Rohypnol), Midazolam (Dormicum), Dikaliumchlorazepat (Tranxilium) und Lormetazepam (Noctamid). Alle Substanzen unterscheiden sich bezüglich der physikochemischen Eigenschaften und damit in der Kinetik und Dynamik.

Metabolismus von Diazepam und Dikaliumchlorazepat

Die Metabolisierungsschritte von Diazepam und Dikaliumchlorazepat und ihrer gemeinsamen Metaboliten zeigt Abb. 1. *Desmethyldiazepam* (Nordiazepam) entsteht 1. durch N-Demethylierung aus Diazepam, aber auch 2. durch Abspaltung des Dikaliumazetylrestes von Dikaliumchlorazepat. Hydroxylierung von Diazepam führt zu *Temazepam* (Hydroxydiazepam), von Desmethyldiazepam zu *Oxazepam* (Hydroxy-Desmethyldiazepam), letzteres auch durch Demethylierung von Temazepam. Diese beiden terminalen Metaboliten werden glukuronidiert und als Konjugate renal ausgeschieden (Guentert 1984). Da alle Stoffe unterschiedlich pharmakologisch wirksam sind, ist zu erwarten, daß sich Veränderungen im Arzneimittelmetabolismus in veränderten Konzentrationen aller Metaboliten niederschlagen. Damit ergeben sich in Abhängigkeit zur pharmakologischen Wirksamkeit unterschiedlich starke Änderungen der Wirkung.

Pharmakokinetik von Diazepam und seiner Metaboliten

Die wichtigsten pharmakologischen Größen von Diazepam und seiner Metaboliten sind Tabelle 3 zu entnehmen. Diazepam und Desmethyldiazepam werden aufgrund ihrer hohen Lipophilität hoch an Eiweiß gebunden (Abel et al. 1979),

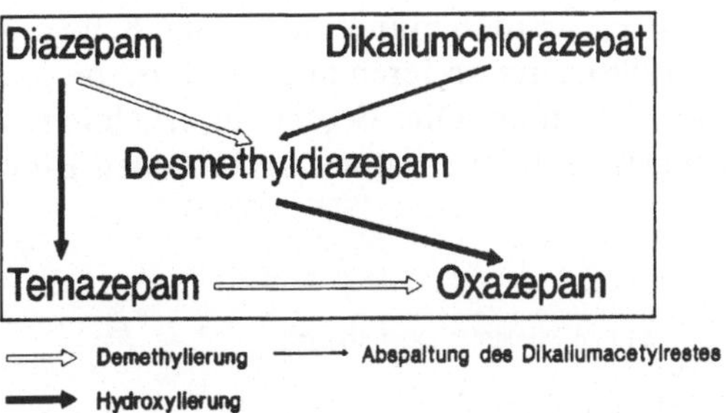

Abb. 1. Metabolisierungsmuster von Diazepam und Dikaliumchlorazepat

Tabelle 3. Klinisch-pharmakologische Parameter von Diazepam und der Metabolite [f_u ("fraction unbound"): freier, nicht an Albumin gebundener Anteil]

	Diazepam	Desmethyl-diazepam	Temazepam	Oxazepam
Mittlere Dosis [mg]	5–20	2,5–10	30–60	20–40
Therapeutische Konzentration [ng/ml]	> 150	> 200	> 100	> 100
Halbwertszeit [h]	20–50	50–90	6–20	10–17
Verteilungsvolumen [l/kg]	1–2	1–2	0,7	0,7
Totale Clearance [ml/min]	20–60	10–20	60–200	80–120
Eiweißbindung (f_u) [%]	2	3	12	24
Rezeptorbindung (K_i-Wert) [nmolar]	8,1	—	49	30

die freie Fraktion (f_u = "fraction unbound") ist niedrig. Die Elimination, primär durch Metabolismus (Abb. 1), erfolgt langsam mit Halbwertzeiten zwischen 20 und 50 h (Diazepam) bzw. 50 und 90 h (Desmethyldiazepam). Temazepam und Oxazepam, deren kinetischen Daten sich auf Angaben nach oraler Gabe beziehen, da beide Stoffe intravenös nicht applizierbar sind, werden schneller eliminiert, die Halbwertzeiten sind erheblich kürzer. Dementsprechend verhalten sich die Clearancewerte. Die Verteilungsvolumina sind annähernd gleich, die der hydrophileren Stoffe etwas kleiner. Aufgrund der unterschiedlichen Clearance, Eiweißbildung, davon abhängig der Liquorgängigkeit (Jones et al. 1987) und Rezeptorenbindung ergeben sich die therapeutischen Konzentrationen, die zwischen 100 und > 200 ng/ml liegen.

Bei Daueranwendung von Diazepam wird ein typisches Konzentrationsverteilungsmuster gefunden (Abb. 2). Verschiedene Dosierungen führen zu ähnlich hohen Konzentrationen von Diazepam und Desmethyldiazepam, aber mit großer Streuung (Greenblatt et al. 1981; Kanto et al. 1974; Zingales 1973). Greenblatt et al. (1981) fanden bei 110 Patienten allerdings einen statistisch signifikanten Zusammenhang (Korrelationskoeffizient) zwischen Dosis und Konzentration von Diazepam und Desmethyldiazepam. Temazepam und Oxazepam spielen praktisch keine Rolle und können für die Beurteilung der Wirkung vernachlässigt werden. Die Wirkung von Desmethyldiazepam ist nur wenig geringer als die von Diazepam. Die Summe beider Stoffe ist daher ausschlaggebend für die Wirkung. Wie Untersuchungen bei operativen Intensivpatienten allerdings zeigen (vgl. Beitrag Papadopoulos et al., S. 122 ff.), liegen hier die Verhältnisse anders: Es wurden zum einen große Schwankungen der Konzentrationen (Link et al. 1986), zum anderen aber auch besonders hohe Konzentrationen von Temazepam gefunden. Dies deutet auf erhebliche metabolische, aber auch auf Veränderungen in der Verteilung und renalen Elimination hin.

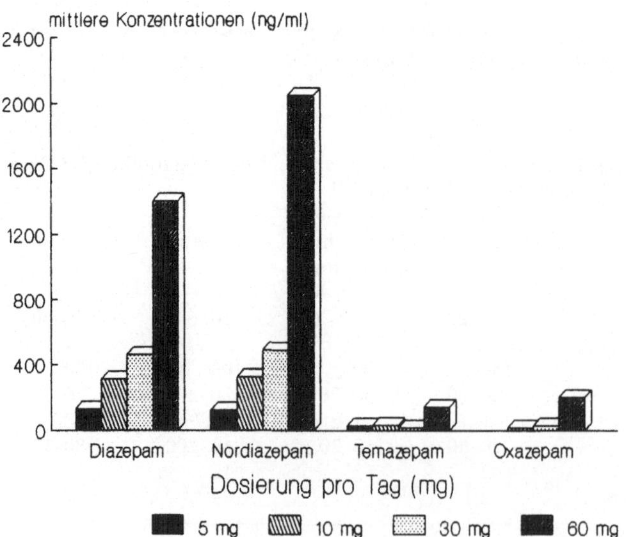

Abb. 2. Mittlere Plasmakonzentration von Diazepam und seiner Metaboliten bei verschiedenen Tagesdosen unter Dauerapplikation. (Nach Zingales 1973)

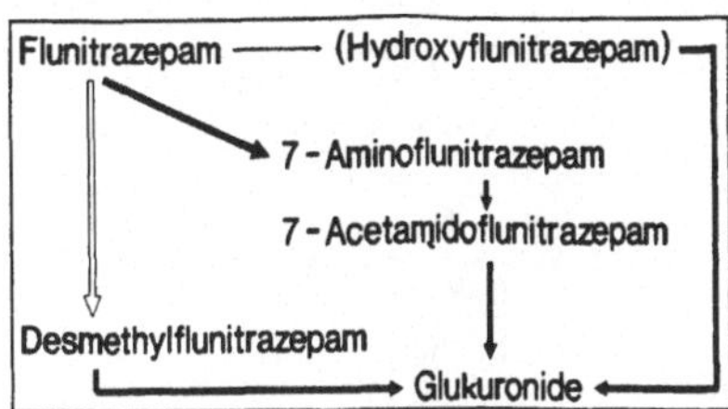

Abb. 3. Metabolisierungsmuster von Flunitrazepam

Metabolismus von Flunitrazepam und seiner Metaboliten

Drei parallele Metabolisierungsschritte charakterisieren den Stoffwechsel von Flunitrazepam: Die beiden wichtigsten hiervon sind 1. die N-Oxidation und 2. die N-Demethylierung, die zu den Metaboliten 7-Aminoflunitrazepam (mit dem Folgemetaboliten 7-Acetamidoflunitrazepam) sowie N-Desmethylflunitrazepam führen. Eine Zwischenstufe stellt das Hydroxyflunitrazepam dar. Alle Metaboliten werden überwiegend als Glukuronide renal ausgeschieden (Abb. 3). Die Wirksamkeit der Metabolite ist nicht so gut dokumentiert wie die der Diazepammetabolite. Die Strukturähnlichkeit von Desmethylflunitrazepam mit Nitrazepam und Clonazepam läßt auf pharmakologische Aktivität schließen. Das 7-Aminoderivat ist ebenfalls wirksam (Guentert 1984).

Kinetik von Flunitrazepam

Die Kinetik von Flunitrazepam wird zum einen durch Metabolismus, zum anderen aber auch durch Umverteilung bestimmt, und läßt sich am besten durch ein Dreikompartmentmodell beschreiben (Boxenbaum et al. 1978; Jochemsen et al. 1983). Nach einer schnellen 1. Verteilungsphase, die die kurze Wirkdauer nach Bolusgabe bestimmt, erfolgt eine 2. Verteilung in ein tiefes (3.) Kompartment. Nach 1 h sind 30% der gegebenen Dosis im zentralen Kompartment, 50% im peripheren und nur 15% im tiefen Kompartment verteilt (Abb. 4). Nach 10 h sind aber 40% der Dosis im tiefen (3.) Kompartment, 30% sind metabolisiert. Der Abfall der Plasmakonzentrationen ist daher nach einmaliger Gabe überwiegend durch Einstrom in das tiefe Kompartment gekennzeichnet. Bei Dauerapplikation besteht demnach die Gefahr, daß durch Rückverteilung über lange Zeit wirksame Konzentrationen aufrecht erhalten bleiben, wenn die Tagesdosierungen nicht reduziert werden (Kumulation). Dies schlägt sich auch im relativ großen Verteilungsvolumen nieder (Tabelle 4). Die terminale Halbwertzeit von Flunitrazepam beträgt 20–30 h, die totale Clearance (> 120 ml/min) ist deutlich höher als die von Diazepam. Die Plasmaeiweißbildung ist deutlich geringer, damit kann relativ viel Wirksubstanz die Blut-Hirn-Schranke durchdringen. Bei einer starken Rezeptorenbindung kann daher eine erheblich stärkere Wirkung erwartet werden. Dies ist auch aus dem niedrigen Wert der minimalen therapeutisch wirksamen Konzentration bzw. der geringen therapeutischen Dosis zu ersehen.

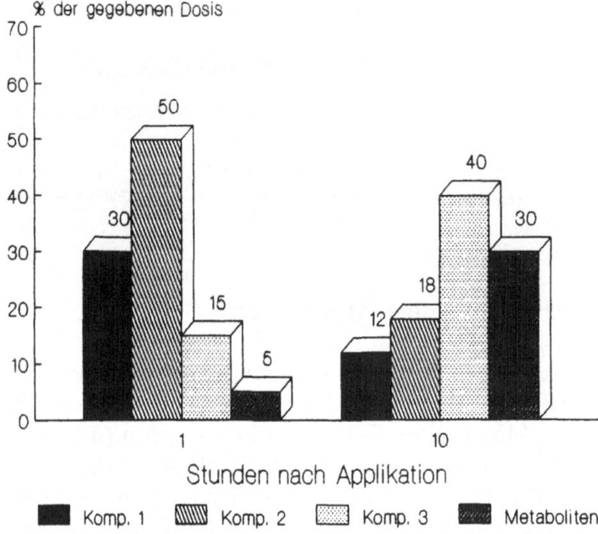

Abb. 4. Vergleich der Kompartmentverteilung (*Komp.* = Kompartment) von Flunitrazepam nach einmaliger Gabe. (Nach Boxenbaum et al. 1978)

Tabelle 4. Klinisch-pharmakologische Parameter von Flunitrazepam, Midazolam und Lormetazepam. f_u: freie, nicht an Plasmaeiweiß gebundene Fraktion. [Nach Übersichten von Guentert (1984) und Leutner (1986).] * Vd_{ss}, # : In Studien bei Intensivpatienten wurden erheblich verlängerte Halbwertszeiten gemessen, vgl. Text

	Flunitrazepam	Midazolam	Lormetazepam
Mittlere Dosis [mg]	1–2	5–7	0,5–2
Therapeutische Konzentration [ng/ml]	> 10	> 30	2–5
Halbwertszeit [h]	20–30	1–2 #	10
Verteilungsvolumen [l/kg]	3,3*	1–2	4,6
Totale Clearance [ml/min]	120–170	300–400	> 100
Eiweißbindung (f_u) [%]	20	5	15
Rezeptorbindung (K_i-Wert) [nmolar]	2,8	4,8	2,5

Von den Metaboliten kann nach einmaliger Gabe Desmethylflunitrazepam nicht in jedem Fall nachgewiesen werden, in einer etwas höheren Konzentration liegt das Aminoderivat vor, insgesamt aber an der unteren Nachweisgrenze der üblichen Bestimmungsmethoden. Bei einer Dauerdosis von 2 mg Flunitrazepam/Tag finden sich aber Konzentrationen von Desmethylflunitrazepam von ca. 6 ng/ml, 2,5mal höher als nach Einzelgabe der Muttersubstanz (Guentert 1984). Die Halbwertszeit von Desmethylflunitrazepam beträgt 23–33 h, die Clearance 0,78–1,06 ml/kg/min. 7-Aminoflunitrazepam hat eine Halbwertszeit von 10–15 h, wird also schneller eliminiert als Flunitrazepam (Guentert 1984). Insgesamt gesehen scheinen die Metaboliten des Flunitrazepams eine geringere Rolle für die Wirkung zu spielen als die von Diazepam.

Metabolismus und Kinetik von Midazolam

Midazolam gilt als sehr kurz wirksames Benzodiazepinderivat (Guentert 1984; Leutner 1986). Bei Probanden wie auch in den klinischen Untersuchungen wurden Halbwertszeiten von 1–2 h gemessen (Tabelle 4). Die Clearance wird zum großen Teil durch die Leberdurchblutung bestimmt und ist entsprechend hoch. Dies kann u. a. mit dafür verantwortlich sein, daß bei Intensivatienten von verschiedenen Autoren (Byrne et al. 1983; Lloyd-Thomas u. Booker 1986) stark abweichende Befunde erhoben wurden. Oldenhof et al. (1988) beschrieben zuletzt Halbwertzeiten von > 20 h und führten dies auf Arneimittelinteraktionen und Leberfunktionsstörungen, besonders auch auf Minderdurchblutung zurück.

Midazolam wird zwar wie alle anderen Benzodiazepine metabolisiert, die Metaboliten, die durch Hydroxylierung entstehen und als Glukuronide ausgeschieden werden, sind aber therapeutisch nur schwach bzw. unwirksam (Guentert 1984). Midazolam ist mit 95% hoch an Eiweiß gebunden, hat eine gute Rezeptorenbindung und muß daher als stark wirksam eingestuft werden. Dies ist auch daran zu erkennen, daß trotz kurzer Wirkung im Vergleich zu Diazepam eine relativ geringe Tagesdosis gegeben werden muß.

Lormetazepam

Lormetazepam ist das einzige der hier besprochenen Benzodiazepine, welches durch direkte Glukuronidierung eliminiert wird (Hümpel et al. 1979). Es unterliegt damit nicht den oben besprochenen Arzneimittelinteraktionen, insbesondere nicht der Induktion und Kompetition. Es ist kurz wirksam und damit gut steuerbar (Tabelle 4). Da die Eiweißbindung ebenfalls relativ niedrig ist (85%), fallen Interaktionen auf dieser Ebene geringer aus als bei den sehr hoch gebundenen Vertretern. Da die Bindung am Rezeptor hoch ist, muß Lormetazepam zu den stark wirksamen Benzodiazepinen gezählt werden. Über die Anwendung auf Intensivstationen liegen aber wenig Erfahrungen vor.

Zusammenfassende Bewertung

Nimmt man den Metabolismus als ein entscheidendes Auswahlkriterium für die Anwendung auf Intensivstationen, so sollten folgende Forderungen erhoben werden:

1. Ein Stoff sollte möglichst keine oder unwirksame Metaboliten haben.
2. Ein Stoff sollte eine relativ geringe Plasmaeiweißbindung haben.
3. Die Blut-Hirn-Schranke sollte gut penetriert werden.
4. Die Rezeptorenbindung sollte hoch sein.

Stoffe, die zumindest einige dieser Kriterien erfüllen, sind Lormetazepam, Midazolam und (eingeschränkt) Flunitrazepam.

Solange noch Unsicherheit über die Clearance von Midazolam bei Intensivpatienten besteht, sollte dieser Stoff nur als bedingt geeignet angesehen werden.

Weitere Untersuchungen über die Veränderungen der Clearance bei Intensivpatienten sind erforderlich. Die weitaus größten Erfahrungen liegen mit Flunitrazepam vor, dessen Metaboliten eine relativ wenig bedeutsame Rolle spielen. Der Einsatz von Lormetazepam wäre aber unter diesen Gesichtspunkten durchaus auch zu überlegen.

Vor allem ist zu berücksichtigen, daß die Indikation zur Gabe von Arzneimitteln streng gestellt wird, denn allein aus der Vielzahl der verschiedenen Medikamente erwächst die Gefahr der Interaktionen (Farina et al. 1988; Freitag u. Bormann 1982). Dies kann nur dadurch gering gehalten werden, indem möglichst wenig Medikamente verabreicht werden. Daher sollte zunächst immer eine Monotherapie erwogen werden, und erst dann, wenn kein Erfolg erzielt wird, Kombinationen von Pharmaka (also mehr Pharmaka) angewendet werden.

Literatur

Aaltonen L, Kanto J, Iisalo E, Salo M, Siirtola T (1981) The passage of flunitrazepam into cerebrospinal fluid in man. Acta Pharmacol Toxicol 48:364–368

Abel JG, Sellers EM, Naranjo CA, Shaw BN, Kader D, Romach MK (1979) Inter- and intra-subject variation in diazepam free fraction. Clin Pharmacol Ther 26:247–255

Abizanda Campos R, Herraez FXV, Marcos RJ, Amer JG, Procar RC, Lucia PI (1980) Drug use in an intensive care unit and its relation to survival. Intensive Care Med 6:163–168

Boxenbaum HG, Posmanter HN, Macasieb T, Geitner KA, Weinfeld RE, Moore JD, Darragh A, O'Kelly DA, Weissman L, Kaplan SA (1978) Pharmacokinetics of flunitrazepam following single- and multiple-dose oral administration to healthy human subjects. J Pharmacokinet Biopharm 6:283–293

Buchanan N, Cane RD (1978) Drug utilization in a general intensive care unit. Intensive Care Med 4:75–77

Byrne AJ, Yeoman PM, Mace P (1983) Accumulation of midazolam in patients receiving mechanical ventilation. Br Med J 289:1309–1310

Farina ML, Tognoni G (1981) A multicenter study of ICU drug utilisation. Intensive Care Med 7:125–131

Farina ML, Bonati M, Iapichino G, Pesenti A, Procaccio F, Boselli L, Langer M, Graziina A, Tognoni G (1988) Clinical pharmacological and therapeutic considerations in general intensive care. A review. Drugs 34:662–694

Freitag B, Bormann T (1982) Arzneimittelinteraktionen in der Intensivtherapie. Anaesthesiol Reanim 7:147–156

Gramm HJ, Heinemeyer G, Roots I, Dennhardt R (1986) Oxidative drug metabolism in septic shock patients. Intensive Care Med Suppl 2:214

Greenblatt DJ, Laughren TP, Allen MD, Harmatz JS, Shader PI (1981) Plasma diazepam and desmethyldiazepam concentrations during long-term diazepam therapy. Br J Clin Pharmacol 1:35–40

Guentert TW (1984) Pharmacokinetics of benzodiazepines and of their metabolites. Progr Drug Metab 8:241–386

Hallstrøm C, Lader MH, Curry SH (1980) Diazepam and N-desmethyldiazepam concentrations in saliva, plasma and CSF. Br J Clin Pharmacol 9:333–339

Heinemeyer G (1987) Clinical pharmacological considerations in the treatment of raised intracranial pressure. Clin Pharmacokinet 13:1–25

Heinemeyer G (1988) Hemmung und Induktion des Arzneimittelstoffwechsels bei Intensivpatienten. In: Dennhardt R, Roots I, Heinemeyer G, Gramm JH (Hrsg) Aspekte der Arzneitherapie bei Intensivpatienten. Springer, Berlin Heidelberg New York Tokyo, S 19–28

Heinemeyer G, Reinhardt K, Nigam S, Simgen W, Piepenbrock S (1983) Correlation of sedative and respiratory effects of midazolam with concentrations in serum and liquor cerebrospinalis. Arch Pharmacol Suppl 321:R58

Heinemeyer G, Roots I, Schultz H, Dennhardt R (1985) Hemmung der Pentobarbital-Elimination durch Miconazol bei Intensivtherapie des erhöhten intracraniellen Druckes. Intensivmedizin 22:164–167

Heinemeyer G, Roots I, Dennhardt R (1986) Monitoring of pentobarbital plasma levels in critical care patients suffering from increased intracranial pressure. Ther Drug Monit 8:145–150

Hümpel M, Illi V, Millus B, Wendt H, Kurowski M (1979) The pharmacokinetics and biotransformation of the new benzodiazepine lormetazepam in humans. Eur J Drug Metab Pharmacokin 4:237–243

Jochemsen R, Boxtel CJ van, Hermans J, Breimer DD (1983) Kinetics of five benzodiazepine hypnotics in healthy subjects. Clin Pharmacol Ther 34:42–47

Jones DR, Hall SD, Branch RA, Jackson EK, Wilkinson GR (1987) Plasma binding and brain uptake of benzodiazepines. In: Tillement JP, Lindenlaub E (eds) Protein binding and drug transport. Symposia Medica Hoechst (vol 20). Schattauer, Stuttgart New York, pp 311–324

Kanto J, Iisalo E, Lehtinen V, Salminen J (1974) The concentrations of diazepam and its metabolites in the plasma after an acute and chronic administration. Psychopharmacologica 36:123–131

Klotz U (1988) Einflüsse auf die Plasmaeiweißbindung von Arzneimitteln bei Intensivpatienten. In: Dennhardt R, Roots I, Heinemeyer G, Gramm JH (Hrsg) Aspekte der Arzneitherapie bei Intensivpatienten. Springer, Berlin Heidelberg New York Tokyo, S 10–18

Krahman S, Khan F, Patel S, Seriff N (1979) Renal failure in the intensive care unit. Crit Care Med 7:263–266

Kuhntz W, Nau H (1983) Different bindung of diazepam and N-desmethyldiazepam to plasma proteins in mothers and their newborns. Relation of fatty acid concentrations and other parameters. Clin Pharmacol Ther 34:220–226

Leutner V (1986) Schlafstörung und Schlafmittel. Editiones Roche, Basel

Link J, Papadopoulus G, Striebel H-W, Heinemeyer G (1986) Klinische Erfahrungen mit der Langzeitsedierung von Intensivpatienten mit Benzodiazepinen. In: Schulte am Esch J (Hrsg) Benzodiazepine in Anästhesie und Intensivmedizin. Editiones Roche, Basel, S 227–241

Lloyd-Thomas AR, Booker PD (1986) Infusion of midazolam in paediatric patients after cardiac surgery. Br J Anaesth 58:1109–1115

MacKichen JJ (1984) Pharmacokinetic consequences of drug displacement from blood and plasma proteins. Clin Pharmacokinet [Suppl 1] 9:32–41

McInnes GI, Brodie MJ (1988) Drug interactions that matter. A critical reappraisal. Drugs 36:83–110

Oldenhof H, Jong M de, Steenhoek A, Janknegt R (1988) Clinical pharmacokinetics of midazolam in intensive care patients, a wide interpatient variability? Clin Pharmacol Ther 43:263–269

Park BK (1982) Assessment of the drug metabolism activity of the liver. Br J Clin Pharmacol 14:631–651

Schuster HP (1980) Akutes Nierenversagen nach großen Operationen. Dtsch Med Wochenschr 107:1633–1634

Schuster HP (1983) Medikamente und Infusionen in der Intensivmedizin. Ergebnis einer Umfrage über häufig angewendete Pharmaka und Infusionslösungen auf internistischen Intensivstationen. Intensivmedizin 20:243–249

Zingales IA (1973) Diazepam metabolism during chronic medication. Unbound fraction in plasma, erythrocytes and urine. J Chromatogr 75:55–78

Sicherheitsaspekte bei der Anwendung von Midazolam (Dormicum)

F.-J. Kretz

Mit der Einführung von Midazolam (Dormicum) wurde ein Benzodiazepin in die Medizin eingeführt, das gegenüber den bisher verfügbaren Medikamenten aus dieser Stoffgruppe eine Fülle von Vorteilen aufweist:

- Midazolam ist in wäßriger Lösung stabil, liegt injektionsfertig vor, benötigt keine Lösungsvermittler;
- die Wirkdauer ist deutlich kürzer als die anderer Benzodiazepine;
- Midazolam hat neben der sedativ-hypnotischen und muskelrelaxierenden Wirkung auch eine hochpotente anterograd-amnestische Komponente;
- die Metabolisierung ist überschaubar; es entstehen wirksame Metabolite, deren Wirkung jedoch klinisch irrelevant ist;
- Midazolam ist intravenös, intramuskulär, oral und rektal applizierbar.

Aufgrund dieser Vorzüge hat Midazolam in der Anästhesie, Intensiv- und Notfallmedizin weite Verbreitung gefunden. Indikationen sind

- in der *Anästhesie:* Prämedikation, Narkoseeinleitung, Sedation bei Regionalanästhesie;
- in der *Intensivmedizin:* Langzeitsedierung, antikonvulsive Therapie und
- in der *Notfallmedizin:* Notfallintubation, Sedierung, antikonvulsive Therapie.

Die Information, daß mit Midazolam (Dormicum) ein hochpotentes Benzodiazepin vorliegt, hat sich über den Anwenderkreis von Anästhesiologen, Intensiv- und Notfallmedizinern hinaus auch relativ rasch in anderen Kollegenkreisen herumgesprochen. Besonders endoskopisch tätige Internisten haben die für ihre invasiven Maßnahmen günstigen Wirkungskomponenten erkannt und setzen Midazolam wegen der sedativ-hypnotischen und amnestischen Wirkung großzügig bei ihren Patienten ein.

Wie alle Benzodiazepine hat jedoch Midazolam nach intravenöser und intramuskulärer Applikation auch unerwünschte Wirkungen auf das

- respiratorische System: Atemdepression (Abb. 1),
- kardiovaskuläre System: Abfall von arteriellem Blutdruck, PCWP; Abnahme der Gefäßwiderstände und der Kontraktilität (Zusammenfassung s. Tabelle 1).

Gerade bei Midazolam sind diese Nebenwirkungen vielfältig belegt (Hempelmann u. Boldt 1988; Klotz 1988; Reinhart et al. 1983). Bei sorgfältigem Umgang

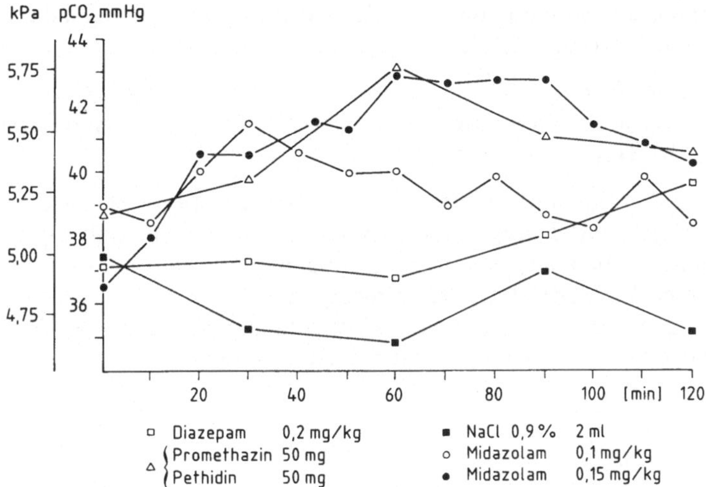

Abb. 1. Verhalten des arteriellen pCO_2 nach intramuskulärer Prämedikation mit Diazepam (0,2 mg/kg), Promethazin (50 mg) und Pethidin (50 mg), Midazolam 0,1 mg/kg und 0,15 mg/kg im Vergleich zu Placebo. (Nach Reinhart et al. 1983)

Tabelle 1. Hämodynamische Veränderungen nach intravenöser Zufuhr der verschiedenen Benzodiazepinderivate in üblicher Dosierung [%]. (Nach Hempelmann u. Boldt 1988)

	Diazepam	Flunitra-zepam	Mida-zolam	Lormeta-zepam	Dikalium-clorazepat
P_{art}	0 bis −27	bis −30	−12 bis −26	0 bis −14	−5 bis −15
HR	− 9 bis +13	0	− 2 bis +21	0 bis − 5	0
RAP	0	0 bis −10	0 bis +10	bis − 5	0 bis +10
PCP	0 bis −47	0 bis −36	0 bis −15	0 bis − 5	0 bis +11
CI	0	0 bis −12	0 bis −25	0 bis −26	0 bis −12
SV	0 bis − 8	0 bis − 8	0 bis −18	0 bis −18	0 bis −12
TSR	−22 bis +13	bis −22	0 bis −20	−15 bis +25	+5 bis −17
PAP	0 bis −10	0	0	0	0
PVR	0 bis −19	0 bis +15	0	0 bis +32	+8 bis − 8
RPP	bis −27	bis −30	bis − 13	0 bis − 5	0 bis −12
dp/dtmax	0 bis −20	0 bis −25	0 bis −20	0 bis −15	0 bis −18

P_{art} arterieller Mitteldruck, *HR* Herzfrequenz, *RAP* rechtsatrialer Druck, *CI* Herzindex, *SV* Schlagvolumen, *TSR* peripherer Gefäßwiderstand, *PAP* pulmonalarterieller Druck, *PCWP* pulmonalkapillärer Wedgedruck, *PVR* pulmonaler Gefäßwiderstand, *RPP* Rate-pressure-Produkt, *DP/DT max.* maximale isovolumetrische Druckanstiegsgeschwindigkeit.

und ausreichender Erfahrung mit dem Medikament sind diese Nebenwirkungen vermeidbar oder, wenn aufgetreten, dann auch mit einfachen Maßnahmen therapierbar.

Um so mehr haben die sich in den letzten Monaten häufenden Berichte über midazolambedingte Todesfälle in der Tagespresse (z. B. *Tagesspiegel* vom 23. 04.

1988) und in medizinischen Zeitschriften (*Arzneimittel-Telegramm* 7/88) die Anwender irritiert. In der vorliegenden Studie werden anhand der Unterlagen

- vom Bundesgesundheitsamt,
- von der Arzneimittelkommission der Deutschen Ärzteschaft und
- des Herstellers

die Zwischenfallsmeldungen mit unmittelbarer oder mittelbarer Todesfolge analysiert. Dabei muß darauf hingewiesen werden, daß alle genannten Informationsquellen auf Spontanmeldungen basieren und deshalb aus diesen Daten keine Inzidenz abgeleitet werden kann.

Es liegen insgesamt 21 Zwischenfallsmeldungen vor. Die Altersgruppenzugehörigkeit der Patienten war folgendermaßen:

```
 <5 Jahre:    2,
 5-20 Jahre:  -,
20-65 Jahre:  6,
 >65 Jahre:  13.
```

Betroffen sind v.a. alte Patienten über 65 Jahre. Die Dosierungen lagen, nach Altersgruppenzugehörigkeit aufgeschlüsselt, in den in Tabelle 2 angegebenen Bereichen. Die Zwischenfälle entstanden überwiegend bei Endoskopien und auch hier überwiegend bei Patienten im hohen Lebensalter mit zahlreichen Vorerkrankungen:

- Endoskopie
- - Gastrokopie: 13
- - Kolonoskopie: 1
- - Bronchoskopie: 1
- Tracheotomie: 1
- Zentraler Venenkatheter: 1
- Computertomographie: 1
- Sonstige: 3

Zu den gravierenden Vorerkrankungen dieser Patienten zählten häufig gastrointestinale Blutungen mit einem kompensierten oder dekompensierten Schockzustand, die zu endoskopischen diagnostischen Maßnahmen veranlaßten.

Tabelle 2. Dosierungen, aufgeschlüsselt nach Altersgruppenzugehörigkeit

Dosierung		Dosis [mg]		
Alter	[mg/kg KG]	< 5	5–10	10–15
< 2	0,2–0,5	—	—	—
5–20	—	—	—	—
20–65	—	1	2	2
>65	—	4	10	—

Folgende Beispiele seien hierfür aufgeführt:

Beispiel 1: Ein 43jähriger Patient mit Alkoholabusus erlitt zu Hause einen epileptischen Anfall und zog sich dabei ein Schädel-Hirn-Trauma zu. In der Klinik bot er das akute Stadium eines Alkoholdelirs. Außerdem wurde eine rechtsseitige Pneumonie diagnostiziert. Um eine intrakranielle Raumforderung auszuschließen, sollte ein zerebrales CT durchgeführt werden. Da dies wegen der psychomotorischen Unruhezustände nicht möglich war, mußte der Patient sediert werden. Er erhielt 10 g Valium und – als dies nicht ausreichte – 15 mg Dormicum i.v. Nach einer Latenzzeit von 10 min kam es zu einem Atem- und Herz-Kreislauf-Stillstand. Die Reanimation war erfolgreich. Der Patient verstarb an den Folgen schwerer abszedierender Pneumonien und eines septischen Krankheitsgeschehens.

Beispiel 2: Eine 73jährige Patientin, die unter einer Schizophrenie litt und deshalb unter einer Dauertherapie mit Haloperidol, Rohypnol und Anafranil stand, wurde wegen einer Blutung im oberen Gastrointestinaltrakt notfallmäßig endoskopiert. Zur Sedierung erhielt sie 7 mg Dormicum i.v. Eine Zyanose wurde 25 min nach Applikation festgestellt. Bei der notfallmäßigen Intubation kam es zu einer Blutaspiration. Die sofort durchgeführte Reanimation wurde unter Abwägung aller Umstände 35 min später abgebrochen.

Beispiel 3: Ein 29jähriger Patient mit progressiver Muskeldystrophie, die bereits intermittierend zur Beatmung gezwungen hatte, erhielt zur Bronchoskopie über das Tracheostoma 15 mg Dormicum i.v. Der Patient verstarb 3 h später, wobei die Todesursache aus den Unterlagen nicht deutlich hervorgeht. Insbesondere wird nicht mitgeteilt, ob der Patient danach spontan weiteratmen mußte oder beatmet wurde, ob er kreislaufinstabil war und welche Maßnahmen zur Therapie dieser Störungen unternommen wurden.

Von den 21 mit der Applikation von Midazolam (Dormicum) in Verbindung gebrachten Todesfällen konnten bei kritischer Durchsicht der zur Verfügung gestellten Unterlagen allenfalls 13 Todesfälle mit der Applikation des Medikamentes in Verbindung gebracht werden. Bei den verbleibenden Zwischenfällen steht der Todesfall in keinem Verhältnis zu der Applikation dieses Medikamentes.

Bei den 13 Todesfällen sind gravierende Anwenderfehler und mangelnde Erfahrung mit dem Medikament die Ursache. Häufige Anwenderfehler waren:

- Die Kontraindikationen für Benzodiazepine wurden nicht beachtet: Muskelerkrankungen, intrakranielle Druckerhöhung bei (noch) spontanatmenden Patienten;
- die Prinzipien der Dosierung von zentralwirksamen Medikamenten wurden nicht beachtet: Jedes zentralwirksame Medikament muß titrierend dosiert werden, bis die gewünschten Zielsymptome (z.B. Sedation) erreicht sind. Eine Dosierung nach pauschalen Dosierungsrichtlinien ist gefahrenträchtig;
- die Überwachung der Patienten war offensichtlich nicht ausreichend.

Was die Dosierung von Midazolam betrifft, so sei an dieser Stelle nochmals auf die Arbeit von Bell et al. (1987) hingewiesen, die die großen Altersunterschiede bei der Dosierung von Midazolam aufzeigt (Abb. 2). Der Patient über 65 Jahre ist mit einer Dosis von 1–3 mg in gleicher Weise zu sedieren wie ein Patient im Alter von 20–65 Jahren, der zwischen 10 und 15 mg benötigt. Entschließt man sich zur zusätzlichen Applikation von Fentanyl oder anderer Opioide, so muß die Dosierung nochmals um die Hälfte reduziert werden!

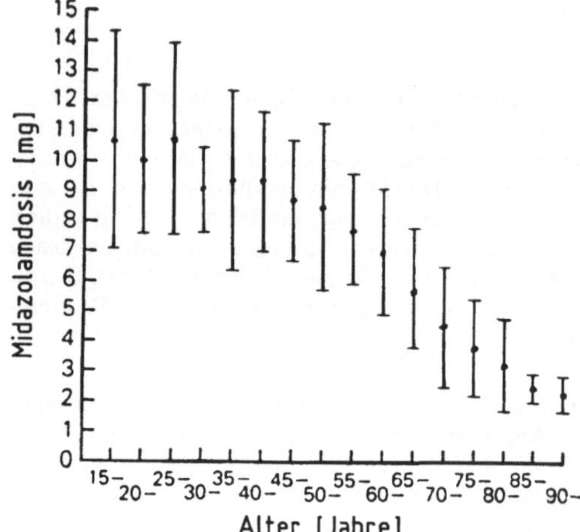

Abb. 2. Beziehung zwischen dem Alter des Patienten und mittlerer Dosierung von intravenös appliziertem Midazolam zur Sedierung von Patienten bei endoskopischen Maßnahmen. (Nach Bell et al. 1987)

Titrierende Dosierung schützt ebenso wie eine engmaschige Überwachung von Atmungs- und Herz-Kreislauf-Funktion vor Zwischenfällen mit Midazolam. Freilich muß der Anwender – wie bei der Anwendung anderer Medikamente auch – mit den Maßnahmen zur Sicherung der Atmungs- und Herz-Kreislauf-Funktion vertraut sein. Sind diese Bedingungen erfüllt, so spricht nichts dagegen, Midazolam auch weiterhin dosierungs- und indikationsgerecht einzusetzen.

Literatur

Bell GD, Spickett GP, Reeve PA, Morden A, Logan RFA (1987) Intravenous midazolam for upper gastrointestinal endoscopy: A study of 800 consecutive cases relating dose to age and sex of patient. Br J Clin Pharmacol 23/2:241–243

Hempelmann G, Boldt J (1988) Hämodynamische Wirkungen der Benzodiazepine. Anaesth Intensivther Notfallmed 3/23 132

Klotz U (1988) Wirkungen und Nebenwirkungen der Benzodiazepine. Anaesth Intensivther Notfallmed 3/23 122

Reinhart K, Dallinger-Stiller G, Heinemeyer G, Dennhardt R, Eyrich K (1983) Respiratorische und schlafinduzierende Wirkungen von Midazolam i.m. als Prämedikation zur Regionalanästhesie. Anaesthesist 32:525–531

Sedierung und EEG bei Intensivpatienten

H. Schwilden

Das Thema verknüpft 2 Begriffe unterschiedlicher Qualität. Zum einen das EEG als relativ einfach ableitbare elektrophysiologische Größe, zum anderen die Sedierung als eher klinisch definierter Zustand, der möglicherweise noch weniger präzise definiert ist als der Begriff Anästhesie. Die offensichtliche Frage hinter diesem Thema lautet: Kann das EEG als Grundlage dienen, quantitative Indikatoren abzuleiten, die mit dem Grad der Sedierung korrelieren und somit eine bessere Steuerung der Applikation von Sedativa erlauben? Hierzu sind eine Reihe von Teilproblemen zu lösen. Welche EEG-Veränderungen bewirken die zur Sedation applizierten Medikamente? Können diese Veränderungen in einfacher Weise parametrisiert werden? Welcher Grad der Sedierung soll angestrebt werden?

In Abb. 1 sind 3 EEG-Epochen zu 3 unterschiedlichen Bewußtseinszuständen dargestellt. Die obere Epoche stellt ein α-EEG eines wachen Patienten dar, die mittlere Epoche zeigt beim gleichen Patienten einen midazolaminduzierten Schlafzustand an, aus dem der Patient jedoch jederzeit geweckt werden kann. Die untere Kurve zeigt eine EEG-Epoche zu einem Zeitpunkt, als der Patient nicht weckbar war. Es ist nun die Aufgabe von EEG-Trendmonitoren, diese manifesten morphologischen EEG-Unterschiede in geeigneter Weise zur Darstellung zu bringen und größere Zeitabschnitte zusammenzufassen, so daß durch den synoptischen Überblick Änderungen im Trend relativ leicht erfaßt werden können.

In den letzten Jahren sind nun eine Reihe von EEG-Monitoren mit dem Ziel entwickelt worden, ein solches Trendmonitoring zu realisieren. Durch die stürmische Entwicklung der Computerhard- und -software ist es allerdings bis heute noch nicht gelungen, eine hinreichende Vereinheitlichung der automatischen EEG-Analyse zu erzielen. Die Auswertung ein und desselben EEG mit Monitor A und Monitor B kann in Abhängigkeit von den benutzten Auswertealgorithmen zu höchst unterschiedlichen Ergebnissen führen.

Eine Vielzahl von EEG-Monitoren bedient sich in einem ersten Analyseschritt der Fourier-Transformation, um eine EEG-Epoche in die verschiedenen Sinusschwingungen aufzulösen, die das Signal konstituieren. Die resultierenden Powerspektren stellen zunächst nur eine andere graphische Darstellungsmethode dar, die aber die Unterschiedlichkeiten in der Frequenzmorphologie verschiedener EEG-Epochen besser quantitativ erfassen. In Abb. 2 sind korrespondierend zu Abb. 1 die zugehörigen Powerspektren aufgezeigt. Das Wach-EEG ist

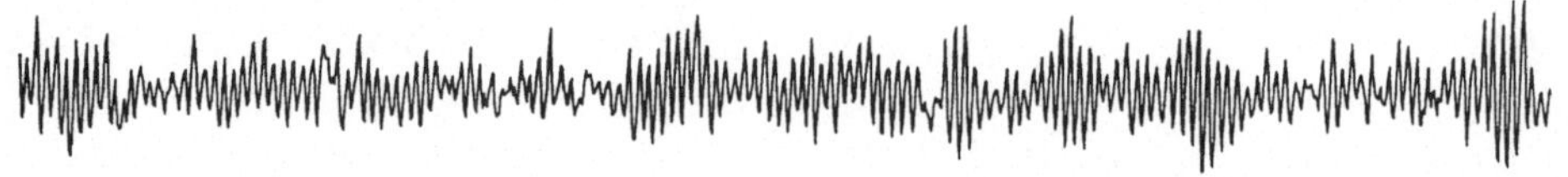

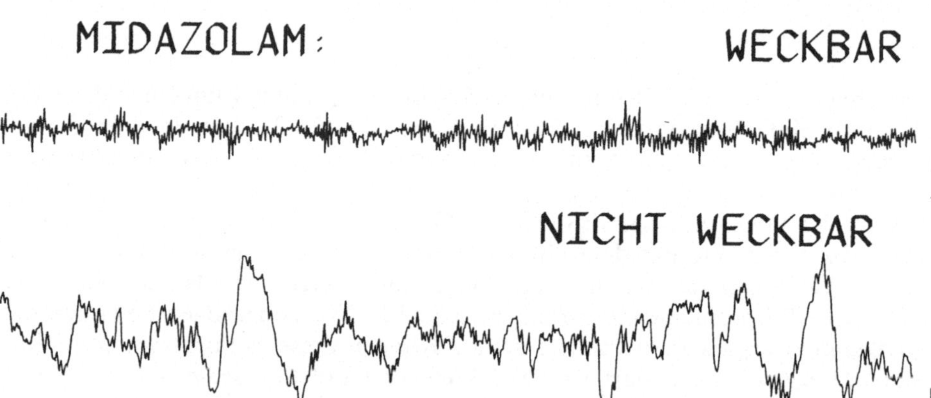

Abb. 1. Typische EEG-Epochen zu unterschiedlichen Sedierungsstadien mit Midazolam. *Obere Epoche* Wach-EEG, *mittlere Epoche* midazolaminduzierter Schlaf, aber weckbar, *untere Epoche* nicht weckbar

charakterisiert durch einen eindeutigen Gipfel bei etwa 10 Hz. Unter Sedierung dissoziiert das eingipfelige Spektrum und führt zu einer Aktivitätszunahme im Bereich des β-Bandes und des δ-Bandes. Beim nichtweckbaren Patienten ist dagegen die β-Aktivität zugunsten der δ-Aktivität unterdrückt.

Um zu einer Trenddarstellung zu gelangen, müssen diese Powerspektren weiterverarbeitet werden. Hierzu gibt es unterschiedliche Methoden, wie der „compressed spectral array", „density modulated spectral array" oder „colour modulated spectral array". Alle diese Methoden verfolgen das Ziel, das gesamte Powerspektrum über einen gewissen Zeitraum darzustellen und somit Trends zu visualisieren. Daneben gibt es die Möglichkeit, eine stärkere Datenreduktion durch geeignete Parametrisierung des Spektrums zu erzielen. Ein einfacher Parameter ist z. B. die Fläche unter der Spektralkurve, die im wesentlichen dem Quadrat der mittleren Amplitude entspricht.

Abbildung 3 zeigt am Beispiel der Karotischirurgie, als Modell einer transienten Ischämie, den Verlauf dieses Parameters, der unter 4 unterschiedlichen Ableitebedingungen, nämlich 4 verschiedenen unteren EEG-Filtereinstellung, 0,5 Hz, 1 Hz, 1,5 Hz, 2 Hz, gewonnen wurde (Schwilden u. Stoeckel 1986).

Beim sedierten Patienten treten im Vergleich zum anästhesierten Patienten häufiger Bewegungsartefakte bei der EEG-Ableitung auf. Dadurch ist der Anästhesist geneigt, die untere Filtereinstellung relativ hoch zu wählen, um den stö-

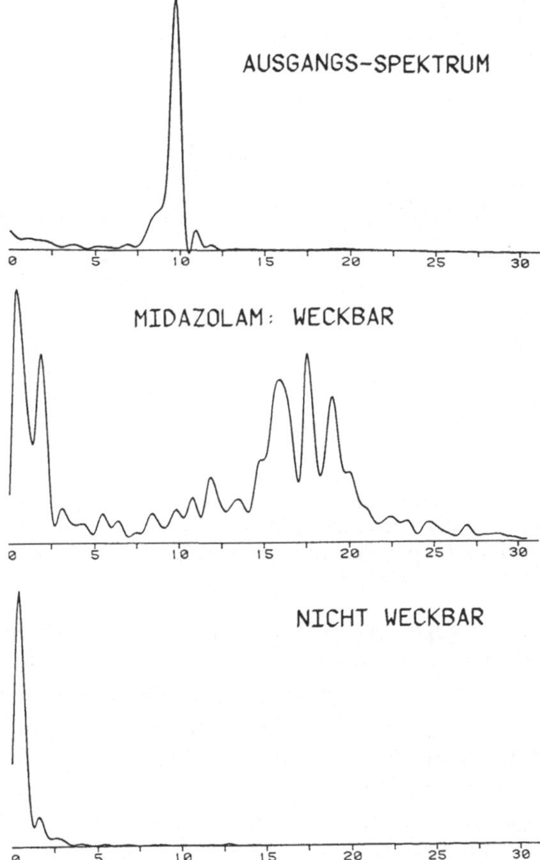

Abb. 2. Powerspektren der in Abb. 1 dargestellten EEG-Epochen

renden Einfluß der langsamen Bewegungsartefakte zu vermindern. Wie Abb. 3 zeigt, kann diese Verhaltensweise jedoch zu einem totalen Verlust der Trendänderung führen. Die oberste Kurve (untere Filterfrequenz 0,5 Hz) zeigt einen deutlichen Anstieg der Amplitude mit dem Abklemmen der A. carotis; wird die untere Filterfrequenz auf 2 Hz erhöht, fällt diese Veränderung vollkommen weg. Die Erhöhung der Amplitude war in diesem Beispiel durch eine Zunahme langsamer Frequenzen unter 2 Hz bedingt. Durch das Herausfiltern dieser Frequenzen konnte folglich auch die Amplitudenzunahme nicht erfaßt werden.

Nach eigenen Erfahrungen können Amplitudenmaße Trendänderungen recht gut reflektieren. Der Nachteil solcher Parameter ist jedoch eine große interindividuelle Variabilität. Die absolute Größe des Parameters sagt nichts über den Grad der Vigilanz und Sedierung aus. Frequenzabhängige Maße sind hierzu besser geeignet. Einfache Frequenzmaße sind z. B. die sog. Edgefrequenz (Hudson et al. 1983), die das untere 95%-Quantil des Powerspektrums, aufgefaßt als Verteilungsdichte beschreibt, oder auch der Median des Spektrums (50%-Quantil) (Schwilden u. Stoeckeld 1980). Unsere Arbeitsgruppe bevorzugt den Median, der, nach allgemeinen statistischen Regeln, das Quantil darstellt, welches am sta-

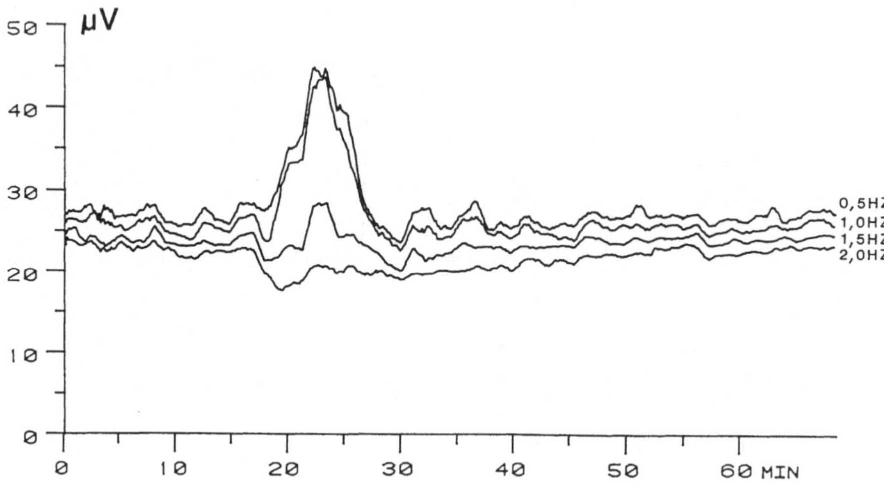

Abb. 3. Amplitudenverlauf des EEG während einer Abklemmung der A. carotis in Abhängigkeit von der unteren EEG-Filtereinstellung. Je höher die untere Grenzfrequenz, um so stärker wird die Amplitudenerhöhung unterdrückt

bilsten gegen Ausreißer ist. Ein wesentliches Problem besteht nun einerseits darin, die Korrelation zwischen Medianwert und klinischem Grad der Sedierung zu bestimmen. Andererseits ist für die Optimierung der Steuerung der Pharmakonapplikation eine vertiefte Kenntnis erforderlich, wie die Dosierung eines Sedativums oder Hypnotikums den Median beeinflußt.

Hierzu haben wir zunächst isoliert die Wirkung von Hypnotika oder Sedativa auf das EEG mit einem speziellen Dosierungsansatz, der lineare Blutspiegel der Substanzen erzeugt (Schwilden et al. 1985), untersucht. Während des linearen Anstiegs wurden das Einsetzen und die Ausprägung der verschiedenen Vigilanzgrade untersucht. Abbruchkriterium für den linearen Anstieg war das Auftreten von Burst-suppression-Muster im EEG. Nach Beendigung der Applikation wurde entsprechend die Aufwachphase beobachtet, bis der Proband wieder zu Ort, Zeit und Person orientiert war. Dieser Zyklus wurde insgesamt 3mal durchgeführt.

In Abb. 4 sind exemplarisch die Mittelwert ± SD der EEG-Parameter Median, Edge-Frequenz und Amplitude zu definierten klinischen Zuständen dargestellt: Einschlafen, negativer Lidrandreflex, negativer Kornealreflex, Auftreten von Burst suppression, Infusionsstop, und für die jeweilige Aufwachphase: positiver Kornealreflex, positiver Lidrandreflex, Reaktion auf Anrufung und volle Orientierung. Bemerkenswert ist die große interindividuelle Variabilität der Amplitude, die zu einem schlechten Signal-Rausch-Verhältnis führt. Analoge Untersuchungen wurden mit Etomidat und Propofol durchgeführt. Es konnte nachgewiesen werden, daß die Korrelation zwischen Median und klinischem Zustand für jeden der 3 Zyklen identisch ist. Das berechtigt, die 3 Zyklen zu einem zusammenzufassen. Damit lassen sich die in den 3 Zyklen gewonnenen Ergebnisse kumulieren und die Veränderungen des Medians als Funktion des klinischen Zustandes beschreiben. In Abb. 5 werden die Parameter Median, Edge-Fre-

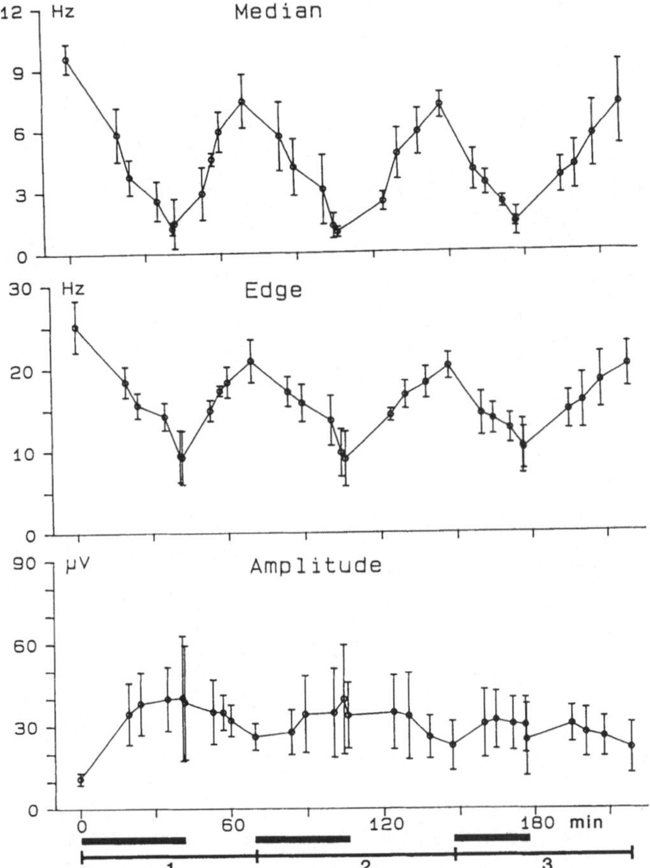

Abb. 4. Vergleich der EEG-Parameter Median, Edgefrequenz und Amplitude während 3mal linear ansteigender Blutspiegel von Methohexital

quenz und Amplitude mit den klinischen Beobachtungen Ausgangswert, Einschlafen, negativer Lidrandreflex, keine Reaktion auf Anrufung, negativer Kornealreflex, Auftreten von Burst suppression, Verschwinden von Burst suppression, positiver Kornealreflex, positiver Lidrandreflex, Reaktion auf Anrufung, frühe Orientierung, volle orientierung verglichen. Zu jedem Ereignis wurden ca. 60 Beobachtungen (20 Probanden mal 3 Zyklen) ausgewertet. Für das Problem des EEG-Monitorings zur Überwachung und Steuerung der Sedierung auf der Intensivstation ergeben sich aus den Daten 2 wesentliche Gesichtspunkte. Strebt man einen Grad der Sedierung an, der durch Bewußtlosigkeit charakterisiert ist, so ist ein Medianwert zwischen 2 und 4 Hz einzuhalten. In diesem Bereich liegt eine relativ geringe interindividuelle Variabilität vor. Flachere Sedierungsstadien sind durch höhere Medianwerte gekennzeichnet, die aber eine bedeutend größere interindividuelle Variabilität aufweisen. Dies steht in Übereinstimmung mit Faulconer u. Bickford (1960), daß mit zunehmender Narkosetiefe interindividuelle Variabilitäten geringer werden. Diese interindividuelle Variation erlaubt es nicht ohne weiteres, bestimmten spektralen Parameterwerten eindeutige klinische Zustände zuzuordnen. Vergleicht man die Zielsetzungen des EEG-Moni-

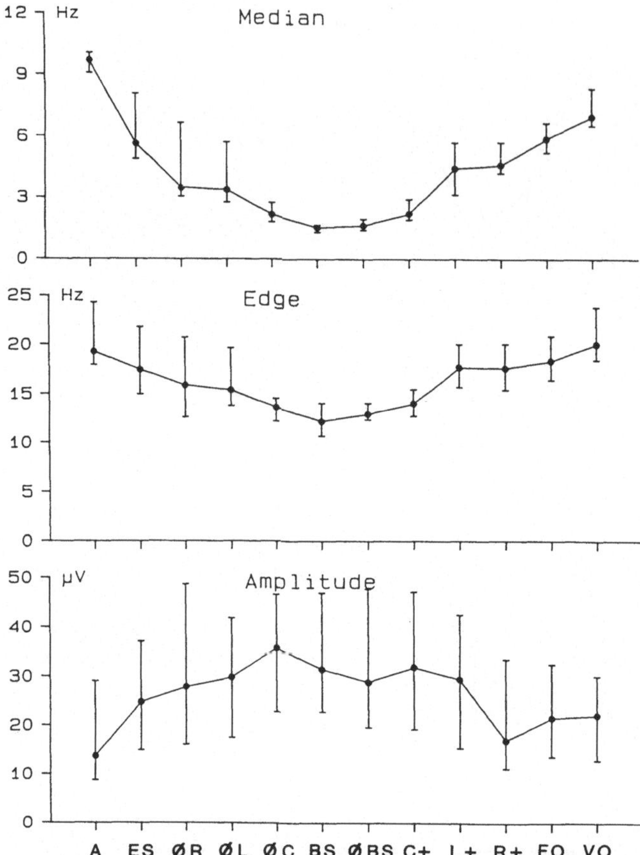

Abb. 5. Parameterwerte von Median, Edgefrequenz und Amplitude in Abhängigkeit vom klinischen Zustand. *A* Wach-EEG, *ES* Einschlafen, *ØL* Verlust des Lidrandreflexes, *ØR* keine Reaktion auf Anrufung, *ØC* Verlust des Kornealreflexes, *BS* Burst suppression, *ØBS* Verschwinden von Burst suppression, *C+* positiver Kornealreflex, *L+* positiver Lidrandreflex, *R+* Reaktion auf Anrufung, *FO* frühe Orientierung, *VO* volle Orientierung

torings beim Intensivpatienten mit dem anästhesierten chirurgischen Patienten, so ergeben sich deutliche Unterschiede, die die Mängel des EEG-Monitorings bei flacher Sedierung relativieren. Der muskelrelaxierte anästhesierte Patient hat in der Regel keine Möglichkeit sich zu artikulieren, auch die Überprüfung neurologischer Reflexe ist praktisch ausgeschlossen. In diesem Zustand ist es also wichtig zu gewährleisten, daß der Patient nicht unerwünschter Weise wach, sondern perzeptionsunfähig ist. Für diesen Fall gibt das EEG eindeutige Hinweise auf zu flache Narkosezustände. Beim intensivmedizinischen Patienten mit flacher Sedierung besteht dagegen die Möglichkeit der patientenseitigen Äußerung und der Überprüfung neurologischer Reflexe. Für diesen Fall scheint es sinnvoller, den Grad der Sedierung über die klinischen Zeichen als über das EEG abzuschätzen. Ist man dagegen bestrebt, eine tiefe Sedierung zu erreichen, die mit dem Verlust des Lidrandreflexes und ggf. des Kornealreflexes assoziiert ist und keine Äußerung des Patienten erlaubt, so kann ein EEG-Monitoring außerordentlich hilfreich sein. Bei dieser Anwendung des EEG-Monitorings sollten die Analysegeräte jedoch mit einer automatischen Mustererkennung für Burst suppression ausgestattet sein. Burst-suppression-Muster führen zu einer

Verringerung der Amplitude und einer Erhöhung der Frequenz, ein Parametertrend, der üblicherweise mit einer Verflachung der Narkose oder Sedierung verknüpft ist, unter diesen Umständen aber eine sich vertiefende Sedierung anzeigt.

Literatur

Faulconer A, Bickford RG (1960) Electroencephalography in anesthesiology. Thomas, Springfield IL

Hudson RJ, Stanski DR, Saidman LJ (1983) A model for studying depth of anesthesia and acute tolerance to thiopentone. Anesthesiology 59:301–308

Schwilden H, Stoeckel H (1980) Untersuchungen über verschiedene EEG-Parameter als Indikatoren des Narkosezustandes. Der Median als quantitatives Maß der Narkosetiefe. Anaesth Intensivther Notfallmed 15:279–286

Schwilden H, Schüttler J, Stoeckel H (1985) Quantitation of the EEG and pharmacodynamic modelling of hypnotic drugs: Etomidate as an example. Eur J Anaesthesiol 2:121–131

Schwilden H, Stoeckel H (1986) Cerebral-function-Monitoring, EEG und spektrale Parameter unter cerebraler Hypoxie und Ischämie. In: Hossli G, Frey P, Kreienbühl G (Hrsg) ZAK Bd I, Zürich. Springer, Berlin Heidelberg New York Tokyo (Anaesthesiologie und Intensivmedizin Bd 187, S 110–116)

Analgesie und Sedierung während Intensivtherapie – Strategie und Taktik

J. Link, G. Papadopoulos, H. W. Striebel, G. Heinemeyer und R. Rohling

Einleitung

Intensivpatienten, insbesondere beatmete Intensivpatienten, sind mannigfachem Streß ausgesetzt. Streßursache ist neben der häufig schmerzhaften Grundkrankheit u. a. die Tatsache, beatmet werden zu müssen und nicht in gewohnter Weise mit der Umgebung kommunizieren zu können. Dazu kommen schmerzhafte diagnostische und therapeutische Manipulationen. Ein wesentliches Ziel der Intensivbehandlung muß deswegen sein, daß die Patienten Manipulationen und Beatmung ruhig und gelassen ertragen. Vorbedingung dafür ist neben adäquater Einstellung des Beatmungsgerätes die Schmerzfreiheit. Darüber hinaus müssen die Patienten angstfrei und gegen Streß, Lärm und Hektik der Intensivstation ausreichend abgeschirmt, d. h. sediert sein. Aus dem Gesagten ergibt sich, daß in der Regel ein stark wirksames Analgetikum verabreicht werden muß. Dabei ist neben der analgetischen die atemdepressorische und antitussive Wirkung der Opiate (Flohe 1978) bei Beatmungspatienten erwünscht, weil dadurch Tubus und Beatmung besser toleriert werden. Ob darüber hinaus ein Sedativum zu verabreichen ist, weil die sedierende Wirkung des Analgetikums nicht ausreicht, ist von Fall zu Fall zu entscheiden.

Nahezu immer ist die Verabreichung von Muskelrelaxanzien überflüssig, vorausgesetzt, das Beatmungsgerät ist richtig eingestellt und die Einstellung wird den manchmal rasch wechselnden Situationen angepaßt. Auf unserer Intensivstation mit z. Z. mehr als 4000 Beatmungstagen pro Jahr (Abb. 1) wird seit 20 Jahren nur in extrem seltenen Ausnahmefällen, d. h. weniger als 1% der Beatmungstage, relaxiert. Es ist aber nicht zu übersehen, daß im Kontext vieler Veröffentlichungen über Sedierung von Intensivpatienten auch Muskelrelaxanzien erwähnt werden. Nach einer 1981 publizierten Umfrage aus England wurden auf 31 von 34 Intensivstationen Muskelrelaxanzien häufig eingesetzt (Merriman 1981). Auch neuere Veröffentlichungen berichten über routinemäßige Relaxierung von Beatmungspatienten (Adams et al. 1988; Cohen u. Kelly 1987; Op de Coul et al. 1985; Ghafer et al. 1983). Nach unserer Meinung ist der Einsatz von Muskelrelaxanzien bei Beatmungspatienten nur in extrem seltenen Fällen, z. B. bei Tetanus, indiziert.

Muskelrelaxation bewirkt, sofern die Patienten nicht tief schlafen, zusätzlichen Streß, erschwert die Beurteilbarkeit des Sedierungsgrades und erhöht unnötig das Risiko der Intensivbehandlung, z. B. bei versehentlicher Dekonnektion.

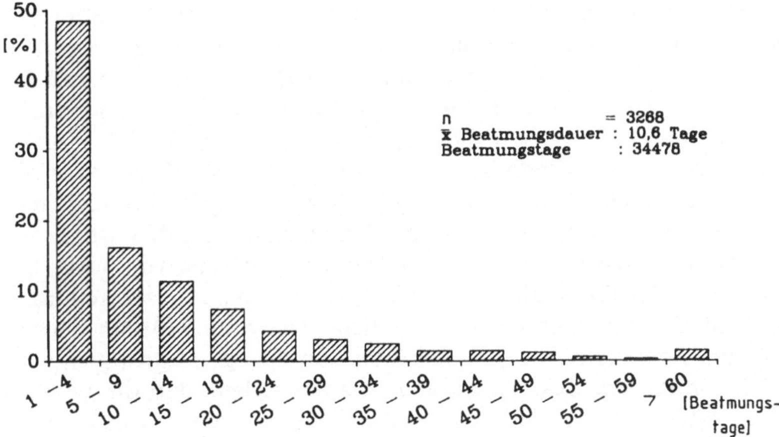

Abb. 1. Beatmungsdauer auf der operativen Intensivtherapiestation des Klinikums Steglitz. Dauerbeatmungspatienten (> 12 h) Januar 1979–Juni 1988

Darüber hinaus kann die Behandlung mit Muskelrelaxanzien – in diesem Fall Pancuronium – kardiale und hämodynamische Nebenwirkungen auslösen (Shafer et al. 1983). Auch wird berichtet, daß 12 von 60 Patienten, die länger als 7 Tage mit Pavulon relaxiert wurden, am Ende der Behandlung schwere Tetraparesen aufweisen, die sich in 2 Fällen auch nach Monaten nicht zurückbildeten (Op de Coul et al. 1985). Diese Nebenwirkungen sind besonders schwerwiegend, da sich eine Beatmung bei angemessener Analgesie und Sedierung sowie adäquater Geräteeinstellung fast immer ohne Relaxanzien problemlos durchführen läßt.

Strategie

Unter Strategie subsummieren wir die Überlegungen zur Auswahl der Medikamente.

Analgetika

Als Analgetika werden gut steuerbare, nicht kumulierende und stark wirksame Substanzen vom agonistischen Opioidtyp benötigt. In der Vergangenheit war Morphin, wohl auch wegen seiner ausgeprägten sedativen Komponente, v. a. in den angelsächsischen Ländern sehr beliebt (Merriman 1981). Morphin beeinträchtigt aber stark die Motilität des Darmes, führt zu ausgeprägten Tonuserhöhungen des Sphincter oddi (Murphy et al. 1980) und zu ausgeprägter Histaminfreisetzung. Außerdem kumuliert Morphin bei Niereninsuffizienz (McQuay u. Moore 1984), so daß allein schon deswegen diese Substanz für Intensivpatienten wenig geeignet erscheint.

Neuerdings wird von manchen Autoren (Cohen u. Kelly 1987) Alfentanil wegen seiner kurzen Eliminationshalbwertszeit (EHWZ) bevorzugt. Allerdings konnte nachgewiesen werden, daß die EHWZ von Alfentanil bei Intensivpatienten zwischen 48 und 298 min (Yate et al. 1986), also um den Faktor 6 schwanken kann, so daß das Argument der kurzen EHWZ zu relativieren ist. Nach unserer Erfahrung ist eine extrem kurze EHWZ bei beatmeten Intensivpatienten ohnehin nicht notwendig. Wir bevorzugen Fentanyl, da es nicht nur stark wirksam, sondern auch ausreichend gut steuerbar ist. Es wurde nachgewiesen, daß sich selbst bei extrem hoher Dosierung von 3 mg/h über 63 h die Clearance des Pharmakons nicht änderte, während der Verteilungsraum zunahm und die EHWZ nach dieser extremen Dosierung 770 min betrug. Der Patient war bei Fentanylserumkonzentration von 60 ng/ml ansprechbar (Shafer et al. 1983). In diesem Zusammenhang ist anzumerken, daß die beschriebene Dosierung extrem ist. Wir können uns an keinen Patienten aus den letzten Jahren erinnern, der mehr als 0,8 mg Fentanyl/h, und das auch nur über einige Stunden, bekommen hat. Nach den Untersuchungen unserer Arbeitsgruppe (s. Beitrag Rohling et al. in diesem Band) liegen die Dosierungen zwischen 0,2 und 0,4 mg Fentanyl/h, die Fentanylserumspiegel bei Langzeitanwendung zwischen 3 und 6 ng/ml.

Die in der Literatur beschriebenen Untersuchungen zur Kinetik von Fentanyl beziehen sich zumeist auf Bolusgabe (z. B. Schleimer et al. 1978).

Neuroleptika

Bei der Applikation von agonistisch wirkenden Opioiden ist u. a. zu beachten, daß der Druck im Choledochus erhöht wird (Krossen et al. 1978; Murphy et al. 1980; Uray u. Kósa 1969) und daß es zu Übelkeit kommen kann. Nach unserer Kenntnis ist bis jetzt nur für Fentanyl nachgewiesen, daß diese Drucksteigerung durch Dehydrobenzperidol teilweise aufgehoben werden kann (Kroesen et al. 1978; Uray u. Kósa 1969). Deshalb kombinieren wir bei der Dauerapplikation Fentanyl mit Dehydrobenzperidol (DHBP), um dem theoretisch möglichen Auftreten einer Cholestase entgegenzuwirken und um opioidbedingte Übelkeit zu verhindern. Ebenfalls erwünscht ist, daß DHBP die analgetische Wirkung von Fentanyl potenziert (Greene 1972).

Andere Neuroleptika sind auf unserer Station speziellen Indikationen vorbehalten, z. B. Haloperidol dem Alkoholentzugsdelir, und werden nicht zur Sedierung eingesetzt.

Sedativa

Folgende Anforderungen müssen an ein Sedativum gestellt werden: Es soll anxiolytisch wirken, dosisabhängig sedierend bis hypnotisch, die Elimination muß unabhängig vom Krankheitsbild sein, wirksame Metaboliten sollen nicht auftreten, eine Kumulation darf nicht stattfinden. Außerdem soll die Substanz die Hämodynamik nicht beeinflussen und der Lösungsvermittler soll nicht toxisch sein. Es soll nicht zu einer Toleranzentwicklung kommen. Das Sedativum soll kein Suchtpotential aufweisen.

Uns ist kein Medikament bekannt, das allen diesen Anforderungen genügt, doch scheinen Benzodiazepine ihnen am nächsten zu kommen.

Diazepam, obwohl auch von uns in der Vergangenheit häufig angewandt, erscheint schon aufgrund theoretischer Überlegungen für die hochdosierte Anwendung bei Intensivpatienten wenig geeignet. Diese Substanz hat eine EHWZ von 20–40 h (Horowski u. Dorow 1982). Beim Abbau resultieren mehrere pharmakologisch aktive Metabolite wie z. B. Temazepam, Oxazepam und Desmethyldiazepam. Das Desmethyldiazepam wiederum hat eine EHWZ von 50–200 h (Horowski u. Dorow 1982). Bei Intensivpatienten kann die EHWZ des Diazepams sogar bis zu 109 h, die des Desmethyldiazepams bis zu 403 h betragen (Rapold et al. 1984).

Da die Metabolite des Diazepams pharmakologisch aktiv sind und bei langdauernder hochdosierter Anwendung die Serumspiegel dieser Metabolite über den Spiegeln der Muttersubstanz liegen können (Abb. 2), ergibt sich ein weiterer Grund für die schlechte Steuerbarkeit. Die Substanz wird zur Langzeitsedierung auf unserer Station nicht mehr eingesetzt.

Midazolam schein aufgrund seiner kurzen, nach Bolusgabe ermitelten EHWZ von 1,5–3,5 h (Klotz 1981) sehr gut geeignet. Doch leider gilt die EHWZ – wie auch beim Alfentanil – nicht unbedingt für Intensivpatienten. Es wurde nachgewiesen, daß die EHWZ des Midazolams bei Intensivpatienten zwischen 84 und 2382 min, also fast um den Faktor 30, schwanken kann (Oldendorf et al. 1988). Ähnlich stark schwankend verhielten sich nach Langzeitapplikation auch die Aufwachzeiten, die nach Absetzen des Midazolams zwischen 1 und mehr als 10 h lagen (Oldendorf et al. 1988). Auch andere Autoren fanden bei Intensivpatienten eine starke Variation der EHWZ des Midazolams (Behne et al. 1987).

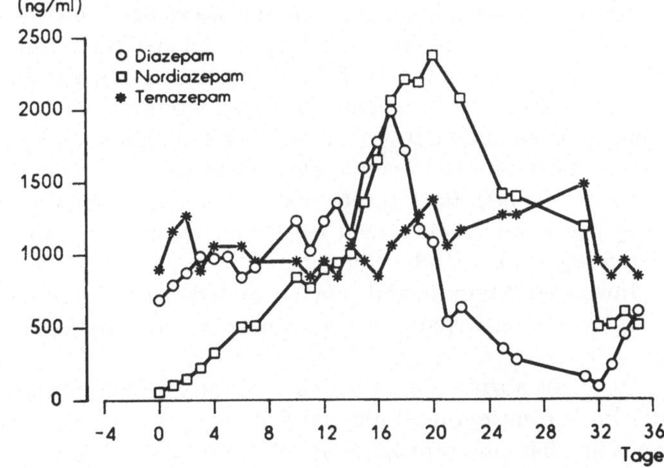

Abb. 2. Serumkonzentration von Diazepam, Nordiazepam (Desmethyldiazepam) und Temazepam bei langdauernder Diazepamapplikation. Dosis vom 13.–16. Tag: 80–90 mg/Tag

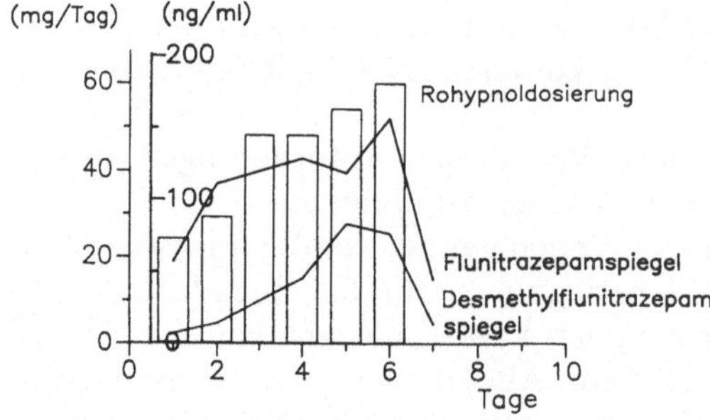

Abb. 3. Dosierung und resultierende Serumkonzentrationen von Flunitrazepam bzw. Desmethylflunitrazepam

Nach diesen Untersuchungen verliert, bezogen auf die Intensivmedizin, das Argument der kurzen EHWZ von Midazolam erheblich an Gewicht. Darüber hinaus ist zu fragen, ob ein Sedativum mit sehr kurzer EHWZ bei Patienten, die sich einer tage- oder wochenlangen Intensivtherapie unterziehen müssen, überhaupt wünschenswert ist, ob es bei abruptem Absetzen nicht zu akuten Entzugserscheinungen kommt.

Flunitrazepam ist nach unserer Erfahrung zur Sedierung schwerstkranker, beatmeter Patienten gut geeignet. Flunitrazepam hat zwar auch einen aktiven Metaboliten – Desmethylflunitrazepam – (s. Beitrag Heinemeyer/Link in diesem Band), aber dessen pharmakologische Wirkung wird als schwach eingestuft. Bei einer EHWZ von 10–20 h (Klotz 1981) ist Flunitrazepam in der Intensivtherapie ausreichend gut steuerbar. Die Substanz wirkt je nach Dosis sedativ bis hypnotisch. Weder Flunitrazepam noch Desmethylflunitrazepam kumulieren bei hoch dosierter Langzeitanwendung in der Intensivmedizin (Abb. 3), die Serumkonzentrationen des Desmethylflunitrazepams übersteigen nicht die des Flunitrazepams.

Sonstige Substanzen mit sedativer bis hypnotischer Wirkung

Barbiturate sind u. E., abgesehen von speziellen Indikationen, z. B. bei Patienten mit erhöhtem intrakraniellen Druck, bei der Sedierung von Intensivpatienten nicht Mittel der ersten Wahl. Barbiturate führen zur Induktion arzneimittelabbauender Enzyme (Heinemeyer 1988), wodurch nicht nur ihre eigene Elimination, sondern auch der Abbau anderer Medikamente beschleunigt wird. Infolgedessen ist dann die Wirkung einer Medikation schwer vorhersagbar.

Langwirkende Barbiturate wie z. B. Phenobarbital, das vielerorts zur Sedierung von Kindern eingesetzt wird, sind außerdem schlecht steuerbar und kumulieren leicht in toxische Bereiche.

Inwieweit Methohexial, ein besonders kurzwirkendes Barbiturat, zur Sedierung von Intensivpatienten geeignet ist, wird an anderer Stelle dieses Bandes diskutiert.

Es bleibt abzuwarten, ob sich Diisoprivan, ein neu auf den Markt gekommenes Einleitungshypnotikum, zur Sedierung von Intensivpatienten durchsetzt. Die Substanz hat eine sehr kurze EHWZ, und das Aufwachen korreliert gut mit dem

Abfall der Plasmaspiegel (Beller et al. 1987). Allerdings stellt sich auch hier wieder die Frage, ob es sinnvoll ist, nach tage- oder wochenlanger Intensivtherapie die Sedierung innerhalb von Minuten aufzuheben.

Taktik

Zum richtigen Vorgehen bei der Analgosedierung gehört u. E. neben der adäquaten Dosierung, die nach Wirkung zu erfolgen hat, die Aufrechterhaltung konstanter Wirkspiegel sowohl des Opioids sowie des Neuroleptikums und ggf. des Sedativums, damit Analgesie und Sedierung im Steady state bleiben. Bezüglich der Opioide wurde außerdem der Verdacht geäußert, daß deren Nebenwirkungen wie Übelkeit, Dysphorie und Blutdruckabfall auf rasche Änderungen der Serumspiegel zurückzuführen sind (Mather 1983). Damit ist ein weiteres Argument für die kontinuierliche Verabreichung gegeben. Wir kombinieren in der Regel Fentanyl mit DHBP im Verhältnis 1:12,5 (2 mg Fentanyl/25 mg DHBP). Von dieser Mischung werden bei „unproblematischen" Beatmungspatienten, z. B. Patienten, die für einige Stunden nachbeatmet oder wegen Schädel-Hirn-Trauma beatmet werden müssen, 1–3 ml/h mittels Spritzenpumpe („NLA-Perfusor") zugeführt. Bei schwerstkranken Patienten, z. B. Patienten im septischen Schock, wird die Dosis auf bis 8 ml/h, im Extremfall auch noch weiter, gesteigert. Bei diesen Patienten ist aber die zusätzliche Gabe von Flunitrazepam in der Regel unumgänglich.

Obwohl Flunitrazepam eine EHWZ von 10–20 h hat (Klotz 1981), wird auch dieses Medikament bei einer Dosis von mehr als 8–12 mg/Tag kontinuierlich über Spritzenpumpe zugeführt, um kurzfristige Blutdruckabfälle bei Bolusinjektionen zu vermeiden und konstante Plasmaspiegel zu erzielen. Die blutdrucksenkende Wirkung des Flunitrazepams soll der des Diazepams vergleichbar, wenn nicht sogar etwas stärker sein (Pasch u. Rügheimer 1978).

Schlußbemerkung

Die benötigte Dosis des Analgetikums und ggf. des Sedativums kann interindividuell und auch intraindividuell von Krankheitstag zu Krankheitstag sehr stark schwanken. Leider wird allzu oft bei ungenügender Sedierung wegen vermeintlich ungenügender Wirkung des verwandten Medikamentes zu einer mehr oder weniger großen Zahl anderer Medikamente gegriffen in der Hoffnung, daß diese besser wirken, oder es wird sogar relaxiert (z. B. Shafer et al. 1983). Nach unserer Erfahrung führt dies selten zum gewünschten Erfolg. Statt polypragmatisch vorzugehen, ist bei ungenügender Sedierung zunächst eine Dosiserhöhung der verwandten Medikamente angezeigt. Dabei ist zwischen nicht ausreichender Analgesie und nicht ausreichender Sedierung zu unterscheiden. Erst wenn bei ausreichender Analgesie und hoher Dosierung des Sedativums die Patienten nach wie vor unruhig sind, sollte die Wahl eines anderen Medikamentes erwogen werden.

Wir verwenden den „NLA-Perfusor" seit 1974 auf unserer Station zur Basisanalgosedierung bei jedem Beatmungspatienten. Bei mehreren 10000 Beatmungstagen, seit 1979 mehr als 34000, haben wir Nebenwirkungen, die mit Sicherheit auf die Kombination Fentanyl/DHBP zurückgeführt werden können, nicht beobachten können.

Literatur

Adams HA, Biscoping J, Russ W, Bachmann W et al (1988) Untersuchungen zur sedativ-analgetischen Medikation beatmungspflichtiger Intensivpatienten. Anaesthesist 37:268–276

Behne M, Asskali F, Steuer A, Förster H (1987) Midazolam-Dauerinfusion zur Sedierung von Beatmungspatienten. Anaesthesist 36:228–232

Beller JP, Pottecher T, Mangin P, Fratte C et al (1987) Sédation prolongée par le propofol en réanimation. Etude du révail et de la pharmacocinétique. Résultats préliminaires. Ann Fr Anesth Réanim 6:334–335

Byatt CM, Lewis LD, Dawling S, Cochrane GM (1984) Accumulation of midazolam after repeated dosage in patients receiving mechanical ventilation in an intensive care unit. Br Med J 289:799–800

Cohen AT, Kelly DR (1987) Assessment of alfentanil by intravenous infusion as long-term sedation in intensive care. Anaesthesia 42:545–548

Flohé LE (1978) Alte Probleme und neue Aspekte in der Analgesieforschung. Arzneimittelforschung 7:277–300

Greene MJ (1972) Some aspects of the pharmacology of droperidol. Br J Anaesth 44:1272–1276

Heinemeyer G (1988) Hemmung und Induktion des Arzneimittelstoffwechsels bei Intensivpatienten. In: Dennhardt R, Roots I, Heinemeyer H, Gramm H-J (Hrsg) Aspekte der Arzneimitteltherapie bei Intensivpatienten. Springer, Berlin Heidelberg New York Tokyo, S 19–28

Horowski R, Dorow R (1982) Die Bedeutung pharmakokinetischer Befunde für die klinische Wirkung von Benzodiazepinen. Internist 23:632–640

Klotz U (1981) Pharmakologie, Toxikologie und Abhängigkeitspotential der Benzodiazepine. Dtsch Ärztebl 47:2227–2234

Kroesen G, Bodner E, Russe W, Troyer E et al (1978) Beeinflussung der intraoperativen Cholangiometrie durch Anästhesiemethoden. Anaesthesist 27:21–24

Mather LE (1983) Pharmakokinetic and pharmacodynamic factors influencing the choice, dose and route of administration for acute pain. In: Ballingham RES (ed) Opiate analgesia. Clin Anesthesiol 1:17–40

McQuay H, Moore A (1984) Be aware of renal function when prescribing morphine. Lancet I:284–285

Merriman HM (1981) The techniques used to sedate ventilated patients. Intensive Care Med 7:217–224

Murphy P, Salomon J, Roseman DL (1980) Narcotic anesthetic drugs. Their effect on biliary dynamics. Arch Surg 115:710–711

Oldendorf H, Jong M de, Steenhoek A, Janknegt R (1988) Clinical pharmacokinetics of midazolam in intensive care patients, a wide interpatient variability? Clin Pharmacol Ther 43:263–269

Op de Coul AW, Lambregts PCLA, Koeman J, Puyenbroek van et al (1985) Neuromuscular complications in patients given Pavulon (pancuronium bromide) during artificial ventilation. Clin Neurol Neurosurg 87:17–22

Pasch T, Rügheimer E (1978) Anwendung und Dosierung von Flunitrazepam in der Intensivmedizin. In: Ahnefeld FW et al (Hrsg) Rohypnol (Flunitrazepam). Pharmakologische Grundlagen – Klinische Anwendung. Springer, Berlin Heidelberg New York, S 184–191

Rapold HJ, Follath F, Scollo-Lavizzari G, Kehl O et al (1984) Verlängertes Koma durch Sedation mit Diazepam bei beatmeten Patienten. Diagnostische und therapeutische Anwendung des Benzodiazepin-Antagonisten Ro 15-1788. Dtsch Med Wochenschr 109:340–344

Schleimer R, Benjamini E, Eisele J, Henderson J (1978) Pharmakokinetics of fentanyl as determined by radioimmunassay. Clin Pharmacol Ther 23:188–194

Shafer A, White PF, Schüttler J, Rosenthal MH (1983) Use of a fentanyl infusion in the intensive care unit: tolerance to its anesthetic effects? Anesthesiology 59:245–248
Uray É, Kósa CS (1969) Wirkung der bei Neuroleptanalgesie verwendeten Medikamente auf die Druckwerte der Gallenwege. Anaesthesist 18:74–77
Yate PM, Thomas D, Short SM, Sebel PS et al (1986) Comparison of infusions of Alfentanil or Pethidine for sedation of ventilated patients on the ITU. Br J Anaesth 58:1091–1099

Analgosedierung des Intensivpatienten

Klinische Untersuchungen zum Einfluß der Analgosedierung auf den Sauerstoffverbrauch und die Sauerstoffbereitstellung beim multiplen Organversagen

W. Kuckelt, H. H. Bornscheuer, C. Linge, C. Berger, R. Brase und F. Böhmert

Das akute Lungenversagen („adult respiratory distress syndrome", ARDS) und das multiple Organversagen (MOV) sind Schwerpunktprobleme der modernen Intensivmedizin.

Häufig beginnt ein MOV mit einem zunächst das Krankheitsbild allein bestimmenden ARDS.

Derzeit mehren sich die Hinweise, daß das ARDS einen Teilaspekt (primäre Organmanifestation) des Gesamtkomplexes MOV darstellt (Goris 1987).

Das MOV zeichnet sich in seinem pathophysiologischen Erscheinungsbild durch das Persistieren einer generalisierten Entzündungsreaktion (Nuytinck u. Goris 1985) mit hoher metabolischer Rate (Cerra 1987) und ausgeprägter regionaler Hypoxidose (Shah et al. 1981; Annat et al. 1986) einzelner Organsysteme aus. Das Ausmaß dieser Hypoxidose findet seinen Niederschlag in einer im individuellen Falle varriierenden Erhöhung des Laktatgehaltes im Blutplasma (Shah et al. 1981).

Mehrfach wurde bei Patienten mit MOV bzw. ARDS das Auftreten einer pathologischen Abhängigkeit des Sauerstoffverbrauches ($\dot{V}O_2$) von der Sauerstoffbereitstellung ($\dot{D}O_2$) festgestellt (Shumacker u. Cain 1987; Rhodes et al. 1978; Mohsenifar et al. 1983). Dieses Phänomen ist um so bemerkenswerter, als es bei supranormaler $\dot{D}O_2$ nachgewiesen werden kann (Bihari et al. 1987; Kaufman et al. 1984).

Von zahlreichen Autoren wird auf die Bedeutung des $\dot{V}O_2$ als ein Kriterium zur Unterscheidung zwischen Überlebenden und nichtüberlebenden kritisch Kranken hingewiesen (Carlsson et al. 1984; Shoemaker 1985; Siegel et al. 1967; Wilson et al. 1972).

Um den $\dot{V}O_2$ auf einem für Überlebende repräsentativen Niveau zu gewährleisten (Shoemaker 1985), gelten diesen Autoren zufolge die Bemühungen der Erhöhung der $\dot{D}O_2$ (Shumacker u. Cain 1987; Shoemaker 1987).

Die Möglichkeit, Die $\dot{D}O_2$ zu erhöhen, sind einerseits begrenzt (z. B. Herzminutenvolumen $< 4{,}5 \; l \cdot min^{-1}$ trotz maximaler Volumen- und Katecholamintherapie) (Shoemaker et al. 1986), andererseits wurde im Zusammenhang mit der direkten Messung des $\dot{V}O_2$ unter Beatmungsbedingungen bei kritisch Kranken nachgewiesen, daß ein hoher $\dot{V}O_2$ nicht uneingeschränkt für Überlebende repräsentativ ist (Van Lanschot et al. 1988).

Mit den durchgeführten Untersuchungen sollte geprüft werden, ob durch zusätzliche Analgosedierung eine Beeinflussung des Mißverhältnisse zwischen $\dot{D}O_2$ und $\dot{V}O_2$ durch eine Senkung des $\dot{V}O_2$ möglich ist und ob im Zusammenhang mit einem verringerten $\dot{V}O_2$ eine erhöhte Laktatproduktion beeinflußt werden kann.

Material und Methoden

Patienten

Es wurden insgesamt 14 kritisch Kranke mit einem MOV, bei denen eine erhöhte metabolische Rate festgestellt werden konnte, untersucht.

Die klinischen Daten der untersuchten Patienten sind nachstehender Übersicht zu entnehmen:

Gesamtzahl	(männlich/weiblich)	14 (9/5) Patienten
Alter	$\bar{m} \pm SD$ (Spanne)	$45,9 \pm 19$ (16–68) Jahre
Temperatur	$\bar{m} \pm SD$	$38,5 \pm 0,5°$ C
MOV nach Operation		9 Patienten
MOV nach Polytrauma		5 Patienten
Stunden nach		
Diagnose MOV	$\bar{m} \pm SD$	$28,1 \pm 12,3$
paO_2/F_iO_2	$\bar{m} \pm SD$	$183,4 \pm 31,6$
C.I.	$\bar{m} \pm SD$	$3,1 \pm 0,4$ $l \cdot min^{-1} \cdot m^{-2}$

Die Klassifikation des Organversagens erfolgte in vereinfachter Form nach den in Tabelle 1 dargestellten Kriterien.

Bei allen Patienten bestand zum Zeitpunkt der Untersuchungen ein MOV, welches durch das Nebeneinander von mindestens 3 der in Tabelle 1 dargestellten Kriterien charakterisiert war. Patienten wurden nicht in die Untersuchungen einbezogen, wenn zum Zeitpunkt der geplanten Messungen die im folgenden aufgeführten Kriterien erfüllt waren:

- aktive Blutungen,
- Barotrauma der Lunge,
- Zeit nach Operation < 24 h,
- $F_iO_2 > 0,6$,

Tabelle 1. Klassifikation des Versagens von Organsystemen

Organe	Parameter	Einheiten
Lunge	p_aO_2/F_iO_2	< 250 mm Hg
Herz/Kreislauf	C.I.	$< 3,5$ $l \cdot min^{-1} \cdot m^{-2}$
	Dobutamin	$> 15–20$ $\mu g \cdot kg$ $KM^{-1} \cdot min^{-1}$
Niere	Kreatinin	$> 2,5$ $mg \cdot dl^{-1}$
	Harnstoff	> 250 $mg \cdot dl^{-1}$
	Urinmenge	> 2500 oder < 500 $ml \cdot 24$ h^{-1}
Leber	Serumbilirubin	$> 2,0$ $mg \cdot dl^{-1}$
Darm	Paralyse	$+ +$

- bereits eingeleitete CAVH/CVVH,
- $Hb < 11,5 \ g \cdot dl^{-1}$.

Der gesamte Untersuchungszeitraum erstreckte sich über 24 h. Bei allen Patienten erfolgte eine übliche Basisanalgosedierung mit Fentanyl ($4 \ \mu g \cdot kg \ KM^{-1}$) als Dauerinfusion (Perfusor) und intermittierenden Gaben von 10–15 mg Diazepam in unregelmäßigen Abständen.

Nach dieser Basismessung erfolgte eine zusätzliche Gabe von Diazepam ($0,4 \ mg \cdot kg \ KM^{-1}$) und Fentanyl ($3,0 \ \mu g \cdot kg \ KM^{-1}$). Eine erneute Messung erfolgte 15 min nach dieser zusätzlichen Medikation.

Innerhalb der nächsten 24 h wurde diese zusätzliche Analgosedierung alle 30–45 min wiederholt.

Nach Ablauf dieser 24 h wurde eine abschließende Messung durchgeführt.

Bei diesen Messungen blieben 3 Patienten unberücksichtigt, da bei ihnen inzwischen ein Barotrauma der Lunge eingetreten war.

Monitoring

Bei allen Patienten wurde unter Beatmungsbedingungen der $\dot{V}O_2$ und die metabolische Rate kontinuierlich gemessen (DELTATRAC-Metabolic Monitor, Datex, Finnland).

Bei jedem Patienten wurde das Herzzeitvolumen ($\dot{Q}_T$) und die Sauerstoffsättigung im gemischtvenösen Blut ($S_{\bar{v}}O_2$) über einen SWAN GANZ Oxymetriethermodilutionskatheter (7 F, American-Edwards Laboratories, USA.) mit einem Reflektionsspektrophotometer/Herzzeitvolumencomputer (SAT-1, American-Edwards Laboratories, USA) engmaschig bestimmt bzw. kontinuierlich gemessen.

Die Bestimmung von blutgasanalytischen Parametern erfolgte mit standardmäßiger Elektrodentechnik.

Die Bestimmung des Laktatgehalts im Blutplasma arterieller Blutproben erfolgte mit Hilfe enzymatischer Standardtechnik. Abgeleiteten Parametern lagen Standardalgorithmen zugrunde:

Berechnete Parameter

$$\dot{D}O_2 = \dot{Q}_T \cdot CaO_2,$$

$$C_aO_2 = 1,39 \cdot Hb \cdot S_aO_2 / 100 + 0,0031 \cdot p_aO_2,$$

$$C_{\bar{v}}O_2 = 1,39 \cdot Hb \cdot S_{\bar{v}}O_2 / 100 + 0,0031 \cdot p_{\bar{v}}O_2,$$

$$O_2 extr. = \frac{C_aO_2 - C_{\bar{v}}O_2}{C_aO_2},$$

$$C.I. = \dot{Q}_T / KOF.$$

$\dot{D}O_2$: Sauerstoffbereitstellung, $\dot{Q}_T$: Herzminutenvolumen, C_aO_2: arterieller Sauerstoffgehalt, $C_{\bar{v}}O_2$: gemischtvenöser Sauerstoffgehalt, Hb: Hämoglobingehalt des Blutes, S_aO_2: arterielle Sauerstoffsättigung, $S_{\bar{v}}O_2$: gemischtvenöse Sauerstoffsättigung, p_aO_2: arterieller Sauerstoffpartialdruck, $p_{\bar{v}}O_2$: gemischtvenöser Sauerstoffpartialdruck, C.I.: Herzindex

Resultate

Bei allen Patienten lag die metabolische Rate vor Beginn der Untersuchungen erheblich über der erreichneten basalen metabolischen Rate ($\bar{m} \pm$ SD: $64,5 \pm 10,5\%$; Spanne: 40–70%). Diese Patienten unterschieden sich in diesem Parameter deutlich von chirurgischen Patienten mit unkomplizierten postoperativen Verläufen 48 h nach Oberbaucheingriffen ($\bar{m} \pm$ SD: $30,6 \pm 9,3\%$; Spanne: 10–49%).

– 6 Patienten (43%) verließen als Überlebende das Krankenhaus.
– 8 Patienten (57%) verstarben.

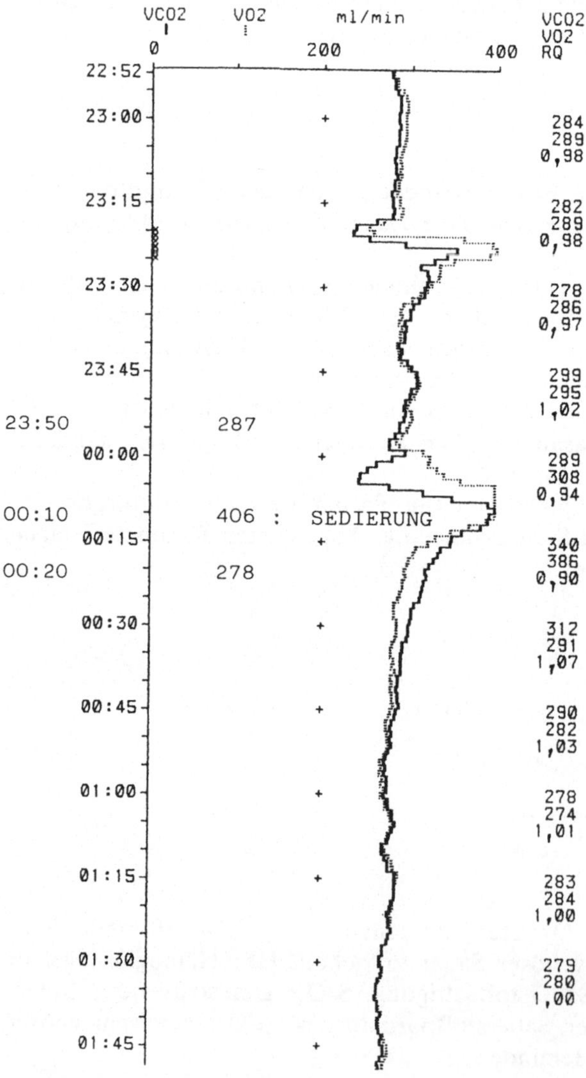

Abb. 1. Einfluß von zusätzlicher Analgosedierung auf den Sauerstoffverbrauch $(\dot{V}O_2)$ beim kritisch Kranken mit multiplem Organversagen unter Langzeitbeatmung. OO:10:0,2 mg Fentanyl, 15 mg Diazepam

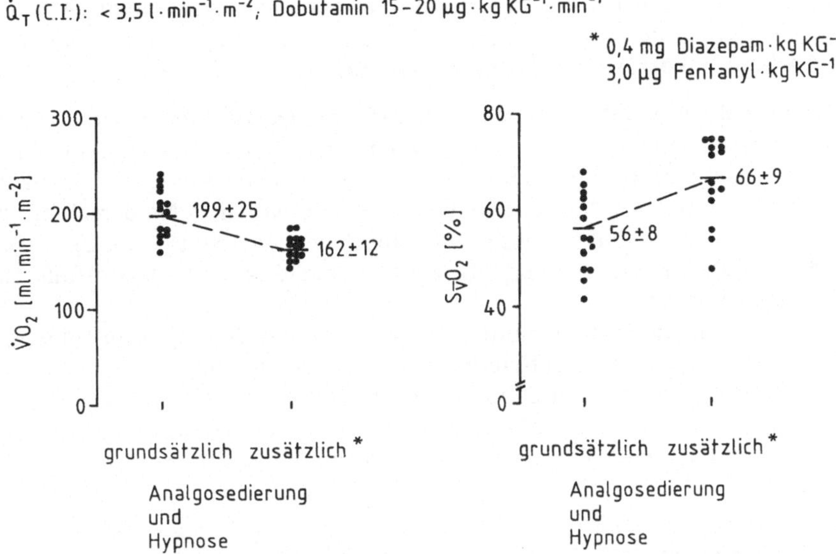

Abb. 2. Sauerstoffverbrauch *(V̇O₂)* und Sauerstoffsättigung im gemischtvenösen Blut *(S̄vO₂)* bei Patienten mit multiplem Organversagen (n = 14) unter künstlicher kontrollierter Beatmung vor und nach zusätzlicher Analgosedierung

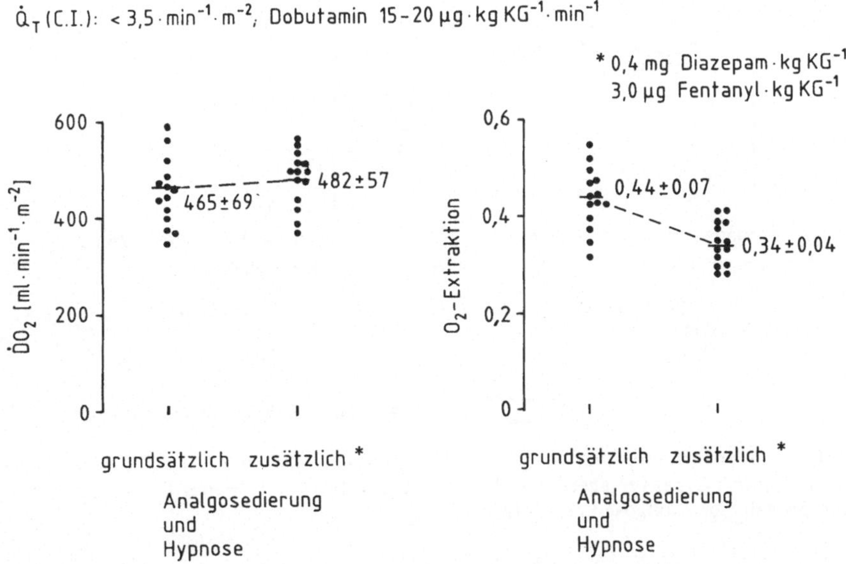

Abb. 3. Sauerstoffbereitstellung *(ḊO₂)* und Sauerstoffextraktion (C_aO_2-$C\bar{v}O_2$/C_aO_2) bei Patienten mit multiplem Organversagen (n = 14) unter künstlicher kontrollierter Beatmung vor und nach zusätzlicher Analgosedierung

– 3 Patienten wurden aus der Bewertung der Messungen nach 24 h herausgenommen, da bei ihnen infolge eines pulmonalen Barotraumas das pulmonale Leck zu unkorrekten $\dot{V}O_2$-Messungen führte.

Die zusätzliche Verabreichung von Medikamenten zur Analgosedierung führt zu einer erheblichen raschen Senkung des Sauerstoffverbrauches (Abb. 1).

Im Mittel konnte durch eine einmalige zusätzliche Analgosedierung der $\dot{V}O_2$ um 19% gesenkt werden. Dieses findet seinen aktuellen Niederschlag in einem Anstieg der Sauerstoffsättigung im gemischtvenösen Blut (Abb. 2).

Bei gleichbleibender Sauerstoffbereitstellung sank die Sauerstoffausschöpfung um 23% (Abb. 3).

Bei konsequenter Beibehaltung dieses Regimes für die darauffolgenden 24 h ergab sich ein nicht objektivierbarer und unwesentlicher Anstieg des $\dot{V}O_2$ und ein Anstieg des Herzminutenvolumens um 24% (Abb. 4), in dessen Folge sich die Sauerstoffbereitstellung erhöhte. Begleitet wurde diese Änderung von einem Abfall des Laktatgehaltes im arteriellen Blut um 46% (Abb. 5).

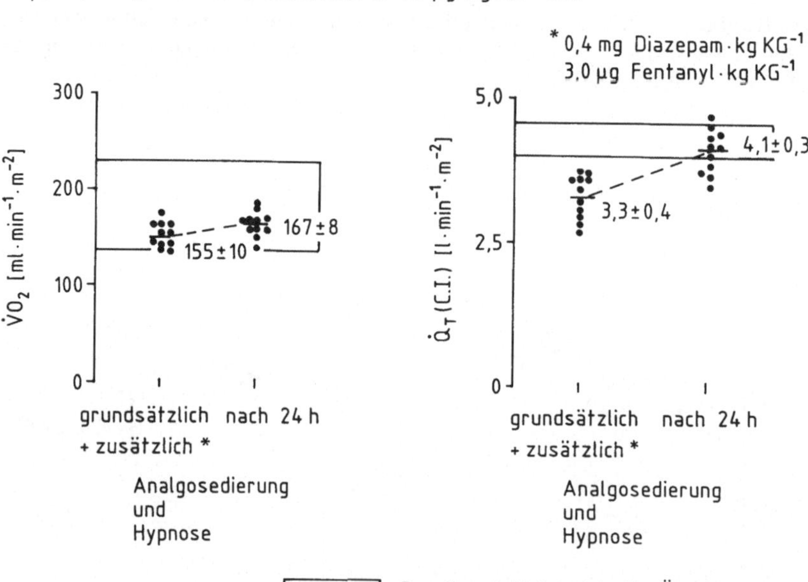

Abb. 4. Sauerstoffverbrauch *($\dot{V}O_2$)* und Herzminutenvolumen (*CI* = Herzindex) bei Patienten mit multiplem Organversagen (n = 11) unter künstlicher kontrollierter Beatmung und regelmäßiger zusätzlicher Analgosedierung für 24 h

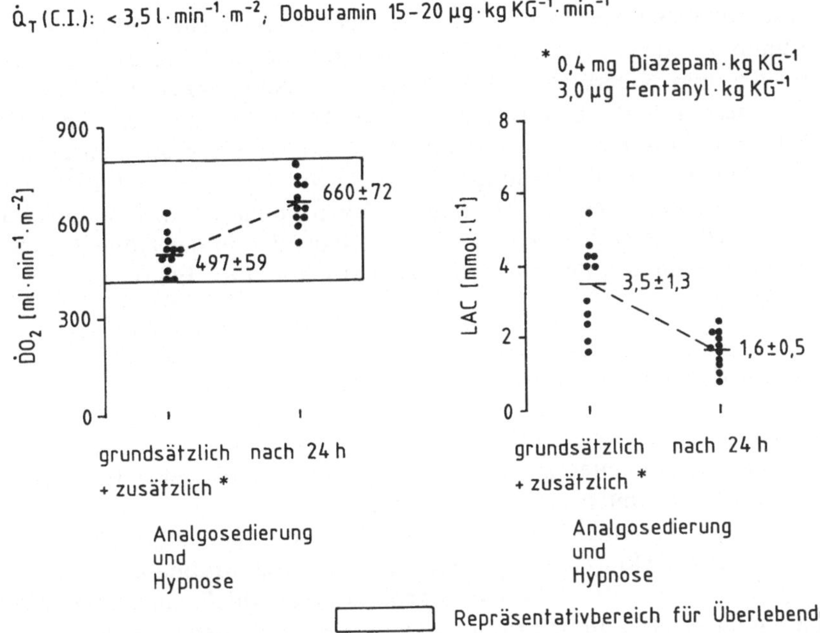

Abb. 5. Sauerstoffbereitstellung *(ḊO₂)* und Laktatgehalt im Blutplasma *(LAC)* bei Patienten mit multiplem Organversagen (n = 11) unter künstlicher kontrollierter Beatmung und regelmäßiger zusätzlicher Analgosedierung für 24 h

Diskussion

Bei kritisch Kranken mit multiplem Organversagen führt die Sequenz der wirksamen pathogenetischen Mechanismen zur Ausbildung einer pathologischen Abhängigkeit des Sauerstoffverbrauches (Sauerstoffbedarf) von der Sauerstoffbereitstellung (Haupt 1988; Shumacker u. Cain 1987; Sibbald et al. 1983).

Die Folge kann eine regionale Hypoxidose in einzelnen Organsystemen sein (Barcroft 1925), deren Ausdruck eine Erhöhung des Laktatgehaltes im Blutplasma ist (Astiz et al. 1988).

Einerseits kann der Sauerstoffverbrauch durch eine Erhöhung der Sauerstoffbereitstellung optimiert werden. Andererseits kann jedoch die Sauerstoffumsetzung beim MOV auf der zellulären Ebene trotz eines ausreichenden Sauerstoffangebotes gestört sein (Erhöhung der Diffusionsstrecke, Linksverschiebung der Sauerstoffdissoziationskurve, intrazelluläre Utilisationsdefekte) (Clowes et al. 1976; Danck et al. 1980; Mela et al. 1971; Shah et al. 1981; Sibbald et al. 1983).

Schließlich ist auch das Myokard in diese, den gesamten Organismus betreffenden Vorgänge einbezogen, und trotz einer maximalen Therapie mit positiv inotropen Substanzen kann die Sauerstoffbereitstellung häufig nur unwesentlich gesteigert werden (Shoemaker et al. 1986).

Mit früheren Untersuchungen, bei denen der Sauerstoffverbrauch nur indirekt bestimmt wurde, wurde ein Unterschied im Sauerstoffverbrauch zwischen Überlebenden und Nichtüberlebenden festgestellt (Shoemaker et al. 1982, 1983).

Daraus wurde der Schluß gezogen, daß die therapeutischen Bemühungen ausschließlich darauf abzielen müßten, den Sauerstoffverbrauch zu erhöhen.

Durch neuere Untersuchungen, unter Anwendung von Techniken zur direkten kontinuierlichen Messung des Sauerstoffverbrauches, wurde jedoch nachgewiesen, daß Überlebende sich von Nichtüberlebenden in der Höhe ihres Sauerstoffverbrauches nicht unterscheiden (Van Lanschot et al. 1988).

Schlußfolgerungen

Beim MOV, v.a. im Falle einer eingeschränkten kardialen Leistungsfähigkeit, sind die Möglichkeiten zur Erhöhung der Sauerstoffbereitstellung durch Steigerung des Herzminutenvolumens erschöpft.

Bei diesen Patienten kommt der Erhöhung der Sauerstoffbereitstellung durch Erhöhung des Hämoglobingehaltes im Blut und Maßnahmen zur Einschränkung des Sauerstoffverbrauches/-bedarfs (individuell angepaßte Analgosedierung, relative Hypothermie u.a.) eine erhebliche Bedeutung zu.

Voraussetzung für eine sinnvolle Überwachung derartiger Maßnahmen ist die Möglichkeit zur kontinuierlichen Messung des Sauerstoffverbrauches und der Sauerstoffsättigung im gemischtvenösen Blut. Darüber hinaus ist eine engmaschige Bestimmung des Laktatgehaltes im Blutplasma und der Sauerstoffbereitstellung erforderlich.

Literatur

Annat G, Viale JP, Percival C, Froment M, Motin J (1986) Oxygen delivery and uptake in the adult respiratory distress syndrome. Am Rev Respir Dis 133:999–1001

Astiz ME, Rackow EC, Kaufman B, Falk JL, Weil MH (1988) Relationship of oxygen delivery and mixed venous oxygenation to lactic acidosis in patients with sepsis and acute myocardial infarction. Crit Care Med 16:655–658

Barcroft J (1925) Physiological effects of insuffucient oxygen supply. Nature 106:125

Bihari D, Smithies M, Gimson A, Tinker J (1987) The effects of vasodilatation with prostacyclin on oxygen delivery and uptake in critically ill patients. N Engl J Med 371:397–403

Carlsson M, Nordström J, Hedenstierna G (1984) Clinical implications of continuous measurement of energy expenditure in mechanically ventilated patients. Clin Nutr 3:103–110

Cerra FB (1987) The hypermetabolism organ failure complex. World J Surg 11:173–181

Clowes GHA, O'Donnell TF, Blackburn GL, Maki TN (1976) Energy metabolism and proteolysis in traumatized and septic man. Surg Clin North Am 56:1169–1183

Danek SJ, Lynch JP, Weg JG, Dantzker DR (1980) The dependency of oxygen uptake on oxygen delivery in the adult respiratory distress syndrome. Am Rev Respir Dis 122:387–395

Goris RJA (1987) Pathophysiology of multiple organ failure with sepsis. Med Klin 82:546–547

Haupt MT (1988) Pathologic oxygen supply dependency in the adult respiratory distress syndrome and sepsis. Intensive Crit Care Dig 7:12–14

Kaufman BS, Rackow EC, Falk JH (1984) The relationship between oxygen delivery and comsumption during fluid resuscitation of hypovolemic and septic shock. Chest 85:336–340

Lanschot JJB van, Feenstra BWA, Vermeij CG, Bruining HA (1988) Outcome prediction in critically ill patients by means of oxygen comsumption index and simplified acute physiology score. Intensive Care Med 14:44–49

Mela L, Bacalzo LV, Miller LD (1971) Defective oxydative metabolism of rat liver mitochondria in hemorragic and endotoxin shock. Am J Physiol 220:571–579

Mohsenifar I, Goldbach P, Tashkin DP, Campisi DJ (1983) Relationship between O_2 delivery and O_2 comsumption in the adult respiratory distress syndrome. Chest 84:267–271

Nuytinck JKS, Goris RJA (1985) Pathophysiology of the adult respiratory distress syndrome (ARDS) and multiple organ failure (MOF) – a hypothesis. Neth J Surg 37:131–136

Rhodes GR, Newell JC, Shah D, Scovill W, Tauber J, Dutton RE, Powers SR (1978) Increased oxygen consumption accompanying increased oxygen delivery with hypertonic mannitol in adult respiratory distress syndrome. Surgery 84:490–497

Shah DM, Newell JC, Saba TM (1981) Defects in peripheral oxygen utilization following trauma and shock. Arch Surg 116:1277–1281

Shoemaker WC (1985) Therapy of critically ill postoperative patients based on outcome prediction and prospective clinical trials. In: Vincent JL (ed) Update in intensive care and emergency medicine. Springer, Berlin Heidelberg New York Tokyo, pp 119–126

Shoemaker WC (1987) Circulatory mechanisms of shock and their mediators. Crit Care Med 15:787–794

Shoemaker WC, Appel PL, Waxman K, Schwarz S, Chang P (1982) Clinical trial of survivors cardiorespiratory patterns as therapeutic goals in critically ill postoperative patients. Crit Care Med 10:398–403

Shoemaker WC, Appel P, Bland R (1983) Use of physiologic monitoring to predict outcome and to assist in clinical decisions in critically ill postoperative patients. Am J Surg 146:43–49

Shoemaker WC, Appel PL, Kram HB (1986) Hemodynamic and oxygen transport effects of dobutamine in critically ill general surgical patients. Crit Care Med 14:1032–1037

Shumacker PT, Cain SM (1987) The concept of a critical oxygen delivery. Intensive Care Med 13:223–229

Sibbald, WJ, Calvin JE, Hollyday RL, Driedger AA (1983) Concepts in the pharmacological support of cardiovascular function in critically ill surgical patients. Surg Clin North Am 63:455–482

Siegel JH, Greenspan M, Del Gurerico, LRM (1967) Abnormal vascular tone, defective oxygen transport and myocardial failure in human septic shock. Ann Surg 165:504–517

Wilson RF, Christensen C, Le Blanc LPH (1972) Oxygen consumption in critically-ill surgical patients. Ann Surg 176:801–804

Langzeitsedierung neurochirurgischer Patienten mit Methohexital

M. J. Brandl, G. G. Braun, R. Knoll und W. Schütz

Einleitung

Toxikologische Aspekte haben Priorität bei der Auswahl von Pharmaka für eine Langzeitanalgosedierung von Intensivpatienten, da unerwünschte Nebenwirkungen bei diesen multimorbiden Patienten von großer Bedeutung sind, und zwar um so mehr, je länger die Behandlung andauert und je stärker die Organfunktionen der Patienten durch die Grunderkrankung und deren Folgen eingeschränkt werden. Substanzen aus der Gruppe der Benzodiazepine und der Opioide finden daher zur Zeit häufige Anwendung. Ihre rezeptorspezifische Wirkung bringt den wesentlichen Vorteil mit sich, daß über die Eigenwirkung hinaus kaum toxische Nebenwirkungen auftreten und daß – wegen der geringen Substanzmengen, die benötigt werden – sehr viel weniger pharmakokinetische und pharmakodynamische Interaktionen in dem ohnehin unübersichtlichen Arzneimittelpool des Patienten stattfinden können (Kamp 1987).

In einer Umfrage, die Barankay vom Deutschen Herzzentrum in München auf einem Satellitensymposium über Langzeitsedierung in Göttingen veröffentlichte (1987), wird in 30 befragten herzchirurgischen Zentren bei einer Langzeitbeatmung mit einer Dauer von 6–24 h und länger in über 90% der Fälle eine Analgosedierung mit Opioiden und Benzodiazepinen favorisiert. Dieses Ergebnis entspricht sehr wahrscheinlich auch den Gepflogenheiten allgemeinchirurgischer Intensivstationen; konkrete Untersuchungen über die am häufigsten angewendeten Methoden liegen jedoch im Gegensatz zum angloamerikanischen Raum (Merriman 1981) für den Bereich der Bundesrepublik Deutschland nicht vor.

Auch an unserem eigenen Institut bildet die Langzeitanalgosedierung mit Benzodiazepin-Opioid-Gemischen das Verfahren der ersten Wahl.

Problematik

Bei einer Benzodiazepin-Opioid-Analgosedierung wird man regelmäßig mit 2 großen Problemkreisen konfrontiert:

Überraschend viele Patienten sind – insbesondere nach einem Zeitraum von 2–3 Tagen – mit einem derartigen pharmakologischen Regime nur sehr schwer oder überhaupt nicht mehr zu sedieren. In diesem Zusammenhang ist folgendes

Zitat von Kapp (1986) (Fa. Hoffmann-La Roche) zu sehen, von dem man sicherlich nicht behaupten kann, daß er ein Gegner der Anwendung von Benzodiazepinen zur Langzeitsedierung wäre:

> „Die Dosierung von Benzodiazepinen zur Langzeitsedation schwankt außerordentlich. Die benötigten Mittel sind individuell sehr verschieden. Verschiedentlich wird berichtet, daß nach drei bis vier Tagen eine excessive Dosissteigerung von Benzodiazepinen notwendig ist, weil der Patient auf die intialen Dosen nicht mehr anspricht. Für dieses Phänomen kann zur Zeit keine hinreichend gute Erkärung angeboten werden."

Das zweite große Problem bei der Langzeitsedierung mit Benzodiazepin-Opioid-Gemischen ist das Erwachen und das Verhalten der Patienten nach Absetzen der zentralsedierenden Maßnahmen.

Es wird immer wieder beobachtet und beschrieben – dies entspricht durchaus der eigenen klinischen Erfahrung –, daß benzodiazepinsedierte Patienten über mehrere Tage, ggf. unter dem Bild eines zentralanticholinergen Syndroms, deutliche Bewußtseinsstörungen zeigen. Byatt et al. veröffentlichten bereits im Jahre 1984 Berichte über mehrere Fälle, in denen Patienten nach der Applikation von durchwegs normalen bzw. sogar relativ niedrigen Dosen von Midazolam über Tage nicht mehr das Bewußtsein erlangten.

Für diese Schwierigkeiten sind sicher einige plausible pharmakokinetische Argumente zu finden, wenn man sich überlegt, daß es bei der Dauersedierung mit Benzodiazepinen zu äußerst unterschiedlichen Plasmaclearanceraten kommen kann. Das trifft auch für die Langzeitsedierung mit dem kurz wirkenden Benzodiazepin Midazolam zu, wie Behne et al. dies kürzlich (1987) veröffentlichten. Auch ist bekannt, daß die Besetzung der Rezeptoren durch Benzodiazepine bzw. Opioide zeitlich die meßbaren Plasmaspiegel deutlich überdauern kann. Dieses Phänomen ist uns in der Klinik bei der Verwendung von Dehydrobenzperidol seit Jahren bekannt, da trotz der sehr kurzen Eliminationshalbwertszeit dieser Substanz von ca. 1,5 h noch nach 3–4 Tagen Störungen der extrapyramidalen Feinmotorik zu beobachten sind.

Spezielle Aspekte der Langzeitanalgosedierung neurochirurgischer Patienten

Bei Patienten mit großen neurochirurgischen Eingriffen wird vielerorts eine elektive postoperative Nachbeatmung durchgeführt, hauptsächlich nach Operationen im Kleinhirnbrückenwinkel. Die kontrollierte maschinelle Hyperventilation nach Manipulationen am Hirnstamm hat einmal zum Ziel, die Schwellungsneigung des Gehirns zu reduzieren. Sie soll außerdem eine sichere Ventilation der Patienten garantieren, da postoperativ innerhalb der ersten 2 Tage plötzliche Störungen des Atemantriebes auftreten können, die zu einer erheblichen Gefährdung spontanatmender, nicht intubierter Patienten führen würden.

Wichtig bei der Langzeitsedierung neurochirurgischer Patienten ist es jedoch, daß der sedierte Patient neurologisch beurteilbar und überprüfbar bleibt. Auf Ansprache sollte er die Augen öffnen, auf Aufforderung gezielt bewegen und eine Überprüfung der Pupillenreaktion sollte nicht durch eine medikamenteninduzierte Miosis behindert werden. Durch die Möglichkeit der neurologischen Verlaufskontrolle ist ein frühzeitiges Erkennen postoperativer Komplikationen, z. B. einer Nachblutung, gewährleistet.

Die Sedierung sollte andererseits so gut sein, daß die kontrollierte Beatmung problemlos vom Patienten toleriert wird, da Würge- und Hustenreiz, motorische Unruhe und Ankämpfen des Patienten gegen das Beatmungsgerät zu unnötigen Hirndrucksteigerungen führen können. Ferner sollte die zur Sedierung angewandte Substanz per se keine Zunahme des intrakraniellen Druckes bewirken.

Vorteile und Nachteile einer Barbituratsedierung

Vor diesem Hintergrund wurde von uns erwogen, ob nicht dem kurz wirkenden Barbiturat Methohexital bei der Langzeitsedierung von Patienten im Rahmen der Neurochirurgie eine Schlüsselstellung zukommen könnte. Die im Gegensatz zu den Benzodiazepinen vordergründig als toxisch geltenden Barbiturate haben für eine Langzeitsedierung in der Neurochirurgie den „unbestreitbaren Vorteil, daß sie eine hervorragende Dosis-Wirkungs-Relation besitzen. Dieses Verhalten findet unter praktischen Bedingungen in der Klinik seine Bestätigung, da es mit Barbituraten möglich ist, unterschiedliche Sedationsstadien dosisabhängig zu titrieren" (Kapp 1986).

Als weiteres Argument für den Einsatz eines derartigen Sedierungsregimes für neurochirurgische Patienten kann die Tatsache gewertet werden, daß sich Methohexital ausgezeichnet zur Senkung eines erhöhten Hirndruckes einsetzen läßt (Pasch u. Brandl 1984).

Diesen Vorteilen einer Barbituratsedierung stehen jedoch eine Reihe von Nachteilen gegenüber. Mögliche Nachteile bei einer Daueranwendung von Barbituraten sind generell:

- eine Kumulation der Substanzen bei Verwendung von Barbituraten mit langer Halbwertszeit,
- eine kardiovaskuläre bzw. respiratorische Depression unterschiedlichen Ausmaßes,
- insbesondere die Steigerung der Aktivität von Leberenzymen.

Daneben muß erwähnt werden, daß es – allerdings nur bei hochdosierter Barbituratanwendung zur Prophylaxe eines generalisierten Hirnödems – zu weiteren Nebenwirkungen wie Immunsuppression, Störungen der Thermoregulation und zur Verminderung der gastrointestinalen Motilität kommen kann. Das Vorliegen einer Porphyrie stellt eo ipso eine Kontraindikation für eine Sedierung mit Barbituraten dar.

Methohexital

Methohexital unterscheidet sich chemisch von konventionellen Barbituratanästhetika dadurch, daß es kein Schwefelstoffatom aufweist, daß an die Seitenketten ungesättigte Kohlenwasserstoffe gebunden werden – es ist allysubstituiert –

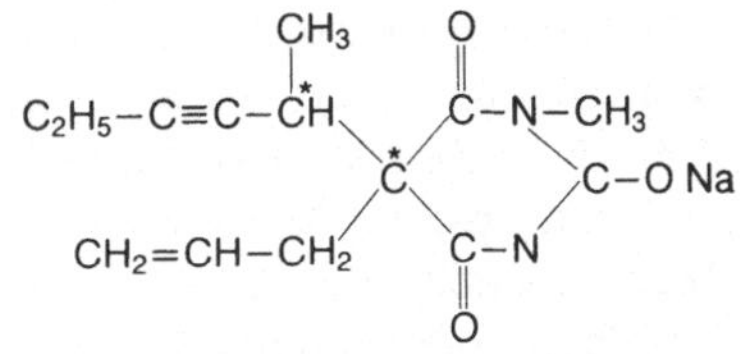

Abb. 1. Strukturformel von Methohexital (α-dl-Form; * = asymmetrische Zentren)

und daß eines der Stickstoffatome mit einer Methylgruppe verbunden ist (s. Abb. 1).

Methohexital ist ebenso wie die anderen Barbiturate eine stark lipophile Substanz. Seine physikochemischen Eigenschaften bedingen eine erhöhte Wirkungsintensität bei kürzerer Wirkungsdauer.

Bedingt durch die starke Lipophilie werden im menschlichen Plasma 73% des Methohexitals an Plasmaeiweiß, im wesentlichen an Albumine, gebunden, 20% an die Erythrozytenmasse (Brand et al. 1963; Whitwam 1976).

Nach einer zügigen i.v.-Injektion bleiben bei normalem Blut-pH-Wert nur 7% der freien Substanz im Plasma übrig. Von dieser Menge sind allerdings 76% nicht ionisiert, d.h. zur Diffusion ins Gehirn befähigt. Bei vergleichbarer Thiopentaldosis ist der nichtionisierte Anteil dieser Substanz trotz identischer Plasmaeiweißbindung bedeutend geringer, wodurch die 2,4- bis 3,3fach höhere Wirkung von Methohexital gegenüber dem Thiopental erklärt wird (Dundee 1961, 1979).

Der chemische Umbau von Methohexital findet wie bei allen Barbituraten in der Leber statt. Eine chronische Applikation bedingt in der Leber eine Erhöhung des Proteingehalts durch Vermehrung bestimmter Strukturen des endoplasmatischen Retikulums der Parenchymzelle sowie eine Aktivitätssteigerung mikrosomaler Enzyme. Dieser Effekt ist um so schwächer, je kürzer die Plasmahalbwertszeit des verwendeten Barbiturats ist. Außerdem soll er bei allen allylsubstituierten Vertretern von Barbituraten, zu denen das Methohexital gehört, reduziert und kaum mehr nachweisbar sein (Schulzeck u. Wollesen 1988).

Nur ein geringer Anteil, nämlich weniger als 1% einer verabreichten Methohexitaldosis, wird unverändert im Urin ausgeschieden (Sunshine et al. 1966).

In Anbetracht dieser günstigen pharmakokinetischen Daten hatten wir keine Bedenken, Methohexital zur Langzeitsedierung von beatmeten Patienten in der Neurochirurgie einzusetzen, wobei allerdings aus der Literatur auf keinerlei Erfahrungen und Daten zurückgegriffen werden konnte.

Eigene Untersuchungen

Studiendesign

Sinn der von uns konzipierten Studie sollte es im wesentlichen sein, unter regelmäßigen Kontrollen Dosierungsrichtlinien für eine Langzeitanwendung von Methohexital in der Neurochirurgie zu erarbeiten.

Untersucht werden sollten 30 Patienten, die sich einer Operation in der hinteren Schädelgrube – zumeist in sitzender Stellung – unterziehen mußten und die über einen Zeitraum von mindestens 36 h kontrolliert nachbeatmet werden sollten. Von großem Vorteil erschien uns die Tatsache, daß diese Patienten in der Regel Erwachsene (ASA I–II) ohne Begleiterkrankungen sind, die auch während der Phase der Nachbeatmung mit Ausnahme einer Streßulkusprophylaxe mit Antazida keiner medikamentösen Zusatztherapie unterworfen werden müssen.

Die Methohexitaldosierung selbst wurde wie folgt gehandhabt:

Nach einer einmaligen Bolusgabe von 1–2 mg/kg KG (entsprechend 100–200 mg Methohexital für den normalgewichtigen Erwachsenen), als "loading dose" wurde die Applikation mit 150–300 mg/h über einen Perfusor fortgeführt. Die Obergrenze von 300 mg/h Methohexital wurde aus ethischen Gründen vorgewählt, da über eine Langzeitsedierung mit dieser Substanz über den angestrebten Zeitraum – wie bereits erwähnt – aus der Literatur keine gesicherten Erkenntnisse vorlagen. Bei zusätzlich erforderlicher Analgesie wurde vereinzelt eine Komplementierung des Regimes mittels einer Bolusgabe von Fentanyl (0,05–0,1 mg) erlaubt.

Um auszuschließen, daß die Substanz trotz der bekannten günstigen pharmakokinetischen Daten kumuliert, wurden 2mal täglich die Methohexitalspiegel im Serum aktuell bestimmt.

Um eine weitere Gefährdung der Patienten auszuschließen, wurden zusätzlich 3mal wöchentlich ein Blutbild, einschließlich des Differentialblutbildes, abgenommen und eine Bestimmung von Serumelektrolyten sowie der wichtigsten Nieren- und Leberfunktionswerte mit Bestimmung der Serumcholinesterase und der plasmatischen Gerinnungsfaktoren durchgeführt.

Studienergebnisse

12 h nach Applikationsbeginn waren relativ heterogene Methohexitalkonzentrationen im Serum der Patienten nachzuweisen, die in ihren Extremwerten zwischen 1,5–12,7 µg/ml schwankten. In Abb. 2 sind die mittleren Methohexitalspiegel an den einzelnen Behandlungstagen aufgezeichnet. Die Werte liegen im wesentlichen zwischen 3 und 4 µg/ml.

Bei keinem der Patienten kam es zu Kumulationserscheinungen. Bei einem Patienten wurden zwar zweimal erstaunlich hohe Konzentrationen von 60 µg/ml gemessen, die sich jedoch bei einer sofort durchgeführten Kontrolluntersuchung nicht verifizieren ließen. Wahrscheinlich waren diese erhöhten Konzentrationen durch Abnahmefehler dadurch bedingt, daß das Blut zur Serumspiegelbestimmung aus der Leitung entnommen worden war, in der das Methohexital zugeführt wurde.

Bereits 12 h nach dem Applikationsende lagen die Methohexitalspiegel bei allen untersuchten Patienten unterhalb eines Wertes von 200 ng/ml, d.h. unterhalb der Empfindlichkeit der von uns verwendeten Meßmethode mittels HPLC.

Dieser schnelle Abfall der Methohexitalkonzentration unterstreicht die hohe Metabolisierungsrate dieses Pharmakons durch die Leber. Sie ist dafür verant-

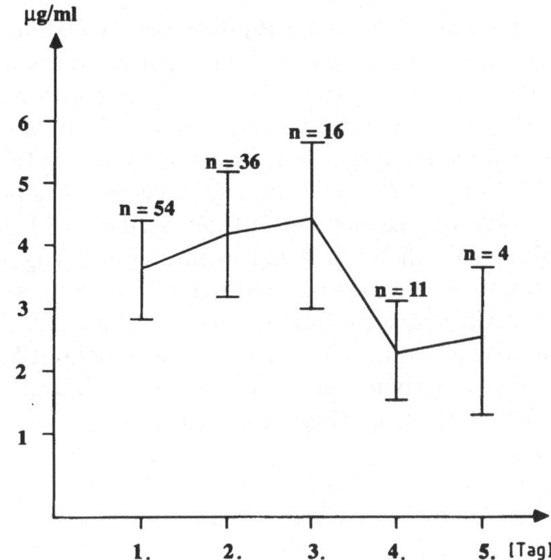

Abb. 2. Mittlere Methohexitalkonzentrationen im Serum, 1.–5. Sedierungstag (pro Patient wurden an den einzelnen Tagen jeweils 2 Messungen durchgeführt)

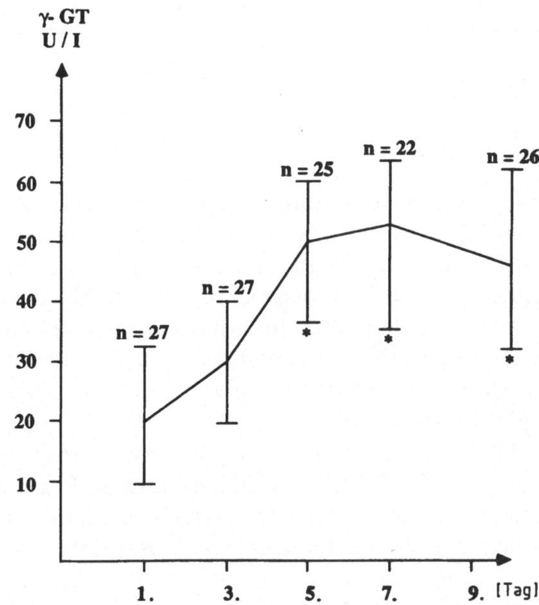

Abb. 3. Serum-γ-GT-Spiegel unter Langzeitsedierung mit Methohexital, 1. bis 10. Tag nach Sedierungsbeginn (*=p<0,05)

wortlich, daß alle Patienten innerhalb kürzester Zeit nach Applikationsende ansprechbar waren.

Klinische Hinweise auf eine Leberfunktionsstörung durch die chronische Methohexitalapplikation in der von uns angewendeten Dosierung ergaben sich nicht.

Bilirubin, alkalische Phosphatase, LDH sowie GOT blieben bei allen Patienten im Normbereich. Bei der Aktivitätsmessung der Serumcholinesterase kam es zu einem Anstieg, der allerdings statistisch nicht zu verifizieren war.

Als Ausdruck der verstärkten Metabolisierungsleistung der Leber konnten wir eine Erhöhung der Enzymaktivität von γ-GT und GPT feststellen, welche im Falle der GPT wiederum statistisch nicht abzusichern war.

In Abb. 3 ist der Verlauf der Serum-γ-GT-Spiegel bei 27 Patienten dargestellt, die letztendlich zur Auswertung herangezogen werden konnten (bei 3 Patienten mußte die Sedierung, bedingt durch eine Reoperation, unterbrochen werden). Die Aktivitätserhöhungen am 5., 7. und 10. postoperativen Tag sind gegenüber dem 1. postoperativen Tag statistisch signifikant.

Die Parameter der plasmatischen Gerinnung blieben in allen Fällen im Bereich der Norm, desgleichen zeigten sich im Differentialblutbild keine Auffälligkeiten.

Die Nierenfunktionswerte aller untersuchten Patienten blieben ebenfalls im Normbereich, es wurde sogar eine Zunahme des Urinvolumens und der Kreatininclearance festgestellt.

Bei 2 Patienten kam es zu einer Erhöhung der Serumnatriumkonzentration über 170 mmol/l. Klinische Hinweise auf eine verstärkte Expansion des Extrazellulärraums im Sinne der Ausbildung peripherer Ödeme konnten nicht festgestellt werden.

Diskussion

Die Langzeitsedierung neurochirurgischer Patienten mit dem kurz wirkenden Barbiturat Methohexital in einer Dosierung von 150–300 mg/h über Perfusor erwies sich als ein gutes Sedierungsverfahren, welches sich insbesondere durch gute Steuerbarkeit auszeichnet. Nach Absetzen der Sedierungsmaßnahmen waren 80% der Patienten innerhalb von 20 min nach Applikationsende ansprechbar und kooperativ. Untersuchungen der Serumspiegel ergaben, daß die Grenze zur Ansprechbarkeit der Patienten bei einem Methohexitalwert zwischen 1 und 2 µg/ml gegeben war.

Obwohl keine Hinweise auf eine Leberfunktionsstörung gefunden werden konnten, da Bilirubin, LDH, alkalische Phosphatase und GOT im Normbereich blieben, ist die unter der verstärkten Metabolisierungsleistung der Leber auftretende Erhöhung der Enzymaktivität der γ-GT doch eindrucksvoll. Hier ist zu bedenken, daß durch die Steigerung der Leberfunktion auch andere Medikamente wie z. B. Antibiotika verstärkt der Verstoffwechslung anheimfallen können, wodurch eine exakte Dosierung dieser Substanzen erschwert wird.

Unsere Ergebnisse hinsichtlich der Metabolisierungsleistung der Leber unter Barbituratsedierung mit Methohexital stehen in gewissem Widerspruch zu Ergebnissen von Schulzeck u. Wollesen (1988), die erst jüngst vorgetragen wurden.

Überblick über die Ergebnisse einer Untersuchung zur Enzyminduktion und Toxizität von Methohexital. (Nach Schulzeck u. Wollesen 1988)

Modell
- kultivierte Hepatozyten aus Rattenlebern, Barbituratexposition der Kulturen über 48 h

Messungen
- Enzyminduktion
  - Bestimmung des Proteingehaltes der Hepatozyten vor und nach Exposition
  - Aktivitätsbestimmung mikrosomaler Enzyme
    (EOD = 7-Ethoxy-cumarin-O-Deethylase)
- zytotoxische Effekte
  - morphologische Untersuchungen mittels Mikroskopie
  - Austritt zellulärer LDH-Aktivität

Ergebnisse
- therapierelevanter Bereich $\leq 0,02$ mmol/l (ca.   5 µg/ml)
  keinerlei Veränderungen
- Zunahme des Proteingehaltes $> 0,25$ mmol/l (ca.   70 µg/ml)
- Enzyminduktion $> 0,50$ mmol/l (ca. 150 µg/ml)
- zytotoxische Effekte $> 1,50$ mmol/l (ca. 500 µg/ml)

Beide Autoren konnten in einem In-vitro-Experiment an kultivierten Hepatozyten aus Rattenlebern auch bei einer Methohexitalexposition der Kulturen über 48 h keine Enzyminduktion und keinerlei zytotoxische Effekte feststellen, wenn die Methohexitalapplikation in einem therapierelevanten Bereich durchgeführt wurde, der bei 0,02 mmol/l liegt, entsprechend 5–6 µg/ml.

Eine Erhöhung des Proteingehalts der Hepatozyten konnten sie erst bei einer Konzentration von 0,25 mmol/l (entsprechend einer Konzentration von 70 µg/ml) nachweisen, eine Enzyminduktion erst ab einer Konzentration von 0,5 mmol/l, entsprechend einer Konzentration von ca. 150 µg/ml.

Zytotoxische Effekte traten erst bei Konzentrationen über 1,5 mmol/l auf. Beide Autoren schlossen daraus, daß Methohexital im Vergleich zu Phenobarbital, welches ebenfalls getestet wurde, nur eine schwache enzyminduktorische Potenz besitzt. Sie betrifft nicht den therapierelevanten Konzentrationsbereich, welcher sich vom toxischen Bereich um nahezu 2 Zehnerpotenzen unterscheidet.

Diese Ergebnisse können aufgrund unserer Untersuchungen insoweit bestätigt werden, daß auch wir keine zytotoxischen Effekte nachweisen konnten. Die Erhöhung der Enzymaktivität der γ-GT bei den von uns gemessenen Methohexitalspiegeln von ca. 3–4 µg/ml als Ausdruck der verstärkten Syntheseleistung der Leber fällt jedoch deutlich aus, obwohl die Spiegel durchaus im therapeutischen Bereich liegen.

Dieser Befund wird zusätzlich durch die von uns festgestellte Erhöhung der Aktivität der Serumcholinesterase unterstrichen, auch wenn keine statistische Absicherung gelang.

Nebenwirkungen im Sinne einer verstärkten Infektanfälligkeit durch immunsuppressive Wirkung des Barbiturats Methohexital konnten wir nicht feststellen. Diesem klinischen Eindruck entspricht die Tatsache, daß im Differentialblutbild keine Besonderheiten nachgewiesen werden konnten.

Die Steigerung der Nierenfunktionswerte unter der Methohexitalapplikation ist wahrscheinlich bedingt durch die erhöhte Natriumzufuhr, die mit der Methohexitalapplikation verbunden (1 g der Trockensubstanz enthält 88 mg Natrium). Hier scheint eine potentielle Gefährdung der Patienten zu liegen, da bei 2 Patienten eine Erhöhung der Serumkonzentration über 170 mmol/l nachgewiesen wurde. Bei beiden Patienten wurde allerdings zusätzlich eine Osmotherapie mit Mannit zur Senkung eines erhöhten Hirndrucks durchgeführt, außerdem standen sie unter einer Kortisontherapie.

Die mit Methohexital zugeführten Natriummengen liegen jedoch weit unter der Größenordnung, die evtl. im Rahmen einer Intensivtherapie mit anderen Substanzen verabreicht werden (Breitspektrumpenicilline, Humanalbuminpräparate).

Zusammenfassung

Die Langzeitsedierung neurochirurgischer Patienten mit dem kurz wirkenden Barbiturat Methohexital in einer Dosierung von 150–300 mg/h über Perfusor erwies sich als durchaus praktikables Verfahren.

Als Vorteile eines derartigen Sedierungsregimes ist die gute Steuerbarkeit anzusehen, die selten zu Dosisänderungen zwingt, eine intermittierende neurologische Statuserhebung problemlos gestaltet und den Patienten nach Applikationsende ein relativ schnelles Erwachen gestattet. Eine Beeinträchtigung des Atemzentrums und der Hämodynamik konnte bei den von uns verwendeten Dosierungen nicht festgestellt werden.

Neben dem Vorhandensein von Kontraindikationen (Asthma bronchiale, Vorliegen einer Porphyrie) erscheint als wesentlichster Nachteil, daß neben der etwas aufwendigen Zubereitung eine periphere Applikation der 1%igen Lösung über einen Perfusor wegen der daraus resultierenden Venenschädigung nicht möglich ist. Dies ist ein Faktor, der im tagtäglichen Routinebetrieb der Intensivstation sicherlich als gravierend zu gelten hat.

Außerdem entfällt auch eine Zufuhr über einen einzelnen Kavakatheter zusammen mit anderen Infusionslösungen, da Methohexital mit zahlreichen Substanzen nicht kompatibel ist und ausfällt. Infolgedessen müssen dem Patienten 2 zentralvenöse Zugänge bzw. ein doppellumiger Kavakatheter eingelegt werden.

Literatur

Barankay A (1987) Postoperative Analgosedierung herzchirurgischer Patienten. (Vortrag, Satellitensymposium: „Analgesie und Sedierung in der Intensivmedizin". Expertentreffen im Rahmen des 2$_{nd}$ Meeting of the European Assosiation of Cardiothoracic Anaesthesiologists, Göttingen, im Mai)
Behne M, Steuer A, Förster H (1987) Midazolam-Dauerinfusion zur Sedierung von Beatmungspatienten. Anaesthesist 36:228
Brand L, Mark LC, Snell MM et al (1983) Physiologic disposition of methohexital in man. Anesthesiology 24:331

Byatt CM, Lewis LD, Dawling S, Cochrane GM (1984) Accumulation of midazolam after repeated dosage in patients receiving mechanical ventilation in a intensive care unit. Br J Anaesth 289:799

Dundee JW (1979) New i.v. anaesthetics. Br J Anaesth 51:64

Dundee JW, Moore J (1961) Thiopentone and methohexital. Anaesthesia 16:50

Kamp H-D (1987) Langzeitsedierung mit Benzodiazepinen. In: Schulte am Esch J, Benzer H (Hrsg) Analgosedierung des Intensivpatienten, ZAK München 1987. Springer, Berlin Heidelberg New York Tokyo (Anaesthesiologie und Intensivmedizin Bd 200, S 35–49)

Kapp W: Benzodiazepine in der Langzeitsedierung. In: Schulte am Esch J (Hrsg) Langzeitsedierung des Intensivpatienten, Zuckschwerdt, München Bern Wien, S 27–39

Merriman HM (1981) The techniques used to sedate ventilated patients. Int Care Med 7:217

Pasch T, Brandl M (1984) Intravenöse Narkosemittel in der Neurochirurgie. In: Lehmann C, Landauer B, Roth H (Hrsg) Intravenöse Narkosemittel. Perimed-Verlag, Erlangen, S 225–228

Schulzeck S, Wollesen SC (1988) Über die enzyminduktorische und toxische Wirkung von Methohexital in Rattenleberzellkulturen. (Vortrag, DAK Mannheim, im September)

Sunshine I, Whitwam JG, Fike W et al (1966) Distribution on excretion of methohexitone in man. A study using gas and thin layer chromatography. Br J Anaesth 38:23

Whitwam JG (1976) Methohexitone. Br J Anaesth 48:617

Sedierung langzeitbeatmeter Patienten mit Methohexital und Opioiden*

F.-P. Lenhart, L. Frey, V. Wilm und K. Taeger

Einleitung

Ein modernes Sedierungsschema soll ein breites Repertoire an Forderungen idealerweise erfüllen. Amnesie, Analgesie, Anxiolyse, psychomotorische Ruhigstellung, Schutz for vegetativen Entgleisungen, keine Beeinträchtigung von Organfunktionen, kurze Halbwertszeit, keine Kumulation, keine Interaktion mit anderen Pharmaka und Erhaltung der Kooperationsfähigkeit gehören zu den am häufigsten geäußerten Ansprüchen an die Sedierung eines Intensivpatienten. Die Untersuchungen zur Sedierung langzeitbeatmeter Patienten in den letzten Jahren haben sich v. a. mit Benzodiazepinen in Kombination mit Opioiden befaßt (Behne et al. 1987; Cohen 1987; Hopkinson u. O'Dea 1987; Oldenhof et al. 1988; Park et al. 1987). Die Ergebnisse dieser Untersuchungen haben gezeigt, daß die Benzodiazepine sehr gut für die Langzeitsedierung geeignet sind. Allerdings erfüllen sie keineswegs alle oben genannten Forderungen. Dies betrifft vor allen Dingen die Halbwertszeit, so daß die Gefahr der Kumulation ohne begleitende Messung der Substratspiegel während Langzeitanwendung sehr groß ist. Allerdings ist die Aussage des Substratspiegels nur bedingt von klinischer Relevanz, da klinische Wirkung und Höhe des Substratspiegels nicht korrelieren müssen (Oldenhof et al. 1988). Über Interaktionen mit anderen Pharmaka ist ebenfalls nur wenig bekannt (Clarke 1981). Eine weitere nicht gelöste Frage betrifft die immunsuppressive Potenz dieser Pharmakongruppe unter den Bedingungen der Langzeitanwendung an kritisch kranken Patienten (Crozier et al. 1987; Descotes 1988; Kress u. Segmüller 1987; Moudgil 1981; Pasini et al. 1987). Vor allen Dingen aber ist die Erhaltung der Kooperationsfähigkeit des Patienten auch unter den Bedingungen der Langzeitbeatmung ein ungelöstes Problem. Insbesondere ist die kurzfristige Beurteilung der Neurologie solcher Patienten unter den bisher bekannten Sedierungsschemata nicht gewährleistet.

Obwohl Barbiturate in der Anästhesie eine sehr große Rolle spielen, wurden sie wegen ihrer langen Halbwertszeit, ihrer hämodynamischen Auswirkungen und v. a. wegen der Erfahrungen, die in Zusammenhang mit Schädel-Hirn-Traumata mit erhöhtem intrakraniellem Druck und hochdosierter Thiopentaltherapie in bezug auf Infektionen gesammelt worden waren, von der Langzeitsedierung ausgeschlossen (Becker u. Tonnesen 1978; Neuwelt et al. 1982; Todd et al.

---

* Mit Unterstützung der Friedrich-Baur-Stiftung, München.

1984). Methohexital hat jedoch eine sehr kurze Halbwertszeit (Breimer 1976; Hark 1963) und ist sehr genau steuerbar (Lauven et al. 1987; Watkins 1983). Aufgrund dieser kurzen Halbwertszeit kann davon ausgegangen werden, daß es zu keiner Kumulation auch bei Langzeitanwendung kommen sollte, solange keine schwersten Leberfunktions- bzw. Nierenfunktionsstörungen vorliegen.

Allerdings teilt Methohexital mit anderen Barbituraten typische Nebenwirkungen, wobei v.a. allergische Reaktionen, pulmonale und zerebrale Störungen hervorgehoben werden müssen (Driggs u. O'Day 1972; Roth et al. 1984; Watkins 1983). Über die immunsuppressive Wirkung gibt es inzwischen eine zunehmende Zahl an Publikationen, die eine Dosis-Wirkungs-Beziehung der immunsuppressiven Potenz der Barbiturate und auch des Methohexitals in vitro nachweisen (Crozier et al. 1987; Descotes 1988; Kress u. Segmüller 1987; Moudgil 1981; Neuwelt et al. 1982; Pasini et al. 1987; Spiers et al. 1987). Systematische In-vivo-Studien zur immunsuppressiven Potenz des Methohexitals beim Menschen fehlen weitgehend.

Die publizierten klinischen Erfahrungen zur Sedierung mit Methohexital beschränkten sich in der Regel auf relativ kurz dauernde postoperative Verläufe und spezialisierten sich auch vorwiegend auf neurochirurgisches Patientengut (Brandl et al. 1986). Bei dieser Patientengruppe kann ein Vorteil des Methohexitals, nämlich die kurze Wirkhalbwertszeit, besonders günstig für die neurologische Überwachung eingesetzt werden.

Methodik und Patienten

Um die Wirksamkeit und Verträglichkeit von Methohexital zur Sedierung langzeitbeatmeter kritisch kranker Patienten an einem gemischten Krankengut auf einer interdisziplinären Intensivtherapiestation in Kombination mit Opioiden zu untersuchen, nahmen wir an einer an verschiedenen Krankenhäusern in der Bundesrepublik Deutschland durchgeführten Studie teil. In diese Studie eingeschlossen waren Patienten, die eine voraussichtliche Beatmungsdauer von wenigstens 24 h aufwiesen. Ausgeschlossen wurden Patienten mit schwerwiegenden Leber- oder Nierenfunktionsstörungen (Serumbilirubin >2,5 mg%, Serumkreatinin >3 mg%), mit Barbituratallergie, Porphyrie, Schwangerschaft, Endokrinopathien, Knochenmarkerkrankungen, Asthma bronchiale, Arzneimitel- bzw. Drogenabhängigkeit, Myasthenia gravis, Myxödem oder einem Alter unter 16 Jahren. Die Patienten oder der nächste Verwandte waren über die Untersuchung informiert und hatten ihre Zustimmung gegeben. Bisher wurden 14 Patienten im Rahmen dieser Studie mit Methohexital in Kombination mit Opioiden langzeitsediert. Der Dosierungsbereich war mit 2,5–6 g/Tag vorgegeben, nachdem erste Erfahrungen an neurochirurgischen Patienten diese Dosierung als ausreichend erwiesen hatten. Zusätzliche Medikationen mit Opioiden und Benzodiazepinen waren v.a. bei nicht ausreichendem Sedierungseffekt unter der vorgegebenen Maximaldosierung von Methohexital vorgesehen.

Dokumentiert wurde die Tolerenz der Beatmung unter diesem Regime, die Bewußtseinslage und zum Ausschluß einer Kumulation die Methohexitalserumkonzentration in Steady state. Die Bestimmungen der Methohexitalserumspiegel wurden nach einer modifizierten HPLC-Methode durchgeführt (Houdret et al. 1985). Dazu wurden einmal pro Tag Serumproben entnommen. Ziel war es, die Patienten auf Anruf erweckbar zu halten bei Toleranz der Beatmung.

Die Studie wurde vorzeitig beendet aufgrund mangelnder Wirksamkeit trotz Maximaldosierung und Kombination mit Opioid, ausgeprägten Nebenwirkungen bzw. unklaren interkurrenten Erkrankungen, die einen wahrscheinlichen Zusammenhang mit der Methohexitalgabe nicht ausschlossen.

Ergebnisse

Die Patientendaten sind nachstehenden Übersichten zu entnehmen:

Allgemeine Patientendaten:

Zahl der Patienten:	14
Geschlechtsverteilung (m/w):	10/4
Alter: x̄ (Spanne)	49,9 (17–75) Jahre
Gewicht: x̄ (Spanne)	73,7 (52–90) kg
APACHE II: Median (Spanne)	22 (18–30) Punkte
Liegedauer: Median (Spanne)	31 (19–534) Tage
Beatmungsdauer: Median (Spanne)	21 (10–534) Tage
Verstorben:	3

Grunderkrankungen der Patienten:

Polytrauma/SHT:	4
ARDS:	2
Polyradikulitis:	2
Peritonitis:	1
Pankreatitis:	1
Urosepsis:	1
Myokardinfarkt:	1
Lungenembolie:	1
Struma maligna:	1

Vier der Patienten wurden während der Methohexitalsedierung relaxiert, da nur so eine optimale Beatmung zu gewährleisten war. Alle Patienten hatten gleichzeitig eine Kombination mit Opioiden, 9 mit Morphin, 5 mit Fentanyl. Die Dosierungen bewegten sich bei der Relaxation bei 1–4 mg Pancuronium/h, die analgetische Zusatzmedikation hatte bei Morphium eine Dosierung von 1–6 mg/h, bei Fentanyl von 0,05–0,2 mg/h.

Die durchschnittliche Sedierungsdauer der untersuchten 14 Patienten betrug ca. 168 h, was etwa 8 Tagen entspricht. Die Anwendungsdauer reichte im Einzelfall von 11 h bis 724 h.

Die minimalen Methohexitaldosierungen bewegten sich zwischen 30 und 90 mg/h (0,29–1,79 mg/kg/h), die maximalen zwischen 100 und 300 mg/h (1,1–4,64 mg/kg/h), die durchschnittlichen zwischen 70 und 190 mg/h (0,93–3,05 mg/kg/

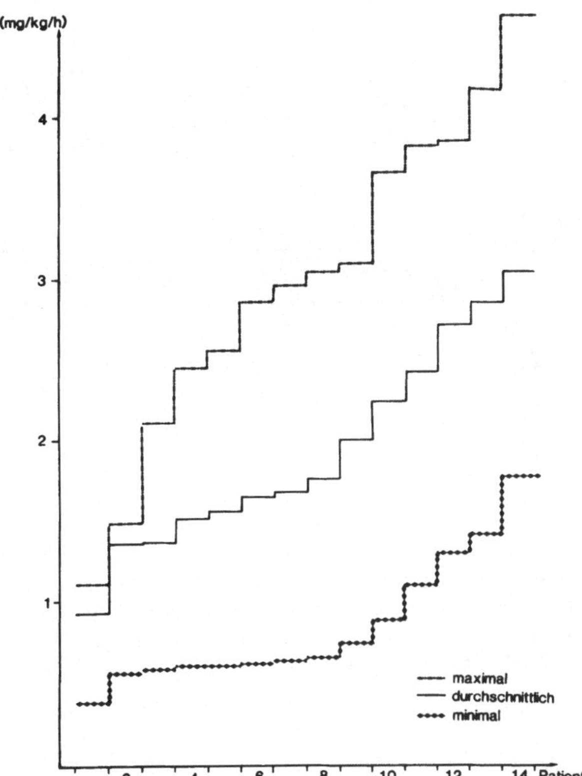

Abb. 1. Darstellung der minimalen, maximalen und durchschnittlichen Methohexitaldosierungen während der gesamten Dauer der Methohexitaldauersedierung für jeden der 14 Patienten

h) (Abb. 1). Der Mittelwert der durchschnittlichen Methohexitaldosierungen bei diesen Patienten lag bei 135 mg/h. Dieser Wert stimmt gut mit den in der Literatur angegebenen Mengen überein.

Die Anzahl der Dosisänderungen während der Dauer der Methohexitalsedierung schwankte zwischen 1 und 22, wobei der durchschnittliche Wert der Änderungen insgesamt bei 9,9 pro Patient und Anwendungsdauer lag. Dieser Wert entspricht einer mittleren Häufigkeit von Dosisänderungen von 1,25mal pro Tag und Patient. Nicht berücksichtigt sind jedoch hierbei die bei einzelnen Patienten sehr zahlreich notwendigen zusätzlichen Bolusgaben von Methohexital. Bis zu 20mal/24 h mußte bei einzelnen Patienten Zusatzboli gegeben werden (Abb. 2 und 3).

Auffällig war ein zunehmender Bedarf der mittleren Methohexitalmenge pro 24-h-Intervall in den ersten 5 aufeinanderfolgenden 24-h-Intervallen (Abb. 4). Die Unterschiede zwischen dem 1. und dem 2. Intervall sind auf dem 5%-Niveau nach dem Wilcoxon-Test für gepaarte Stichproben signifikant, zwischen dem 2. und 3. bzw. dem 3. und 4. bzw. dem 1. und 5. Intervall auf dem 1%-Niveau signifikant. Auswirkungen auf die leberspezifischen Enzyme wie GOT, GPT, Gamma-GT traten nicht auf. Auffällig war jedoch ein bei nahezu allen Patienten nachzuweisender Verlust an Pseudocholinesteraseaktivität für die Dauer der Methohexitalgabe (Abb. 5). Innerhalb der ersten 5 Tage der Methohexitalgabe

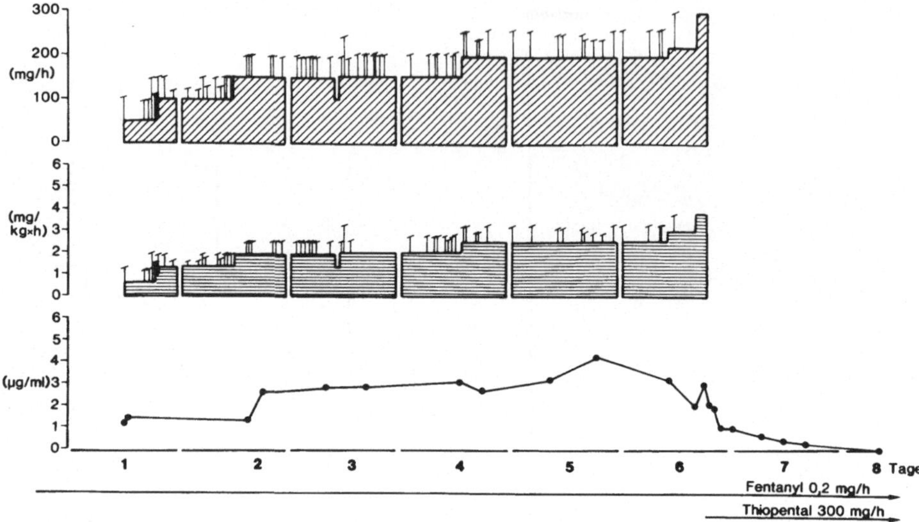

Abb. 2. Darstellung des Methohexitalbedarfs in mg/h bzw. in mg/kg/h und der Plasmakonzentrationen in μg/ml über eine Zeitspanne von 10 Tagen am Beispiel eines Einzelpatienten. Parallel zur gegebenen Menge steigen und fallen die Plasmaspiegel. Es kommt nicht zur Kumulation. Innerhalb von 32 h sinkt die Plasmakonzentration unter die Nachweisgrenze von 0,05 μg/ml (T — Zusatzbolus)

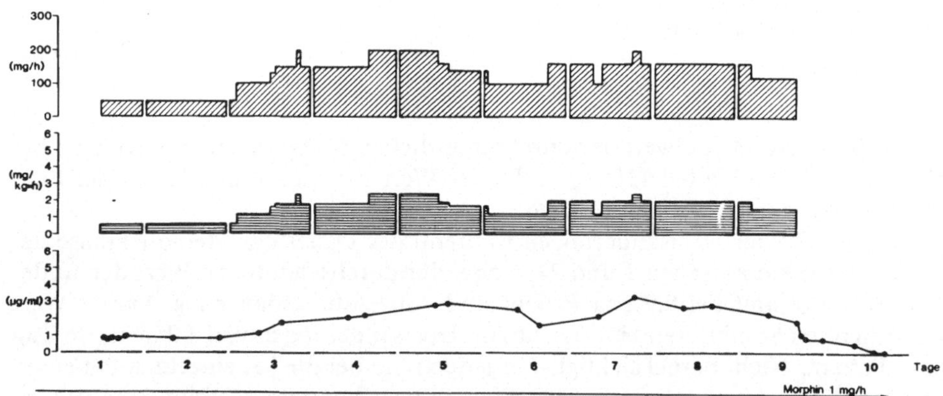

Abb. 3. Darstellung des Verlaufs der gegebenen Methohexitalmengen in mg/h bzw. in mg/kg/h und des Plasmaspiegels in μg/ml am Beispiel eines Einzelpatienten. Die *senkrechten Markierungen* geben jeweils Einzelboli wieder, wobei die *Höhe der Markierung* die Menge angibt. Trotz kontinuierlicher steigender Zufuhr kommt es nicht zur Kumulation, und innerhalb von 36 h sinken die Plasmakonzentrationen unter die Nachweisgrenze

sanken die Werte im Durchschnitt auf 1500 Einheiten/l, ausgehend von einem subnormalen Wert von etwa 2800 Einheiten/l. Nach Beendigung der Methohexitaltherapie kam es innerhalb von etwa 10 Tagen langsam zu einem Wiederanstieg in subnormale Bereiche. Nach dem Trendtest von Cochran ist der abfallende Trend unter Methohexitalgabe und der Wiederanstieg nach Beendi-

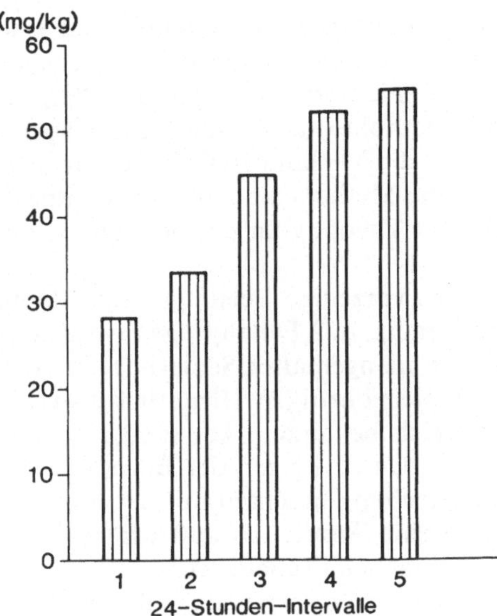

Abb. 4. Darstellung des mittleren Methohexitalverbrauchs in den ersten 5 aufeinanderfolgenden 24-h-Intervallen für eine Gruppe von 9 Patienten in mg/kg KG/24 h

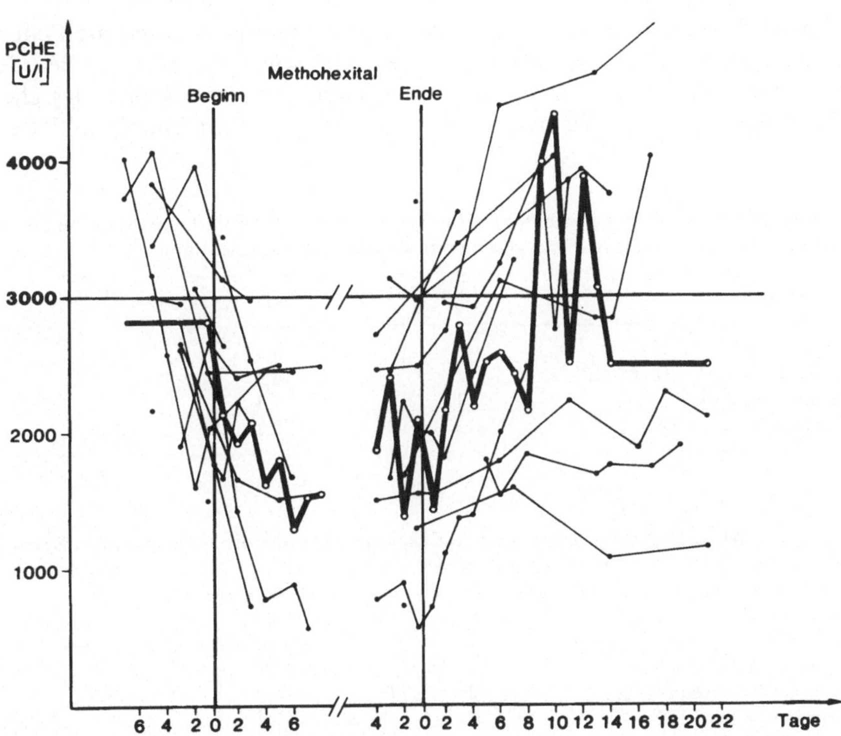

Abb. 5. Darstellung von Einzelverläufen (●—●) und der Mittelwerte (o—o) der Pseudocholinesteraseaktivität vor, während und nach Methohexitalmedikation. Bei 13 Patienten kam es zu einem signifikanten Abfall der Pseudocholinesteraseaktivität, die sich ca. 10 Tage nach Absetzen des Methohexitals wieder auf subnormale Werte einpendelte

gung der Methohexitaltherapie auf einem hohen Niveau signifikant (p < 0,001). Andere Nebenwirkungen bei diesen Patienten traten in 2 Fällen in Form von Myoklonien, in 2 weiteren als allergisches Exanthem auf. Ein Zusammenhang mit Methohexital konnte nicht ausgeschlossen werden, so daß in diesen beiden Fällen die Methohexitalmedikation abgebrochen wurde. Bei einer Patientin kam es unter Methohexital und Langzeitbeatmung zu einer schweren Bronchospastik, die mit Theophyllin und Salbutamolinhalationen therapiert werden mußte (Tabelle 1).

Eine vorzeitige Beendigung der Methohexitaldauersedierung war in 7 Fällen notwendig, in 2 Fällen wegen eines allergischen Exanthems, in 2 weiteren Fällen wegen mangelhafter Sedierung. Bei einem weiteren Patienten kam es zu einem therapiebedürftigen Hirndruckanstieg, den wir im weiteren mit Thiopental erfolgreich behandeln konnten. Bei einem anderen Patienten kam es zu einem deutlichen Ansteigen der Bilirubin- und PT-Werte, das wir jedoch nicht in Zusammenhang brachten mit der Methohexitalmedikation. Eine Patientin entwickelte eine Anurie, so daß wir auch in diesem Fall die Methohexitalsedierung unterbrachen (Tabelle 2).

Die neurologische Beurteilbarkeit war bei 8 von 14 Patienten möglich. Davon waren 7 Patienten während der Methohexital-Opioid-Dauerapplikation auf Anruf erweckbar. Nur ein Patient reagierte nicht auf Anruf (Tabelle 3).

Nach Beendigung der Methohexitaldauersedierung wurden die Patienten auf ihre neurologische Beurteilbarkeit untersucht, soweit sie nicht zu den Therapieversagern oder Patienten mit notwendigerweise anderen Sedierungsschemata in der Folge gehörten. Wir benutzten dazu einen auch für intubierte Patienten an-

Tabelle 1. Absolute und prozentuale Häufigkeit der unter Methohexitaldauersedierung aufgetretenen Nebenwirkungen ohne gesicherten kausalen Zusammenhang

Ereignis	[n]	[%]
Myoklonie	2	14,3
Allergisches Exanthem	2	14,3
Bronchospastik	1	7,1
Pseudocholinesterase ↓	13	92,2

Tabelle 2. Absolute und prozentuale Häufigkeit der Gründe, die zur vorzeitigen Beendigung der Methohexitaldauersedierung geführt haben

Ursache	[n]	[%]
Allergisches Exanthem	2	14,3
Mangelhafte Sedierung	2	14,3
Hirndruck bei SHT	1	7,1
Leberwerte ↑	1	7,1
Anurie	1	7,1
Insgesamt	7	50

Tabelle 3. Absolute und prozentuale Häufigkeit erfolgreicher bzw. nicht erfolgreicher neurologischer Beurteilbarkeit unter Methohexitaldauersedierung

Ereignis	[n]	[%]
Relaxation (= nicht beurteilbar)	4 ⎫	42,9
Therapieversager	2 ⎭	
Erweckbar auf Anruf	7	50,0
Nicht erweckbar auf Anruf	1	7,1

Tabelle 4. Darstellung der Punkteverteilung nach dem Punktescore von Hofmann sowie der absoluten und der prozentualen Häufigkeit der Gruppenverteilung innerhalb des Punktescores und der aus verschiedenen Gründen nicht beurteilbaren Patienten. Neurologische Beurteilung 30 min nach Ende der Methohexitalinfusion

Punktescore	Punktezahl		[n]	[%]
(3/3/3)	9		4	(28,6)
(2/3/3)	8		1	(7,1)
(2/2/3)	7		1	(7,1)
(2/2/2)	6		3	(21,4)
		Insgesamt:	9	(64,3)
Therapieversager			2	(14,2)
Anderes Sedierungsschema			2	(14,2)
Verstorben			1	(7,1)
		Insgesamt:	5	(35,7)

wendbaren Score (Hofmann 1987). Von den 9 beurteilbaren Patienten erreichten alle über 6 Punkte, was eine gute Kooperationsfähigkeit des Patienten voraussetzt (Tabelle 4).

Diskussion

Die Zahl der Publikationen über die Langzeitsedierung von Patienten mit Methohexital ist gering (Brandl et al. 1986; Laumer et al. 1986). Insbesondere gibt es bisher noch keine Angaben über die Anwendung dieser Substanz bei kritisch kranken Patienten, zumal bei den wenigen Veröffentlichungen keine sehr subtilen Angaben zur Schwere des Krankheitsbildes der behandelten Patienten gemacht werden. Wir haben deshalb bei allen Patienten den APACHE-II-Score erhoben. Der mittlere Punktewert lag bei dem untersuchten Patientengut bei 22 Punkten mit einer Spannbreite von 18 bis 30 Punkten. Es handelt sich demnach um eine mittelschwere bis sehr schwer kranke Patientengruppe, was mit den Angaben der Grunderkrankungen gut in Einklang zu bringen ist.

Die starke Streuung der verabreichten Methohexitalmengen pro Kilogramm KG und Stunde bei den einzelnen Patienten zeigt erneut die hohe individuelle

Streubreite an Pharmakonbedarf, die ähnlich auch von anderen in der Intensivmedizin gebräuchlichen Sedativa bekannt ist (s. Abb. 1).

Über die individuelle Streuung hinaus zeigt sich bei den untersuchten Patienten eine Zunahme des Methohexitalbedarfs während der ersten Tage. Innerhalb der ersten 5 konsekutiven 24-h-Intervalle der Methohexitalapplikation kommt es zu einer Steigerung des Bedarfs um fast 100% (s. Abb. 2). Inwieweit hierfür eine Enzyminduktion durch das Barbiturat eine Rolle gespielt hat, ist anhand der vorliegenden Daten nicht zu entscheiden. Untersuchungen zur Induktion durch Methohexital bei kritisch kranken Patienten liegen bisher nicht vor. Ob bei Intensivpatienten aktuelle Veränderungen der Leberperfusion und des Verteilungsraumes einen bedeutenderen Einfluß auf die Pharmakokinetik haben, ist zwar zu vermuten, jedoch bisher nicht ausreichend untersucht.

Der gewünschte Sedierungsgrad, nämlich Erweckbarkeit bei Toleranz der Beatmung und der notwendigen pflegerischen Maßnahmen, wurde bei fast allen Patienten erreicht. Nur in 2 Fällen waren die Patienten trotz gleichzeitiger Gabe von Analgetika mangelhaft sediert, d. h. sie konnten nicht adäquat beatmet werden und tolerierten üblicherweise durchzuführende pflegerische Maßnahmen nicht. Darüber hinaus mußten häufig zusätzliche Boli von 30–60 mg Methohexital gegeben werden, um besondere pflegerische Maßnahmen wie Absaugen oder Lagern ohne übermäßige Agitation der Patienten durchführen zu können. Bei Einzelpatienten waren bis zu 20 Extraboli in 24 h notwendig, im Durchschnitt 1,3mal pro Patient und Tag. Eine Anpassung in der Höhe der Dauerdosierung an diese Reize führte jedoch zu tiefer Sedierung, so daß die angestrebte Sedierungstiefe deutlich überschritten wurde.

Während die Transaminasen bei dieser Patientengruppe nicht wesentlich von den Normalwerten abwich, fiel die Pseudocholinesterase im Verhalten während der Methohexitalmedikation auf. Ausgehend von subnormalen Werten um 2800 U/l fielen die Aktivitäten innerhalb von 3 Tagen auf Werte unter 1000 U/l. Etwa 10 Tage nach Absetzen des Methohexitals haben die Pseudocholinesteraseaktivitäten ihr altes Niveau erreicht. Während in der Literatur zwar über Beeinflussung der Transaminasen durch Barbiturate berichtet wird, jedoch bei deutlich höheren Dosierungen (Bittrich et al. 1963; Hempel 1984), sind die Angaben über Auswirkungen auf die Pseudocholinesterase sehr spärlich (Keller 1986). Die klinische Bedeutung bleibt unklar, zumal ein Verlust an Pseudocholinesteraseaktivität auch unter anderen Sedierungsschemata beobachtet werden kann (Ostergaard et al. 1988). Ob es sich im Falle der untersuchten Patienten um ein zufälliges Zusammentreffen mit der Gabe von Methohexital handelt, ist angesichts der geringen Zahl der Patienten auf der einen Seite und der unbekannten Inzidenz dieses Phänomens bei Patienten ähnlicher Erkrankungsschwere auf der anderen Seite nicht zu entscheiden.

Zu den häufigsten Nebenwirkungen des Methohexitals zählen allergische Reaktionen, bronchokonstriktorische Reaktionen und exzitatorische Phänomene (Clarke 1981; Roth et al. 1984; Watkins 1983). Bei der untersuchten Patientengruppe traten in 2 Fällen allergische Exantheme auf. In einem Fall kam es zu einer auch histologisch nachgewiesenen leukozytoklastischen Vaskulitis mit dem klinischen Bild einer thrombozytopenischen Purpura. In anderen Organen der Patientin ergab sich jedoch kein Hinweis für eine systemische allergische Vaskulitis. In beiden Fällen ist bei Auftreten der Effloreszenzen die Methohexitalgabe abgebrochen worden. Angesichts der allergischen Potenz der Barbiturate muß in weiteren Untersuchungen geklärt werden, inwieweit eine Langzeitapplikation von Barbituraten die Inzidenz solcher Reaktionen erhöhen kann.

Ähnliches gilt für die immunsuppressive Potenz dieser Pharmakongruppe. In-vitro-Untersuchungen zeigen überwiegend, daß die immunsuppressive Potenz dosisabhängig ist und erst bei Konzentrationen über 16–32 µg/ml signifikante Reduktionen von Leukozyteneigenschaften nachgewiesen werden (Kress u. Segmüller 1987; Mougdil 1981; Neuwelt et al. 1982). Die bei unserer Patientengruppe im Steady state gemessenen Werte überschreiten jedoch 5 µg/ml nicht. Die unter Methohexitalsedierung aufgetretene Infektionsrate überschreitet das bei einer solchen Patientengruppe zu erwartende Maß ebenfalls nicht. Bei ca. 30% der Patienten traten Infektionen auf, 2 Pneumonien, 2 Harnwegsinfekte und 1 Osteomyelitis, wobei es sich im letzteren Fall um eine offene Beckenschaufelfraktur nach Trauma handelte. Insoweit besteht kein klinischer Hinweis auf eine erhöhte Immunsuppression bei diesen Patienten. Allerdings existieren bisher noch keine Untersuchungen zu diesem Problem unter den Bedingungen einer Langzeitsedierung, die über 3 Tage hinaus geht.

Myoklonien beobachteten wir bei 2 Patienten. Bei einem der Patienten traten sie bei Beginn der Methohexitalsedierung auf. Nachdem alle Patienten mit zahlreichen Medikamenten gleichzeitig behandelt wurden, ist die Ursache der Myoklonien nicht sicher einem bestimmten zuzuordnen. Allerdings handelt es sich dabei um eine für Barbiturate typische Nebenwirkung. Erst größere Erfahrungen mit Methohexital in der Langzeitsedierung wird diese Fragen einer Aufklärung zugänglich machen.

Wo der Platz des Methohexitals in der Langzeitsedierung kritisch kranker Patienten angesiedelt ist, und ob die Nebenwirkungsrate des Methohexitals vergleichbar der anderer für die Sedierung eingesetzter Pharmaka in der Langzeitanwendung ist, kann im Moment noch nicht abschließend entschieden werden.

Literatur

Becker KE Jr, Tonnesen AS (1978) Cardiovascular effects of plasma levels of Thiopental necessary for anesthesia. Anesthesiology 49:197–200

Behne M, Asskali F, Steuer A, Förster H (1987) Midazolam-Dauerinfusion zur Sedierung von Beatmungspatienten. Anaesthesist 36:228–232

Bittrich NM, Kane AVR, Mosher RW (1963) Methohexitone and its effects on liver function tests. Anesthesiology 24:81

Brandl M, Braun G, Härtl (1986) Langzeitsedierung neurochirurgischer Intensivpatienten mit Methohexital. 3rd European Congress on Intensive Care Medicine, Hamburg, June 11–14

Breimer DD (1976) Pharmacokinetics of methohexitone following intravenous infusion in humans. Br J Anaesth 48:643–649

Clarke RSJ (1981) Adverse effects of intravenously administered drugs used in anaesthetic practice. Drugs 22:26–41

Cohen AT (1987) Experience with alfentanil infusion as an intensive care sedative analgesic. Eur J Anaesthesiol [Suppl] I:63–66

Crozier TA, Beck D, Schuff-Werner P, Kettler D (1987) Veränderte Expression lymphozytärer Oberflächenmarker nach Gabe von Etomidat, Midazolam oder Methohexital. Anaesthesist 36:692–695

Descotes J (1988) Immunotoxicity of pharmaceutical drugs. In: Immuno-toxicology of drugs and chemicals. Elsevier, Amsterdam Cambridge New York, pp 150–160

Driggs RL, O'Day RA (1972) Acute allergic reaction associated with methohexital anesthesia: Report of six cases. J Oral Surg 30:906–909

Hempel V (1984) Die Wirkung intravenöser Narkosemittel auf die Leber. In: Lehmann C, Landauer B, Roth H (Hrsg) Intravenöse Narkosemittel. Perimed, Erlangen, S 133–135

Hofmann P (1987) Kombination von Benzodiazepinen und Opioiden. In: Schulte am Esch J, Benzer H (Hrsg) Analgosedierung des Intensivpatienten, ZAK, München. (Anaesthesiol Intensivmed 200:50–61

Hopkinson RB, O'Dea J (1987) The combination alfentanil-midazolam by infusion: Use for sedation in intensive therapy. Eur J Anaesthesiol [Suppl]I:67–70

Houdret N, Lhermitte M, Lalau G, Izydorczak J, Roussel P (1985) Determination of thiopental and pentobarbital in plasma using high-performance liquid chromatography. J Chromatogr 343:437–442

Keller H (1986) Klinisch-chemische Labordiagnostik für die Praxis. Analyse, Befund, Interpretation. Thieme, Stuttgart, S 310–317

Kress HG, Segmüller R (1987) Intravenöse Anaesthetika und Motilität humaner neutrophiler Granulozyten in vitro. Anaesthesist 36:356–361

Laumer R, Brandl M, Härtl L, Meusel E (1986) Long-term sedation of neurosurgical intensive care patients with methohexitone. Intensive Care Med [Suppl] 12:126

Lauven PM, Schwilden H, Stoeckel H (1987) Threshold hypnotic concentration of methohexitone. Eur J Clin Pharmacol 33:261–265

Mark LC (1963) Metabolism of barbiturates in man. Clin Pharmacol Ther 4:504–530

Moudgil GC (1981) Effect of premedicants, intravenous anaesthetic agents and local anaesthetics on phagocytosis in vitro. Can Anaesth Soc J 28:597–602

Neuwelt EA, Kikuchi K, Hill SA, Lipsky P, Frenkel E (1982) Barbiturate inhibition of lymphocyte function. Differing effects of various barbiturates used to induce coma. J Neurosurg 56:254–259

Oldenhof H, de Jong M, Steenhoek A, Janknegt R (1988) Clinical pharmacokinetics of midazolam in intensive care patients, a wide interpatients variability? Clin Pharmacol Ther 43:263–269

Ostergaard D, Viby-Mogensen J, Hanel HK, Skovgaard LT (1988) Half-life of plasma cholinesterase. Acta Anaesthesiol Scand 32:266–269

Park GR, Shelly MP, Manara AR, Quinn K (1987) Sedation in intensive care: Morphine and renal failure. Intensive Care Med 13:365–366

Pasini FL, Ceccatelli L, Capecchi PL, Orrico A, Pasqui AL, Di Perri T (1987) Benzodiazepines inhibit in vitro free radical formation from human neutrophils induced by FMLP and A23187. Immunopharmacol Immunotoxicol 9:101–114

Roth H, Lehmann C, Kampschulte S (1984) Nichtanaphylaktoide Nebenwirkungen nach Injektionen intravenöser Narkosemittel. In: Lehmann C, Landauer B, Roth H (Hrsg) Intravenöse Narkosemittel. Perimed, Erlangen, S 315–336

Spiers EM, Potts RC, Simpson JRM, MacConnachie A, Swanson Beck J (1987) Mechanisms by which barbiturates suppress lymphocyte responses to phytohaemagglutinin stimulation. Int J Immunopharmacol 9:505–512

Todd MM, Drummond JC, Sang HU (1984) The hemodynamic consequences of high-dose Methohexital anesthesia in humans. Anesthesiology 61:495–501

Watkins J (1983) Anaphylaktoide Reaktionen auf Barbiturate und andere intravenöse Narkosemittel. In: Lehmann C, Landauer B, Roth H (Hrsg) Intravenöse Narkosemittel. Perimed, Erlangen, S 307–314

White IWC, Gelb AW, Wexler HR, Stiller CR, Keown PA (1983) The effects of intravenous anaesthetic agents on human neutrophil chemiluminescence. Can Anaesth Soc J 30:506–511

Withington PS, Morton J, Arnold R, Sebel PS, Moberg R (1986) Assessment of power spectral edge for monitoring depth of anaesthesia using low methohexitone infusion. Int J Clin Monit Comput 3:117–122

Indikationsspektrum für Methohexital im Konzept einer balancierten Langzeitanalgosedierung

R. Buhl und H. J. Wüst

Einleitung

Für den Einsatz der vielfältigen, in der Langzeitanalgosedierung verwendeten Medikamente ist bisher keine überzeugende, an die jeweilige intensivtherapeutische Situation angepaßte und differenzierte Indikationsstrategie ausgearbeitet worden [34]. In der Regel wird eine grundsätzliche Entscheidung für eine Kombination Opioid/Neuroleptikum bzw. Opioid/Benzodiazepin getroffen [44] und dann im wesentlichen, z.T. in fixen Kombinationen [24], schematisch beibehalten. Der Grund dafür ist nicht zuletzt darin zu suchen, daß, insbesondere in Phasen tiefer Sedierung, die Unterschiede der Medikamente in vieler Hinsicht reduziert sind und deshalb austauschbar erscheinen.

Nachdem die pathophysiologischen Nachteile einer kontrollierten Beatmung nicht nur erwiesen sind [13], sondern sich die therapiefördernde Wirkung spontanatmungsunterstützender Beatmungsmuster in den Beatmungsgeräten technisch auch zunehmend realisieren läßt, gewinnt das Ziel des frühestmöglich (wieder) wachen, nicht atemdeprimierten, orientierten und damit zur kooperativen Mithilfe fähigen Patienten als wesentlicher Eckpfeiler effizienter intensivmedizinischer Therapieführung für die Frage einer adäquaten Sedierungsstrategie zusätzlich an Interesse und Priorität [3]. Gleichwohl ergeben sich hierfür noch weithin ungelöste Probleme:

Eine dem Therapiefortgang angepaßte Steuerung von Analgesie und Sedierung, insbesondere bei mehr als 5–6 Tage dauernder tiefer Analgosedierung, ist in vielen Fällen nicht über eine stufenweise Dosissteigerung bzw. Dosisreduzierung der aus Praktikabilitätsgründen oft in fixen Kombinationen eingesetzten Medikamente zu erreichen.

Konzept einer balancierten Langzeitanalgosedierung

Steht in der unmittelbaren postoperativen bzw. posttraumatischen Phase die analgetische und gegebenenfalls hypnotische Komponente im Vordergrund, so gewinnt im weiteren Therapieverlauf die differenzierte und an die jeweilige Situation angepaßte sedative Komponente, insbesondere in ihrer neurovegetativ dämpfenden Form, an Bedeutung.

Hier bietet sich, um den Sachverhalt einer getrennten und voneinander unabhängigen Steuerung von Analgesie und Sedierung schon in seiner Begrifflichkeit zu markieren, in Anlehnung an den von Lundy geprägten Begriff der „balanced anaesthesia" die Bezeichnung „balancierte Langzeitanalgosedierung" an [49].

Eine getrennte Medikation ermöglicht eine gezielte Differentialindikation für Analgesie und Sedierung. Nicht zuletzt schärft eine derartige Begriffswahl das Bewußtsein für differentialtherapeutische Entscheidungsprozesse,

- z. B. bei schmerzbedingter „Unruhe" Analgesie nicht durch tiefere Sedierung zu ersetzen oder
- in späteren Phasen einer intensivmedizinischen Therapie ohne die Notwendigkeit einer wesentlichen analgetischen Komponente die Sedierungstiefe nicht über die sedierende Komponente, z. B. der Opioide, zu steuern.

Zumindest für die Entwöhnungsphase im Verlauf einer Langzeitanalgosedierung läßt dieser Gesichtspunkt eine fixe Medikamentenkombination nicht ratsam erscheinen.

Primäre Ziele – sekundäre Indikationen der Langzeitsedierung

Schlüsselt man das Indikationsspektrum für sedierende Maßnahmen auf, so ergibt sich zunächst ein Katalog von Primärindikationen:

- Tolerierung notwendiger therapeutischer Maßnahmen,
- psychovegetative Abschirmung,
- Anxiolyse und Amnesie,
- Ermöglichung einer differenzierten Beatmungsstrategie bei respiratorischer Insuffizienz,
- Stabilisierung bei Kreislaufinsuffizienz, Schock und Sepsis,
- Senkung des Sauerstoffverbrauchs und belastender Fieberschübe.
- Falls Relaxierung indiziert ist, im Schutz einer effektiven Sedierung.

Dieser Indikationsbereich ist im wesentlichen an der Grunderkrankung, ihrem Verlauf und ihrer therapiestützenden günstigen Beeinflussung durch sedierende Maßnahmen orientiert. In diesem Sinne ist Sedierung integraler Bestandteil im Therapiekonzept der jeweiligen Grunderkrankung.

Demgegenüber steht ein weiterer Indikationsbereich, der sich an der Bewußtseinsbefindlichkeit des Patienten orientiert:

In vielen Phasen, insbesondere aber in der Entwöhnungsphase, bedarf es – eine effektive Analgesie vorausgesetzt – nur und erst dann einer sedierenden Maßnahme, wenn der Patient, aus welcher Ursache heraus auch immer, in einen desorientierten, unkooperativen Zustand der Agitiertheit gerät [47, 69].

Gegenüber der auf die Grunderkrankung ausgerichteten primären Sedierungsindikation muß die Beeinflussung solcher Zustände als weiterer, eigenständiger therapeutischer Bereich einer Sedierungsstrategie zugeordnet werden.

Diese Zustände, in der Regel undifferenziert als „Durchgangssyndrom" bezeichnet, können durch vielfältige, teils durchaus differenzierbare Ursachen ausgelöst sein und sind nicht in erster Linie unmittelbar der jeweiligen Grunderkrankung zuzuordnen. Es handelt sich dabei um:

- toxische, durch Sepsis und Organversagen bedingte agitierte Enzephalopathien als eigenständige Sekundärkomplikationen der Grunderkrankung,
- Alkoholentzugssymptome bis zum Delir – getriggert durch die Streßsituation von Erkrankung und Intensivtherapie –, verursacht durch Gegebenheiten, die nicht unmittelbar der intensivmedizinisch zu behandelnden Grunderkrankung zuzuordnen sind,
- Opioidentzugssymptome mit z.T. hartnäckigsten Hyperventilationszuständen als Folge einer Langzeitanalgesie. Sie geben Anlaß, Opioide zur Dosisbegrenzung streng auf eine analgetische Indikation zu begrenzen [34].
- „zentral-anticholinerge Symptome" (ZAS), bisher im wesentlichen im Bereich des Aufwachens nach Narkose untersucht [8, 10, 58], v.a. in der dort interessierenden komatösen Verlaufsform.

Als auslösende Medikamente kommen in Frage:

- Analgetika (Opioide),
- Anästhetika (Halothan, Enfluran),
- Antihistaminika (H_1- und H_2-Blocker),
- Anti-Parkinson-Pharmaka,
- Belladonnaalkaloide,
- Benzodiazepine,
- Halluzinogene (LSD, Meskalin),
- Hypnotika (Etomidat, Propofol),
- Ketamin,
- N_2O,
- Neuroleptika.

Diese Liste läßt vermuten, ohne daß bis heute Studien mit verläßlichen Daten vorliegen, daß bei intensivmedizinischer Langzeitanwendung dieser Medikamente mit der Auslösung ZAS-bedingter Symptome zu rechnen ist [35]. Insbesondere die Komponenten der agitierten Verlaufsform stellen eine Differentialdiagnose des „Durchgangssyndroms" dar.

Die aufgeführten Aspekte machen deutlich, daß es sinnvoll ist, Sedierung als adjuvante und adaptative Begleitmaßnahme bei der Therapie der Grunderkrankung gegenüber der therapeutischen Beeinflussung einer sich sehr häufig verselbständigenden Agitiertheit in einer Systematik intensivmedizinischer Sedierungsnotwendigkeiten bewußt zu differenzieren.

Wenn beim wacher werdenden Intensivpatienten die Therapie desorientierter und agitierter Zustände in den Vordergrund tritt, herrscht im Gegensatz zu Maßnahmen bei tiefer Sedierung eine weitgehend therapeutische Unsicherheit und im Gefolge davon eine Polypragmasie.

Statt einer gezielten Therapie der Agitiertheit wird in Ermangelung geeigneter Konzepte häufig wieder eine tiefere Sedierungsstufe herbeigeführt, ohne daß hierzu vom Verlauf der Grunderkrankung her eine Notwendigkeit bestehen würde. In der Schilderung des Sedierungsverlaufes eines Tetanuspatienten merken

Neumann et al. [48] selbstkritisch an, daß in Ermangelung fehlender Leitparameter „gerade die ungezielte akkumulative Verabreichung der Substanzen zu einer unnötigen Verlängerung des therapeutisch induzierten Komas geführt" habe.

Die Verschiedenheit der klinisch beobachtbaren „Unruhezustände" und ihre höchst unterschiedlichen Ursachen lassen es unwahrscheinlich erscheinen, daß es eine „Universalkombination" mit nur unterschiedlicher Dosierung für alle Sedierungsnotwendigkeiten geben könnte. Die immer erneute Suche nach geeigneteren Substanzen signalisiert, daß die gängigen Kombinationen nicht für die volle Breite der Indikationen geeignet sind.

Insbesondere führen die bekannten Substanzen in ein unausweichlich scheinendes Dilemma: In ihrer anticholinergen Potenz tragen sie in nicht unerheblichem Ausmaß – eher mehr, als weithin angenommen wird – im Sinne zentralanticholinerger Symptome zu Unruhezuständen bei.

Wirkungsprofil der Barbiturate

Hier könnte es sich als sinnvoll erweisen, sich erneut den durch die kurzwirkenden Benzodiazepine weithin ersetzten Barbituraten zuzuwenden.

Hatte schon der Einsatz von Etomidat in der Langzeitsedierung gezeigt, daß ein reines, kurzwirkendes Hypnotikum in der Palette der Medikamente wünschenswert ist [3], so sind Barbiturate mit Ausnahme ihrer Anwendung im Rahmen hirndrucksenkender Maßnahmen [12, 20, 53, 64] nur sporadisch eingesetzt worden [4, 44].

Sie gelten als unkalkulierbar enzyminduzierend, mit erheblichen kreislaufdepressiven Nebenwirkungen belastet und werden als infektfördernd eingestuft [7, 68]. Bestimmte, m. E. beachtenswerte Merkmale der Barbiturate sind dabei mehr oder weniger aus dem Blickfeld geraten.

Harvey [17] kennzeichnet die Situation bezeichnenderweise: „Die Barbiturate erfreuten sich einst einer langen Periode extensiven Gebrauchs als sedativ-hypnotische Medikamente, außer für ein paar Spezialanwendungen sind sie weit zurückgedrängt worden durch die bei weitem sicherern Benzodiazepine … Eine mehr detaillierte Beschreibung der Barbiturate kann gefunden werden in der 5. Auflage dieses Textbuches."

Für detaillierte Informationen der letzten Jahre ist man also zumeist auf – in der Regel abgelegenere – Literatur angewiesen.

Hier erweist sich insbesondere die umfassende Übersicht von Richter u. Holtmann aus dem Jahr 1982 als aufschlußreich und weiterführend [55–57].

Aus einer Fülle von Untersuchungen seit 1946 ergibt sich, daß unter Barbituratgabe der Acetylcholinspiegel im ZNS ansteigt und dessen Freisetzung erleichtert wird [23, 27, 42]. Erst in hohen Dosierungen tritt im Rahmen der holenzephalen Wirkung der Barbiturate eine generelle neuronale Dämpfung ein mit verminderter Neurotransmitterausschüttung. Entsprechend zählen Dworacek u. Rupreht [10] die Barbiturate nicht zu den primär zentral-anticholinerge Symptome auslösenden Substanzen mit Hinweis auf frühere Arbeiten von Mazel u. Busch [42].

Diese Daten entsprechen in auffallender Weise den an unseren Intensivpatienten gemachten Erfahrungen:

1. Unter Barbituratsedierung beobachten wir neben der eher sekundären raschen Aufwachzeit ein auffallend ruhigeres und orientierteres Erwachen nach Langzeitsedierung.
2. Die unerwünschte Nebenwirkung der Benzodiazepine, Neuroleptika und Opioide, nämlich eine erhebliche Depression der gastrointestinalen Motilität, die eine enterale Ernährung nur sehr erschwert aufbauen läßt, beobachten wir unter Barbituratsedierung nicht in diesem Ausmaß.

Diese Beobachtung findet in physiologisch-pharmakologischen Darmmotilitätsstudien von Healy et al. [19] und Aitkenhead [1] ihren Beleg (Abb. 1). Eine entsprechende Beobachtung wird in jüngster Zeit von Hackl [15] mitgeteilt:

In klinisch angewendeter Dosierung nimmt der Basaltonus der Darmmotilität zwar langsam ab, die Amplitude der Peristaltik aber zunächst erheblich zu, um erst bei in klinischem Gebrauch nicht verwendeten extrem hohen Dosen einen plegischen Zustand zu erreichen.

Die zur Verfügung stehenden klinischen Beobachtungen und die damit gut übereinstimmenden Daten aus der Literatur können z.Z. noch nicht ausreichen, um das Fundament für eine Renaissance des Einsatzes von Barbituraten in der Langzeitsedierung zu bilden.

Es muß aber auffallen, wie undifferenziert weithin in der neueren Literatur über Probleme der Langzeitsedierung das Kapitel der Barbiturate abgehandelt wird und unkritisch gängige Gründe für die Ungeeignetheit der Barbiturate aneinandergereiht werden [7].

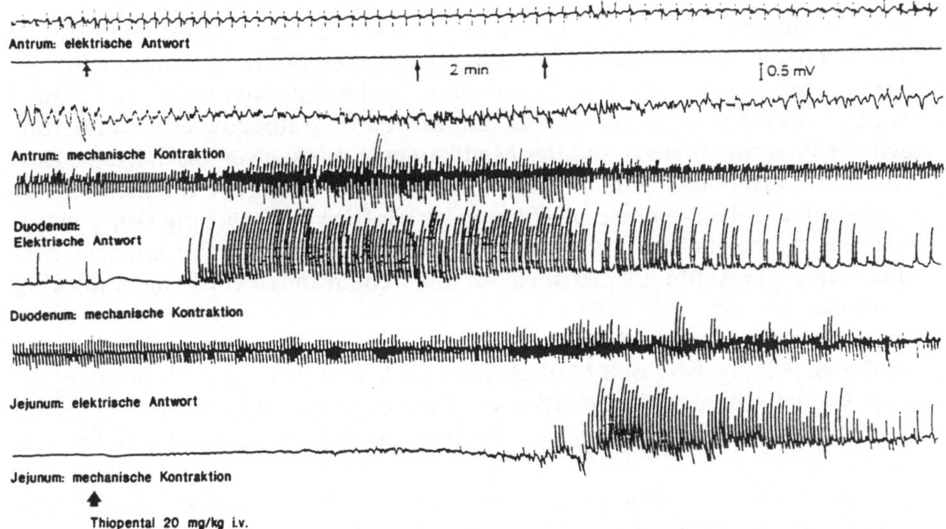

Abb. 1. Nachweis barbituratinduzierbarer intestinaler Peristaltik am instrumentierten Hund. (Nach Healy et al. [28])

Beispielhaft sei das von Sear [63] aufgeführte typische Negativprofil der Barbiturate kritisch hinterfragt:

1. *Kardiovaskuläre Depression:* Bei einer kritischen Überprüfung des vertretenen Standpunktes einer kardiovaskulären Depression der Barbiturate resumiert Schaps [60]: „In gut 40 Jahren haben sich die widersprüchlichsten Aussagen über die Kreislaufwirkungen der Barbiturate angesammelt... Barbiturate wirken vorwiegend auf das Gefäßbett und beeinflussen nur sekundär die Myokardkontraktilität" [21, 61].

2. *Dosisabhängige respiratorische Depression:* Für diese Eigenschaft jeder sedierenden Substanz steht noch aus, inwiefern Unterschiede zwischen den eher muskelrelaxierenden Bezodiazepinen und den einen Muskeltonus eher fördernden Barbituraten bestehen. Verwiesen sei auf Belege, daß unter Barbituratgabe im Vergleich zu Halothan die Größe der Residualkapazität weitgehend erhalten bleibt [2].

3. *Verlust der Thermoregulation:* Dieser v. a. bei Intoxikationen beobachtete Effekt ist zum einen die Folge der Intoxikationswirkung eines Verlustes der zerebralen neuronalen Aktivität, zum anderen das Resultat der vasodilatierenden Komponente. Für die kontrollierte intensivmedizinische Anwendung ist dies von eher untergeordneter Bedeutung und in kritischen Fiebersituationen durchaus von Vorteil [66].

4. *Reduzierte gastrointestinale Motilität:* Sie besteht v. a. bei Medikation mit Opioiden, Benzodiazepinen und Neuroleptika und ist im wesentlichen die Folge der anticholinergen Neurotransmitterbalance. Für Barbiturate gibt es in dem oben beschriebenen Sinne eher Hinweise für eine positive Beeinflussung.

5. *Induktion hepatischer mikrosomaler Enzyme:* Die Enzyminduktion ist hinreichend belegt und wird in der Neonatologie sogar therapeutisch genutzt, um beim Vorliegen eines M. hämolyticums neonatorum den Bilirubinabbau zu beschleunigen. Eine Organtoxizität im eigentlichen Sinne ist damit nicht verbunden. Angesichts der Multimedikation in der Intensivtherapie und ihrer Stoffwechselveränderungen ist der Einfluß barbituratbedingter Veränderungen der Pharmakokinetik anderer Medikamente nur schwer abschätzbar. Entsprechend resümiert Lehmann [34]: „Die Vielzahl der in der Intensivmedizin notwendigen Medikamente macht eine vernünftige Abschätzung von klinisch relevanten Arzneimittelinteraktionen praktisch unmöglich." Für kritische Medikamente wie Antibiotika ist auch aus anderen Gründen ein Drugmonitoring angezeigt.
Erste Hinweise aus kürzlich vorgetragenen Untersuchungen von Schulzeck u. Wollesen [62] ergeben, daß Methohexital als kurzwirkendes Barbiturat gegenüber Phenobarbital in therapeutischer Dosierung eine nur schwache enzyminduktorische Potenz aufweist, die erst in toxischen Dosierungsbereichen zunimmt.

6. *Kumulation bei wiederholter Gabe bzw. Infusion:* Dieser Effekt kann für die kurzwirkenden Barbiturate, insbesondere für Methohexital, als unbedeutend deklariert werden und ist im Kern ein Problem pharmakokinetisch nicht angepaßter Dosierung.

7. *Interaktionen mit anderen ZNS-depressiven Substanzen:* Sie bestehen in vielfältiger Art, sind kein negatives Spezifikum der Barbiturate und werden therapeutisch genutzt [29].

8. *Weniger auftretende Nebeneffekte* [Hautausschläge, Urtikaria, Stevens-Johnson-Syndrom (exsudatives multiformes Exanthem), allergische Reaktionen, Anaphylaxie]: Sie betreffen alle Therapeutika, nicht genannt ist die mögliche barbituratinduzierte Provokation eines Porphyrieschubs.

9. *Möglicherweise immunsuppressive Wirkungen:* Sie sind derzeit ein intensiver Forschungsbereich für die verschiedensten Sedativa und andere, im intensivmedizinischen Bereich verwendete Medikamente [16, 31, 32, 40, 41, 46, 65]. In diesem Zusammenhang wird verschiedentlich eine mögliche infektfördernde Komponente der Barbiturate genannt. Eine kürzlich veröffentlichte Studie von Eberhardt et al. [11] an neurochirurgischen Traumapatienten, bei denen die Infekthäufigkeit mit und ohne Barbiturattherapie im Zusammenhang hirndrucksenkender Maßnahmen im Langzeitverlauf untersucht wurde, zeigte keine signifikanten Unterschiede.

Aus der von Kress u. Segmüller [30] veröffentlichten Studie über die Motilität humaner neutrophiler Granulozyten in vitro unter dem Einfluß intravenöser Anästhetika ergeben sich erste Hinweise darauf, daß es unter den Barbituratderivaten Unterschiede unter dem Aspekt einer ungünstigen Beeinflussung der polymorphkernigen Leukozyten geben könnte, und zwar in dem Sinne, daß eine deutlich niedrigere Beeinflussung unter Methohexital als unter Thiopental meßbar ist.

Angesichts der bisher aber insgesamt widersprüchlichen Befunde unterschiedlicher Arbeitsgruppen müssen erst weitere Ergebnisse abgewartet werden, bevor hier klare Aussagen möglich sind.

Ebenso ist die Wertigkeit der von Crozier et al. [6] gemessenen T-Zellaktivierung, die nach Methohexital höher als nach Etomidat und Midazolam ausfällt, in ihrer Wertigkeit z. Z. noch nicht klar zu übersehen.

Die Diskussion bisher vorliegender Befunde macht deutlich, daß eine erneute, neuere Ergebnisse gründlich einbeziehende Beschäftigung mit den verschiedenen Aspekten des Einsatzes von Barbituraten in der Langzeitsedierung lohnenswert erscheint.

Das üblicherweise aufgeführte Negativprofil der Barbiturate bedarf einer neueren Befunden entsprechenden Revision und in bezug auf die verschiedenen zur Verfügung stehenden Barbituratderivate einer Differenzierung.

Neben den bisher genannten, in pharmakologischen Studien herausgearbeiteten positiven Effekten der Barbiturate sind weitere Aspekte des Wirkungsspektrums der Barbiturate beachtenswert:

1. Die barbituratspezifischen, von den Benzodiazepinen charakteristisch unterschiedenen Interaktionen mit dem sog. GABA-Benzodiazepin-Ionophor-Komplex [50, 51, 54, 67, 70]. An dem Modell von Polc et al. [54] wird eine Besonderheit der Barbituratwirkung deutlich (Abb. 2):
Es kommt unter Barbituratwirkung nicht nur zu einer Verstärkung des GABA-Effektes und zu einer Erhöhung der GABA-Rezeptorbindungsfähig-

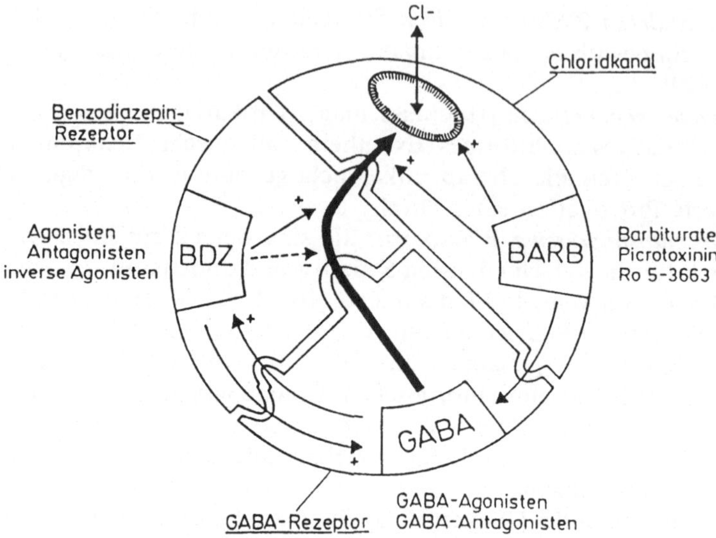

Abb. 2. Unterschiedliche Wirkungsmechanismen von Benzodiazepinen und Barbituraten am sog. Ionophorkomplex des GABA-Benzodiazepin-Barbiturat-Rezeptors. (Nach Polc et al. [49])

keit, sondern auch zu einer im Unterschied zu den Benzodiazepinen unmittelbaren Beeinflussung des Chloridkanals. Diese Beeinflussung besteht v. a. in einem längeren Offenhalten des Chloridkanals.

Diese Erkenntnis eines Unterschiedes im molekularen Wirkungsmechanismus trägt zum Verständnis der einen Ceilingeffekt aufweisenden Benzodiazepine und der mit Barbituraten gegebenen Titrierbarkeit der Sedierung/Hypnose bei [29].

2. Eine holenzephale neuronale aktivitätsmindernde Wirkung.
3. Eine cholinerge Wirkung im niedrigen und mittleren Dosierungsbereich.
4. Im Unterschied zu den Benzodiazepinen und Opioiden wirken Barbiturate am sog. Adenosin-1-Rezeptor wie Theophyllin und Koffein als Antagonisten [9, 18, 26, 28, 33, 36–39, 52]. Dies könnte v. a. in der Entwöhnungsphase von positiver Bedeutung sein.
5. Neuere Befunde lassen auf eine kalziumantagonistische, über die Nifedipinwirkung hinausgehende Wirkung schließen [14, 22].
6. Aus dem Wirkungsprofil der Barbiturate, einer Vasodilatation, Noradrenalinsuppression und Reninsuppression, läßt sich der nachgewiesene Effekt einer die renale Funktion positiv beeinflussenden, diuresefördernden Wirkung erklären [5, 25].

Auf diesem theoretischen Hintergrund sind von uns Barbiturate erneut im Regime der Langzeitsedierung als synergistische Ergänzung und als im Langzeitverlauf auch alternativ einsetzbare Substanzen einbezogen worden.

Indikationen für den Einsatz von Methohexital in der Langzeitsedierung

Die insgesamt bessere Steuerbarkeit, die Hinweise für eine geringere Enzyminduktion und eine geringere Beeinflussung immunsuppressiver Parameter haben uns dazu bewogen, dem Barbituratderivat Methohexital vor den Thiobarbituraten den Vorzug zu geben.

Das Wirkungsprofil hat uns v. a. folgende Indikationsbereiche festlegen lassen:

- Die Ceilingeffekte der Benzodiazepine können supplementiert werden.
- Ebenso ist mit einem Medikamentenwechsel von Benzodiazepinen auf Barbiturate im Langzeitverlauf ein Sedierungsziel oft doch noch zu erreichen, ohne exzessive und letztlich ineffektive Dosissteigerungen [38].
- In Kombination mit Opioiden wird schon in Dosierungen von 1 mg Methohexital/kg KG·h eine sehr effektive Sedierung bis Hypnose erreicht.
- Insbesondere der Beitrag der Barbiturate zu einer Verschiebung der Neurotransmitterbalance zur cholinergen Seite (Zunahme von Muskeltonus, Darmmotilität, Antagonismus zur Adenosin-1-rezeptorvermittelten Atemdepression) lassen ein Barbiturat besonders für die beginnende Entwöhnungsphase von der tiefen Sedierung geeignet erscheinen.
- Inwiefern der auch in jüngster Zeit wieder diskutierte partielle Antagonismus Benzodiazepin-Opioid [43, 45] in der Kombination Barbiturat/Opioid nicht zu erwarten oder weniger ausgeprägt ist, muß zunächst als weiterhin ungeklärt gelten.
- Als effektives, gut steuerbares Hyptnotikum bietet die sedierende Medikation mit Methohexital bei periduraler Analgesie, z. B. nach thorakaler Aortenaneurysmaoperation, eine dem postoperativen Verlauf anpaßbare, titrierbare Hypnose- und Sedierungsmöglichkeit, die gegenüber den insbesondere bei älteren Patienten oft unter Benzodiazepinen beobachtbaren paradoxen Reaktionen uns deutlich reduzierbar erscheint. Gerade unter Periduralanästhesie fehlt die synergistische sedative Komponente der systemischen Opioidgabe zur Supplementierung der mit Ceilingeffekten behafteten Benzodiazepine.
- In der Entwöhnungsphase ist eine geringere Desorientiertheit des aufwachenden Patienten beobachtbar als unter Benzodiazepinen oder Neuroleptika.
- Als Ersatz- und Überbrückungsdroge von Opioidabhängigen benutzt, ist Methohexital nach Langzeitanalgesie mit Opioiden zur Beherrschung und Überbrückung einer auftretenden Entzugssymptomatik einsetzbar. Die Opioide lassen sich häufig gewissermaßen im Schutz der Barbituratmedikation reduzieren und unter stetiger Dosisreduktion absetzen.
- Für die Therapie einer Alkoholentzugsproblematik und in Phasen extremer psychomotorischer Agitiertheit ist v. a. die Gabe eines Neuroleptikums indiziert, dessen Dosierung und damit Nebenwirkungspotenz (parkinsonoide Dyskinesien und Akathisien) in Kombination mit Methohexital deutlich reduzierbar ist.
- Seit wir Neuroleptika mit Barbituraten bei schwereren Agitiertheitszuständen kombinieren, haben wir zunehmend auf den Einsatz hochpotenter Neuroleptika wie Haloperidol verzichten können zugunsten schwach wirkender Neuro-

leptika mit ausgeprägt sedierender Komponente, wie z. B. Chlorprothixen. Die typischen Nebenwirkungen der Neuroleptika sind unter diesem Regime deutlich reduzierbar gewesen.
- Anwendung beim enteralen Ernährungsaufbau.

In der Handhabung des Methohexital gehen wir dabei nach dem Schema einer perfusorgesteuerten Titrierung vor:
Die durchschnittliche Dosierung zwischen 1–2,5 mg/kg KG·h muß auch nach mehr als 5–6 Tagen Anwendung in der Regel nicht erhöht werden und ist in der Entwöhnung wirkungsbezogen reduzierbar.

Die Anwendung eines Barbiturates, insbesondere in der Entwöhnungsphase nach Langzeitanalgosedierung, und der Verzicht auf die hochpotenten Neuroleptika hat für das Ziel eines ruhigen, an die klinische Situation angepaßten Wacher-werden-lassens ohne zentral-anticholinerge Symptome aus unserer Sicht erhebliche Vorteile gebracht:
- Kommunikationsfähigkeit und
- Orientiertheit der Patienten
haben sich als deutlich steigerbar erwiesen.

Überraschend ist unter Barbituratgabe in der Aufwachphase bei Langzeitanalgosedierung nicht nur eine klare Äußerungsfähigkeit, sondern auch die hierbei zu beobachtende Motivation des Patienten zur größtmöglichen Mithilfe bei den therapeutischen Bemühungen.

Insofern erscheint die Hypothese überprüfenswert, ob Barbiturate als Hypnotika paradoxerweise gerade in der Aufwachphase mit ihrem spezifischen von Benzodiazepinen unterschiedenen Wirkungsspektrum, nicht zuletzt der cholinergen Komponente, einen Beitrag zu einer komplikationsärmeren Entwöhnung von einer Langzeitsedierung leisten können mit der Erzielung eines frühestmöglich koordinierten und wachen, auf Mithilfe ansprechbaren Patienten, dem auf dieser Basis die unverzichtbare Möglichkeit eröffnet ist, seinen Beitrag zum weiteren Fortgang der Therapie zu leisten.

Literatur

1. Aitkenhead AR (1988) Anaesthesia and the gastro-intestinal system. Eur J Anaesth 5:73
2. Bickler PE, Dueck R, Prutow RJ (1987) Effects of barbiturate anesthesia on functional residual capacity and ribcage/diaphragm contributions to ventilation. Anesthesiology 66:147
3. Bird TM, Edbrooke DL, Newby DM, Hebron BS (1984) Intravenous sedation for the intubated and spontaneously breathing patient in the intensive care unit. Acta Anaesthesiol Scand 28:640
4. Carlon GC, Kahn RC, Goldiner PL, Howland WS, Turnbull A (1978) Long-term infusion of sodium thiopental haemodynamic and respiratory effect. Crit Care Med 6:311
5. Cho KW, Kim SH, Koh GY, Seul KH, Kim HJ, Song HS (1987) Renal and renin effects of sodium thiopental in rabbits. Renal Physiol 10:261
6. Crozier TA, Beck D, Schuff-Werner P, Kettler D (1987) Veränderte Expression lymphozytärer Oberflächenmarker nach Gabe von Etomidat, Midazolam oder Methohexital. Anaesthesist 36:692

7. Dennhardt R (1988) Sedierung mit Hypnotika und Neuroleptika. In: Schulte am Esch J, Benzer H (Hrsg) Analgosedierung des Intensivpatienten; ZAK München 1987, Bd I. Anaesthesiologie und Intensivmedizin, Bd 200. Springer, Berlin Heidelberg New York Tokyo, S 9

8. Dennhardt R, Schulz H, Link J, Wulfson A (1985) Diagnose und Therapie des zentralen anticholinergischen Syndroms (ZAS) bei Intensivpatienten. In: Stoeckel H, Lauven P (Hrsg) Das zentral-anticholinergische Syndrom: Physostigmin in der Intensivmedizin, Anästhesiologie, Psychiatrie. 2. Symposium in Bonn. Intensivmedizin Notfallmedizin Anästhesiologie, Bd. 55. Thieme, Stuttgart New York, S 98

9. Dunwiddie TV (1985) The physiological role of adenosine in the central nervous system. Int Rev Neurobiol 27:63

10. Dworacek B, Rupreht J (1985) Kontinuierliche Verabreichung von Physostigmin während der Narkose. In: Stoeckel H, Lauven P (Hrsg) Das zentral-anticholinergische Syndrom: Physostigmin in der Intensivmedizin, Anästhesiologie, Psychiatrie. 2. Symposium in Bonn. Intensivmedizin Notfallmedizin Anästhesiologie, Bd 55. Thieme, Stuttgart New York, S 146

11. Eberhardt KEW, Thimm BM, Maskos W, Spring A (1988) Verändert der Einsatz von Barbituraten bei beatmeten Patienten die Entstehung nosokomialer Infektionen auf der Intensivstation? In: Thimm BM (Hrsg) Infektionskontrolle im Krankenhaus. IV. Internationales Ulmer Hygienesymposium Ulm 1988. Universität Ulm, Ulm, S 97

12. Eisenberg HM, Frankowski RF, Contant CF, Marshall LF et al (1988) High-dose barbiturate control of elevated intracranial pressure in patients with severe head injury. J Neurosurg 69:15

13. Froese A, Bryan AC (1974) Effects of anesthesia and paralysis on diaphragmatic mechanics in man. Anesthesiology 41:242

14. Gross RA, MacDonald RL (1988) Barbiturates and nifedipine have different and selective effects on calcium currents of mouse DRG neurons in culture: A possible basis for differing clinical actions. Neurology 38:443

15. Hackl JM (1987) Enterale Ernährung – neu in der Intensivtherapie? In: Just OH, Krier C (Hrsg) Aktuelle Anästhesie und Intensivmedizin. 5. Internationales Heidelberger Anästhesie-Symposium. Intensivmedizin Notfallmedizin Anästhesiologie, Bd 60. Thieme, Stuttgart New York, S 178

16. Hansen E, Hannig K, Wustrow T (1987) Die Hemmung von Funktionen isolierter Lymphozytenpopulationen durch Thiopental. Zentraleuropäischer Anaesthesiekongreß München 1987. Anaesthesist 36 Suppl, S 411

17. Harvey SC (1985) Hypnotics and sedatives. In: Goodman Gilman A, Goodman LS, Rall TW, Murad F (eds) The pharmacological basis of therapeutics, 7th edn. MacMillan Publishing Company, New York Toronto London, p 339

18. Hawkins M, Pravica M, Radulovacki M (1988) Chronic administration of diazepam downregulates adenosine receptors in the rat brain. Pharmacology Biochemistry und Behavior 30:303

19. Healy TEJ, Foster GE, Evans DF, Syed A (1981) Effect of some i.v. anaesthetic agents on canine gastrointestinal motility. Br J Anaesth 53:229

20. Heinemeyer G (1987) Clinical pharmacokinetic considerations in the treatment of increased intracranial pressure. Clin Pharmacokinet 13:1

21. Hempelmann G, Müller H (1982) Wirkung der intravenösen Narkotika auf Herz und Kreislauf. In: Lawin P, Götz E, Huth H (Hrsg) Intravenöse Narkose und Langzeitsedierung. Symposium in Münster. Intensivmedizin Notfallmedizin Anästhesiologie, Bd 31. Thieme, Stuttgart New York, S 42

22. Heyer EJ, MacDonald RL (1982) Barbiturate reduction of calcium-dependent action potentials: correlation with anesthetic action. Brain Res 236:157

23. Ho JK, Harris RA (1981) Mechanism of action of barbiturates. Ann Rev Pharmacol Toxicol 21:83

24. Hoffmann P (1988) Kombination von Benzodiazepinen und Opioiden. In: Schulte am Esch J, Benzer H (Hrsg) Analgosedierung des Intensivpatienten; ZAK München 1989, Bd I. Anästhesiologie und Intensivmedizin, Bd 200. Springer, Berlin Heidelberg New York Tokyo, S 50

25. Holmes JC, Schneider FH (1973) Pentobarbitone inhibition of catecholamine secretion. Br J Pharmacol 49:205
26. Jakisch R, Strittmatter H, Kasakow L, Hertting G (1984) Endogenous adenosine as a modulator of hippocampal acetylcholine release. Naunyn Schmiedebergs Arch Pharmacol 327:319
27. Jenden DJ (1977) Cholinergic mechanisms and psychopharmacology. Advances in behavioral biology, vol 24. Plenum Press, New York London
28. Kalant H, Grose W (1967) Effects of ethanol and pentobarbital on release of acetylcholine from cerebral cortex slices. J Pharmacol Exp Ther 158:386
29. Kapp W (1986) Benzodiazepine in der Langzeitsedierung. In: Schulte am Esch (Hrsg) Langzeitsedierung des Intensivpatienten. 2. Hamburger Anästhesiologisch/Intensivmedizinisches Sympsoium. Zuckschwerdt, München Bern Wien, S 27
30. Kress HG, Segmüller R (1987) Intravenöse Anaesthetika und Motilität humaner neutrophiler Granulozyten in vitro. Anaesthesist 36:356
31. Krumholz W, Jorgall H, Käbisch S (1987) Der Einfluß von Methohexital auf die Adhärenz polymorphkerniger neutrophiler Granulocyten. Zentraleuropäischer Anaesthesiekongreß München 1987. Anaesthesist 36 Suppl, S 410
32. Krumholz W, Käbisch S, Biskoping J, Wiedemann M, Hempelmann G (1988) Über den Einfluß von Pancuroniumbromid auf die Adhärenz polymorphkerniger neutrophiler Granulozyten in vitro. Anaesthesist 37:246
33. Lamour Y, Epelbaum J (1988) Interactions between cholinergic and peptidergic systems in the cerebral cortex and hippocampus. Progress in Neurobiology 31:109
34. Lehmann KA (1988) Analgosedierung mit Opioiden. In: Schulte am Esch J, Benzer H (Hrsg) Analgosedierung des Intensivpatienten; ZAK München 1987, Bd I. Anästhesiologie und Intensivmedizin, Bd 200. Springer, Berlin Heidelberg New York Tokyo, S 14
35. Link J (1986) Das zentralanticholinergische Syndrom. In: Schulte am Esch J (Hrsg) Langzeitsedierung des Intensivpatienten. 2. Hamburger Anästhesiologisch/Intensivmedizinisches Symposium. Zuckschwerdt, München Bern Wien, S 40
36. Lohse MJ, Lenschow V, Schwabe U (1984) Interaction of barbiturates with adenosine receptors in rat brain. Naunyn-Schmiedeberg's Arch Pharmacol 326:69
37. Lohse MJ, Klotz KN, Jakobs KH, Schwabe U (1985) Barbiturates are selective antagonists at A-1 adenosine receptors. J Neurochem 45:1761
38. Lohse MJ, Brenner AS, Jackisch R (1987) Pentobarbital antagonizes the A-1 adenosine receptor-mediated inhibition of hippocampal neurotransmitter release. J Neurochem 49:189
39. Lohse MJ, Böser S, Klotz KN, Schwabe U (1987) Affinities of barbiturates for the GABA-receptor complex and adenosine receptors: a possible explanation of their excitatory effects. Neunyn-Schmiedeberg's Arch Pharmacol 336:211
40. Mathieu D, Mathieu A (1980) Effect of intravenous anesthetics on leucocyte migration. Anesthesiology 53:30
41. Mathieu A, Mathieu D, Hyslop N (1979) Effects of induction agents and nonvolatile anesthetics on chemotaxis of polymorphonuclear leucocytes. Anesthesiology 51:56
42. Mazel P, Busch MT (1969) Brain barbital levels and anesthesia as influenced by physostigmine and epinephrine. Biochem Pharmacol 18:579
43. McDonald CF, Thomson SA, Scott NC, Scott W, Grant IWB, Crompton GK (1986) Benzodiazepine-opiate antagonism – a problem in the intensive-care therapy. Intensive Care Med 12:39
44. Merriman HM (1981) The techniques used to sedate ventilated patients. A survey of methods used in 34 ICUs in Great Britain. Intensive Care Med 7:217
45. Montegazzu P, Parenti M, Transmisso et al (1982) Modifications of the antinociptive effect of morphin by centrally administered diazepam and midazolam. Br J Pharmacol 75:569
46. Moudgil C, Allan RB, Russell RJ, Wilkinson PC (1977) Inhibition by anaesthetic agents of human leucocyte locomotion towards chemical attractants. Br J Anaesth 49:97
47. Nadelson T (1976) The psychiatrist in the surgical intensive care unit. I. Postoperative delirium. Arch Surg 111:113
48. Neumann M, Mutz N, Hackl JM (1987) Die Sedierung beim Tetanuspatienten. In: Bergmann H, Fitzal S, Kapp W, Steinbereithner (Hrsg) Benzodiazepine. Klinische Bedeutung

und Anwendung. Beiträge zur Anaesthesiologie und Intensivmedizin, Bd 23. Maudrich, Wien München Bern, S 123
49. Norlander O (1982) Balanced anaesthesia – Geschichte und Entwicklung – Heutiger Stand. In: Lawin P, Götz E, Huth H (Hrsg) Intravenöse Narkose und Langzeitsedierung. Symposium in Münster. Intensivmedizin Notfallmedizin Anästhesiologie, Bd 31. Thieme, Stuttgart New York, S 4
50. Ilsen RW (1987) GABA-drug interactions. In: Jucker E, Meyer U (Hrsg) Progress in drug research, vol 31. Birkhäuser, Basel Boston, p 223
51. Olsen RW, Yang J, King RG, Dilber A, Strauber GB, Ronsons RW (1986) Barbiturate and benzodiazepine modulation of GABA receptor Life Sci 39:1969
52. Phillis JW, O'Regan MH (1988) The role of adenosine in the central actions of the benzodiazepines. Prog Neuro-Psychopharmacol und Biol Psychiat 12:389
53. Piatt H et al (1984) High dose barbiturate therapy in neurosurgery and intensive care. Neurosurgery 15:427
54. Polc P, Bonetti EP, Schaffner R, Haefely W (1982) A three-state Model of the benzodiazepine receptor explains the interactions between the benzodiazepine antagonist Ro 15-1788, benzodiazepine tranquilizers, B-carbolines, and phenobarbitone. Naunyn-Schmiedeberg's Arch Pharmacol 321:260
55. Richter JA, Holtman JR (1982) Barbiturates: their in vivo effects and potential biochemical mechanisms. Progr Neurobiol 18:275
56. Richter JA, Waller MB (1977) Effects of pentobarbital on the regulation of acetylcholine content and release in different regions of rat brain. Biochem Pharmacol 26:609
57. Richter JA, Gormley JM, Holtman JR, Simon JR (1982) High affinity choline uptake in the hippocampus: its relationship to the physiological state produced by administration of barbiturates. J Neurochem 39:1440
58. Rupreht J, Dworacek B, Ducardus R, Schmit PIM, Dzoljic MR (1983) The involvement of the central cholinergic and endorphinergic systems in the nitrous oxide withdrawal syndrome in mice. Anesthesiology 58:524
59. Sawynok J, Jhamandas KH (1976) Inhibition of acetylcholine release from cholinergic nerves by adenosine, adenine nucleotides and morphine: antagonism by theophylline. J Pharmacol Exp Ther 197:379
60. Schaps D (1983) Die Wirkung von Methohexital und Thiopental auf Hämodynamik und Myokardstoffwechsel. In: Lehmann C, Landauer B, Roth H (Hrsg) Intravenöse Narkosemittel. Bericht über das Internationale Anästhesie-Symposium am 2. und 3. Dezember 1983 in München. Perimed, Erlangen, S 101
61. Schulte-Sasse U, Hess W, Tarnow J (1982) Hämodynamische Analyse 6 verschiedener Anästhesie-Einleitungsverfahren bei koronarchirurgischen Patienten. Anästh Intensivther Notfallmed 17:95
62. Schulzeck S, Wollesen C (1988) Über die enzyminduktorische und toxische Wirkung von Methohexital in Rattenleber-Zellkulturen. Deutscher Anästhesiekongreß 1988 Mannheim. Anaesthesist 37 Suppl, S 125
63. Sear JW (1987) Overview of drugs available for ITU sedation. In: Prys-Roberts, Stanski DR, Sear JW (eds) Proceedings of the international symposium on alfentanil by infusion, Beerse/Belgien 1986. Eur J Anaesthesiol, Suppl I, p 47
64. Selman WR, Spetzler RF, Roessmann UR, Rosenblatt JJ (1982) Barbiturate coma in focal cerebral ischemia. Relationship of protection to timing of therapy. J Neurosurg 56:685
65. Spiers EM, Potts RC, Simpson JRM, MacConnachie A, Swanson Beck J (1987) Mechanisms by which barbiturates suppress lymphocyte responses to phytohaemagglutinin stimulation. Int J Immunopharmacol 9:505
66. Steen PA, Newberg L, Milde J, Michenfelder JD (1983) Hypothermia and barbiturates: individual and combined effects on canine cerebral oxygen concsumption. Anesthesiology 58:527
67. Study RE, Barker JL (1980) Diazepam and (-)pentobarbital: fluctuation analysis reveals different mechanisms for potentation of GABA responses in cultured central neurons. Proc Natl Acad Sci USA 78:7180
68. Taeger K, Murr R (1983) Pharmakokinetik hochdosierter Barbiturate. In: Lehmann C, Landauer B, Roth H (Hrsg) Intravenöse Narkosemittel. Bericht über das Internationale

Anästhesie-Symposium am 2. und 3. Dezember 1983 in München. Perimed, Erlangen,
S 55
69. Wendt M (1982) Probleme der Entwöhnung nach Langzeitsedierung. In: Lawin P, Götz E,
Huth H (Hrsg) Intravenöse Narkose und Langzeitsedierung. Symposium in Münster. Intensivmedizin Notfallmedizin Anästhesiologie, Bd 31. Thieme, Stuttgart New York, S 117
70. Willow M, Johnston GAR (1983) Pharmacology of barbiturates: electrophysiological and
neurochemical studies. Int Rev Neurobiol 24:15

Sedierung zur postoperativen Beatmung:
Midazolam vs. Propofol – Erste Ergebnisse

U. Hecht, P. Lehmkuhl und I. Pichlmayr

Einleitung

Die postoperative Phase stellt für Patienten, die sich ausgedehnten Operationen unterziehen müssen, eine starke Belastung sowohl aus physischer als auch aus psychischer Sicht dar. Die postoperative Beatmung unter Sedation bietet für dieses Kollektiv einen Ansatz, diesen Abschnitt „streßarm" zu gestalten.

Die Indikation zur postoperativen Beatmung wird für diese – noch laufende – Studie gestellt, sofern eine Operationsdauer von mehr als 4 h und eine Auskühlung der Patienten vorliegt oder ein Relaxanzienüberhang die Abtrainierung von der Beatmung stark verzögert.

Ziel der Sedierung ist es, in diesen Fällen die Tolerierung des Tubus sowie der maschinellen Beatmung zu ermöglichen. Der Patient soll diese Phase nicht bewußt erleben, um eine „streßfreie" Entwöhnung von der Beatmung zu garantieren. Die Sedativa dürfen jedoch den Kreislauf und den Gesamtorganismus nur geringfügig belasten und müssen so gut steuerbar sein, daß der Zeitpunkt der Extubation „spontan" gewählt werden kann (Sedierung so lange wie nötig, so kurz wie möglich). In der Extubationsphase soll der Patient weiterhin den Tubus gut tolerieren, jedoch eine ausreichende Spontanatmung aufweisen. Die Sedierung darf die Kooperativität des Patienten in dieser Phase nicht einschränken.

Zwei Substanzen, die diese Anforderungen erfüllen können, sind Midazolam und Propofol. Aufgrund ihrer kurzen Halbwertszeiten können sie kontinuierlich – somit bedarfsgerecht – mittels Infusionspumpen eingesetzt werden.

Midazolam (Dormicum), ein Hypnotikum aus der Benzodiazepingruppe, liegt in einer wäßrigen Lösung vor.

Propofol (Disoprivan, 2,6-Diisopropylphenol) ist ein i.v. Hypnotikum, das in einer 10%igen Öl-in-Wasser-Emulsion vorliegt.

Die Plasmahalbwertszeiten (β-Eliminationsphase) liegen für Midazolam bei 90–150 min (Amrein et al. 1981), für Propofol bei 34–50 min (Cockshott 1985).

Beide Medikamente werden hepatisch metabolisiert und überwiegend renal ausgeschieden (Heizmann u. Ziegler; Simons et al. 1985).

Der Beitrag hat den Untertitel „Erste Ergebnisse" bekommen, da sich der Studienbeginn wegen logistischer und technischer Schwierigkeiten stark verzögert hat und bislang lediglich 8 Patienten aufgenommen werden konnten. Die vorliegenden Ergebnisse lassen jedoch schon Rückschlüsse auf die Eignung der angesprochenen Substanzen für die Sedierung postoperativ beatmeter Patienten zu.

Methodik

Patientenkollektiv

Das Patientenkollektiv dieser Studie, deren erste Ergebnisse wir hier vorstellen möchten, setzt sich aus Patienten zusammen, die sich einer ausgedehnten abdominellen oder plastischen Operation unterzogen (Pankreatikojejunostomie, Leberteilresektion, Gastrektomie, Milzextirpation, Latissimus-dorsi-Lappenplastik, freie Lappenplastik). In die Studie gingen bislang 5 weibliche und 3 männliche Patienten ein, die abweichselnd der Midazolam- oder der Propofolgruppe zugeordnet wurden. Für die weitere Studie wird nach einem randomisierten Plan vorgegangen.

Das Durchschnittsalter der Midazolamgruppe beträgt (48,5 ($\pm$9,6) Jahre bei einem mittleren Körpergewicht von 68 ($\pm$8,5) kg. Die entsprechenden Werte der Propofolgruppe betragen 61 ($\pm$13,3) Jahre und 67 ($\pm$6,2) kg.

Bei der i.m. Prämedikation werden Atropin, Promethazin und Pethidin eingesetzt. Die Einleitung erfolgt mit Thiopental oder Etomidat. Bei der Narkoseführung werden Enfluran, Fentanyl und langwirkende Relaxanzien verabreicht. Nach Abschluß der Operation werden die Patienten zur Nachbeatmung auf die Intensivstation transportiert. Dort werden die routinemäßigen Überwachungsmaßnahmen getroffen: noninvasive Blutdrucküberwachung (Dinamap), EKG, Temperatursonde, Blutgas- und Ausscheidungskontrolle. Die Beatmung erfolgt mit den Geräten Servo 900 C oder Bennett 7200.

Zusätzlich erfolgt eine zweikanalige EEG-Überwachung (C4/P4, C3/P3) mit Echtzeitauswertung (Fast-Fourrier-Transformation und Darstellung der Frequenzspektren) mittels eines IBM-AT-kompatiblen Computers. Das Signal einer der 2 abgeleiteten Kanäle wird nach A/D-Wandlung gemeinsam mit dem systolischen-, diastolischen-, mittleren arteriellen Druck sowie der Herzfrequenz auf der Festplatte des Rechners gespeichert und kann nachträglich in ein Auswertungsprogramm eingelesen werden.

Das Intervall für die Druckmessung ist mit 5 min vorgegeben und kann über den Rechner verändert werden.

Den Patienten wird zu Beginn der Sedierung ein Bolus des Hypnotikums verabreicht, um einen effizienten Blutspiegel zu erreichen: Midazolam 0,15 mg/kg KG, Propofol 1 mg/kg KG.

Die Sedierung wird durch kontinuierliche Gabe mittels Infusionspumpe bedarfsgerecht aufrecht erhalten. Die Dosierung des Hypnotikums wird 30 min vor „geplanter" Extubation auf die Hälfte reduziert. Nach Absetzen des Sedativums wird die Beatmung von CMV auf SIMV umgestellt, wenn die Patienten bei Zimmerlautstärke ansprechbar sind. Ausreichende Spontanatmung ermöglicht den Wechsel der Beatmungsform auf CPAP. Der Patient wird bei vollständiger Kooperativität extubiert.

Steuerung der Sedierung

Zur Steuerung der Sedierung werden Aufwachreaktionen des Patienten, Blutdruckverlauf, Herzfrequenz und EEG-Parameter herangezogen. Klinisch wird die Sedierung soweit vertieft, daß der Patient die maschinelle Beatmung und den Tubus toleriert, jedoch auf laute Ansprache Reaktionen zeigt.

EEG-Parameter

Im EEG-Rohsignal werden vornehmlich Wellen mit Frequenzen zwischen 1 und 30 Hz gefunden. Sie werden den 4 klassischen Frequenzbändern zugeordnet:

δ: 1 – 3 Hz,
τ: 3,5– 8 Hz,
α: 8,5–12 Hz,
β: 12,5–30 Hz.

Neben ihrer Frequenz dient auch die Amplitude der Wellen der Charakterisierung des Signals. Sie gibt Auskunft über die elektrische Leistung des Gehirns.

Da die Auswertung des EEG für den Ungeübten schwierig ist, bietet die automatische Signalanalyse einen Ansatz, aussagekräftige Parameter anzubieten, die es auch neurophysiologischen Laien ermöglichen, das Hirnstrommuster zu beurteilen. Aus den vorgenannten Parametern können weitere Größen abgeleitet werden:

- elektrische Gesamtleistung,
- relative Ausprägung der Frequenzbänder,
- Median des Spektrums,
- dominante Frequenz,
- spektrale Eckfrequenz.

Im physiologischen Ausgangs-EEG wird ein Überwiegen des α-Bandes gefunden, wobei mit zunehmendem Alter vermehrt ein Überwiegen von β-Aktivitäten zu sehen ist. Auftreten von Aktivitäten im δ- oder τ-Bereich können einen Hinweis auf hirnorganische Veränderungen geben. Das Hirnstrommuster wird durch Gabe hypnotisch wirksamer Medikamente verändert. Die Substanzen beeinflussen das EEG-Muster in für sie spezifischer Weise. Am Ausmaß der Veränderung kann anhand der obengenannten Parameter auch der Ungeübte die Wirkung der applizierten Medikamente abschätzen. Besonders aussagekräftig scheinen uns:

- die relative Ausprägung der Frequenzbänder,
- der Median des Spektrums,
- der Verlauf der Gesamtleistung.

Unter relativer Ausprägung der Frequenzbänder wird der prozentuale Anteil eines Frequenzbandes an der hirnelektrischen Gesamtleistung verstanden, der Median des Spektrums stellt die Frequenz dar, oberhalb und unterhalb derer sich jeweils die Hälfte der Gesamtenergie des Spektrums befindet. Der Verlauf der Gesamtleistung spiegelt die Entwicklung der elektrischen Gesamtleistung des Gehirns wider.

Für Midazolam wurde in einer Vorstudie (Lehmkuhl et al. 1988) an 30 Patienten (mittleres Alter 53,0 ± 17,0 Jahre) folgende relative Verteilung der Gesamtleistung gefunden:

	Steady state [%]	Abflachung [%]
δ	57	45
τ	18	17
α	14	20
β	11	18

Für Propofol (n = 10, 47,1 ± 10,1 Jahre) fanden sich abweichende Werte:

	Steady state [%]	Abflachung [%]
δ	41,5	31,1
τ	29,9	32,4
α	22,9	27,9
β	5,9	9,5

Anhand dieser Werte wird in der laufenden Studie die Sedierung so gesteuert, daß ein Steady state erreicht wird.

Vorläufige Ergebnisse

Die Unterhaltungsdosis liegt für Midazolam bei 0,13–0,17 mg/kg/h, für Propofol bei 1,53–2,16 mg/kg/h. Bei diesen Dosierungen sind die Patienten ausreichend sediert, tolerieren die maschinelle Beatmung ohne Gegenatmung sowie den Tubus ohne Husten. In den bislang beobachteten Fällen konnten lediglich leichte Hustenstöße gesehen werden. Die Kreislaufparameter verhalten sich bei allen Patienten stabil.

Die Nachbeatmungszeit wird im folgenden in Sedierung und Aufwachphase unterteilt. Unter Sedierung fällt die Zeit, in der das Hypnotikum verabreicht wird. Die Aufwachphase wird als Zeit vom Absetzen des Hypnotikums bis zur Extubation definiert. In der Midazolamgruppe wird für die Aufwachphase ein Median von 163 min (min: 130 min; max: 300 min) gefunden. Der Median der Aufwachphase beträgt für Propofol 61 min (min: 15 min; max: 380 min).

Die Verläufe der Herzfrequenz und der Blutdrücke sind in beiden Gruppen stabil, die Sedierung ist gut steuerbar (Abb. 1 und 2).

Die bislang vorliegenden Werte zeigen, wie nach der Halbwertszeit zu erwarten, eine kürzere Aufwachphase für die Propofolsedierung (Abb. 3).

Diskussion

Midazolam und Propofol eignen sich gut für eine Sedierung zur postoperativen Beatmung. Propofol sollte dabei der Vorzug bei kürzeren und mittellangen

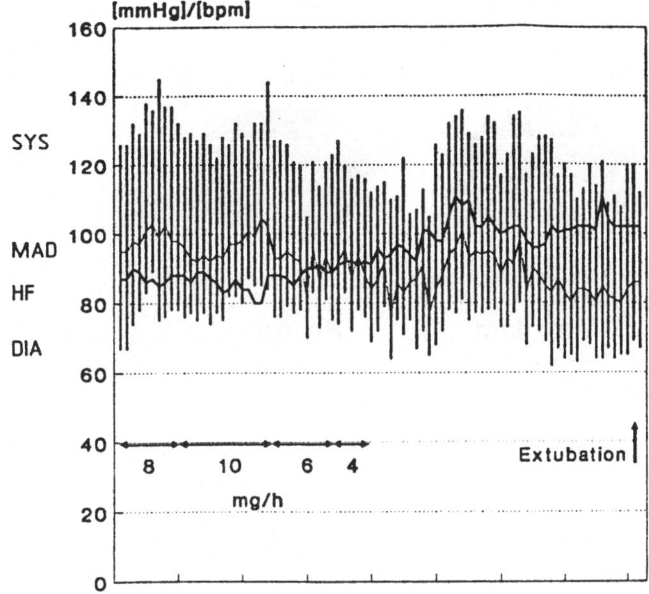

Abb. 1. Sedierung mit Midazolam bei einem 40jährigen Patienten mit Pankreatikojejunostomie: Blutdruck/Pulsverlauf/Dosierung Midazolam

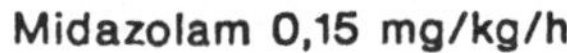

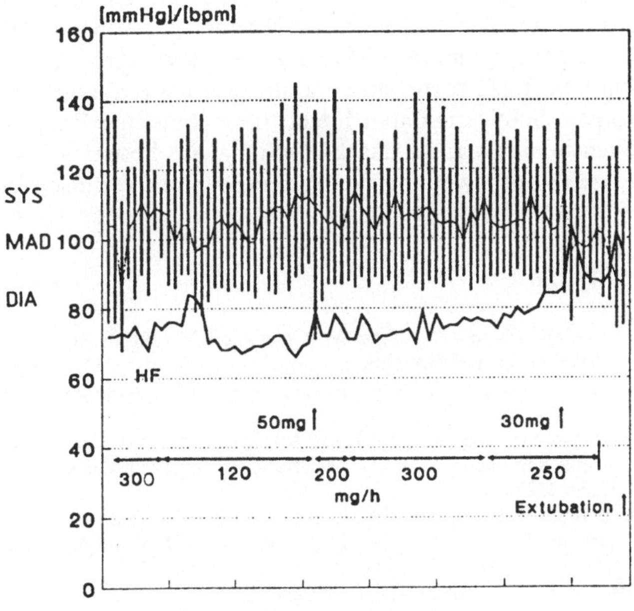

Abb. 2. Sedierung mit Propofol bei einem 60jährigen Patienten nach Entfernung von Lebermetastasen. Blutdruck/Pulsverlauf/Dosierung Propofol

377 min/163 min   398,5 min/61,5 min

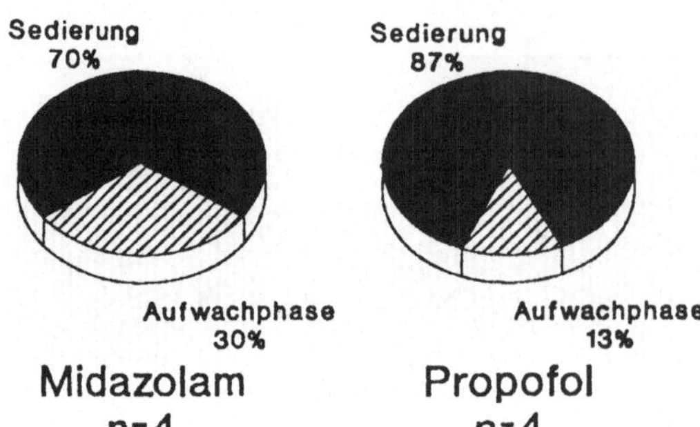

Abb. 3. Aufteilung der Nachbeatmungsdauer (Medianwerte)

Nachbeatmungen gegeben werden, bei denen es darauf ankommt, den Patienten kurzfristig von der Beatmung entwöhnen zu können. Midazolam eignet sich nach den bislang vorliegenden Daten weniger gut für kurzzeitige Nachbeatmungen. Diese Substanz findet ihren Einsatz bei mittellangen postoperativen Beatmungen.

Der Einsatz der EEG-Überwachung ermöglicht eine genauere Beurteilung der Sedierungstiefe und der zentralnervösen Hypnotikawirkung. Zur Beurteilung der Sedierungstiefe können der Median des Frequenzspektrums, der Verlauf der Gesamtleistung sowie die relative Ausprägung der Frequenzbänder herangezogen werden. Andere EEG-Parameter scheinen uns für diesen Zweck nicht so gut geeignet. Eine Dosissteigerung, die aufgrund klinischer Aufwachreaktionen notwendig erscheint, kann mit den vorgenannten Parametern in ihrer Wirkung kontrolliert werden. Ist ein ausreichender klinischer Effekt erreicht, kann die zerebrale Medikamentenwirkung abgeschätzt werden. Unerwünscht tiefe Sedierung kann im EEG rechtzeitig erkannt werden und eine Dosisreduktion frühzeitig erfolgen. Schwierigkeiten bietet die rechtzeitige Erkennung der unerwünscht flachen Sedierung, da das EEG-Signal in diesem Stadium durch Bewegungsartefakte (Kopfbewegung des Patienten) stark verfälscht werden kann.

Literatur

Amrein R, Cano JP, Eckert M, Coassolo PH (1981) Pharmakokinetik von Midazolam nach intravenöser Verabreichung. Arzneimittelforschung/Drug Res 31 (II), Nr. 12a, 2202–2205

Cockshott ID (1985) Propofol (Diprivan) pharmacokinetics and metabolism – an overview. Postgrad Med J [Suppl 3] 61:45

Heizmann P, Ziegler WH (1981) Ausscheidung und Stoffwechsel von 14 C-Midazolam beim Menschen nach oraler Verabreichung. In: Arzneimittelforschung/Drug Res 31 (II), Nr. 12a, S 2220–2223

Lehmkuhl P, Prass D, Hecht U, Jeck-Thole S, Pichlmayr I (1988) EEG-Kontrollierte Sedierung auf der Intensivstation. Vortrag auf der 33. Jahrestagung der Deutschen EEG-Gesellschaft Hamburg, 29. 9.–1. 11. 1988

Simons PJ, Cockshott ID, Douglas EJ, Gordon EA, Hopkins K, Rowland M (1985) Blood concentrations, metabolism and elimination after a subanaesthetic intravenous dose of 14 C-propofol (Diprivan) to male volunteers (Abstract). Postgrad Med J [Suppl 3] 61:64

Analgosedierung beatmungspflichtiger Intensivpatienten mit einer Ketamin-Midazolam-Kombination

H. A. Adams, J. Biscoping, A. Thiel und G. Hempelmann

Einleitung und Fragestellung

Die sedativ-analgetische Medikation beatmungspflichtiger Intensivpatienten gehört zu den nur unbefriedigend gelösten Problemen der anästhesiologischen Arbeitswelt. Klinische Untersuchungen gestalten sich durch die Vielfalt der zugrundeliegenden Erkrankungen und durch das inhomogene Patientengut ausgesprochen schwierig. Auch die hier vorzustellenden Ergebnisse müssen unter diesen Einschränkungen betrachtet werden.

Ziel der Studie war es, durch die Erfassung valider Parameter verläßliche Daten zur Beurteilung der sedativ-analgetischen Medikation beatmungspflichter Intensivpatienten zu gewinnen. Gleichzeitig sollte die seinerzeit angewandte Routinemedikation aus Fentanyl/Midazolam/Pancuronium mit einem weiteren Therapieschema, bestehend aus Ketamin/Midazolam/Pancuronium, verglichen werden.

Patienten und Methodik

Die Untersuchung umfaßte 16 Patienten einer operativen Intensivstation, die für mindestens 48 h beatmet werden mußten. Ausschlußkriterien waren: Alter unter 18 Jahren, Schädel-Hirn-Trauma 2. oder 3. Grades, weniger als 6 Monate zurückliegender Myokardinfarkt, manifeste Angina pectoris sowie exzessiver Hypertonus mit systolischen Blutdruckwerten über 180 mmHg.

Nach Untersuchung einer Pilotgruppe zur Gewinnung von Basisdaten unter Routinemedikation mit Fentanyl wurden die Patienten randomisiert folgenden Gruppen zugeteilt:

Fentanylgruppe: Fentanyl/Midazolam/Pancuronium, intermittierende Gabe nach klinischen Erfordernissen. Als Anhalt galten: Fentanyl 0,2 mg/h, Midazolam 2,5 mg/h, Pancuronium etwa 2 mg/h.

Ketamingruppe: Ketamin-Midazolam-Perfusor, Pancuronium intermittierend. Initialdosis Ketamin 1,5 mg/kg KG, Midazolam 0,1 mg/kg KG als Bolus. Danach Ketamin 50 mg/h und Midazolam 2,5 mg/h über Perfusor, Pancuronium ebenfalls ca. 2 mg/h.

Dosisanpassungen erfolgten in beiden Gruppen nach den jeweiligen klinischen Erfordernissen.

Es wurden folgende Parameter bestimmt:

- Adrenalin und Noradrenalin im Plasma (HPLC/ECD),
- ADH, ACTH, Kortisol (RIA),
- Glukose, Laktat, freies Glyzerin („Streßmetabolite"),
- Routinelaborwerte,
- EEG-Spektralanalysen (Frequenzbänder und Compressed Spectral Array),
- Hämodynamik (Pulmonaliskatheter),
- klinische Beobachtungsskala mit Wachheitsgrad und Adaptation an die Beatmung,
- Ketaminplasmaspiegel (GC).

Alle Patienten wurden bis zum Meßzeitpunkt 08.00 Uhr des 1. Tages wie die Kontrollgruppe mit Fentanyl behandelt. Danach erfolgte die Abnahme der Ausgangswerte sowie die Gruppenzuordnung. Zwischenzeitlich notwendig werdende Eingriffe sollten als Opiatnarkose durchgeführt werden, dies wurde jedoch nur bei einem Patienten der Fentanylgruppe notwendig. Bei 2tägiger Beobachtung und 6stündlichen Meßintervallen ergaben sich für die hormonellen Parameter, die „Streßmetabolite" und die Ketaminspiegel im Plasma pro Patient 9 Meßzeitpunkte. Die hämodynamischen Parameter wurden im Abstand von 12 h, die EEG-Ableitungen im Abstand von 24 h ausgewertet. Die klinische Bewertung von Adaptation und Wachheit erfolgte 2stündlich. Die Routinelaborwerte wurden einmal zu Ende der Beobachtungsperiode einem Gruppenvergleich unterzogen.

Ergebnisse

Die Patientengruppen waren im Hinblick auf Geschlechtsverteilung, Alter, Größe, Gewicht und zugrundeliegende Erkrankungen vergleichbar.

Drei Patienten waren bei Aufnahme in die Ketamingruppe aus Gründen der Kreislaufstabilisierung auf die Zufuhr von exogenen Katecholaminen angewiesen. Zwei Patienten erhielten initial zum Meßzeitpunkt 0 noch Adrenalin und Noradrenalin über Perfusor. Nach Umstellung der Medikation auf Ketamin konnten diese Katecholamine eingespart werden. Bei einem 3. Patienten mit alleiniger Zufuhr von Adrenalin konnte die Dosis im Verlauf reduziert und am folgenden Tag ebenfalls eingespart werden. Die Adrenalinwerte dieses Patienten wurden in der statistischen Auswertung sowie in der graphischen Darstellung nicht berücksichtigt.

Die Noradrenalinkonzentrationen (Abb. 1) waren in beiden Gruppen stark erhöht und überschritten den Normalbereich um das 2- bis 3fache. Die Adrenalinwerte (Abb. 1) verblieben in der Fentanylgruppe durchgehend im Normbereich. In der Ketamingruppe waren die Adrenalinkonzentrationen aus den genannten Gründen besonders initial deutlich erhöht, im weiteren Verlauf kam es zu einer weitgehenden Annäherung der Werte in beiden Kollektiven.

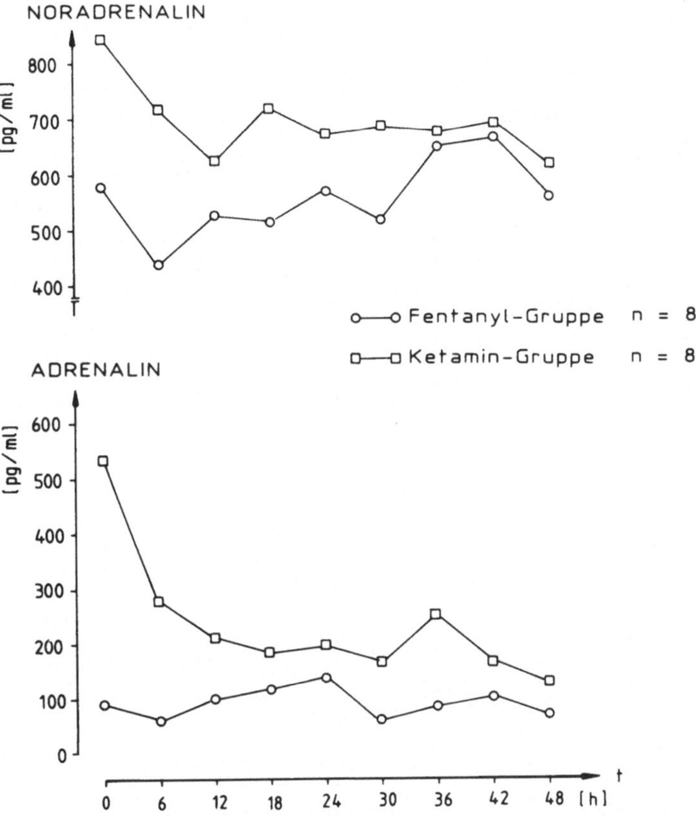

Abb. 1. Verlaufskurven für Noradrenalin und Adrenalin im Plasma, geometrische Mittelwerte. Die Gruppenstärke für Adrenalin in der Ketamingruppe ist n = 7

Für die Plasmakatecholamine im Plasma konnten statistisch weder Gruppen- noch Verlaufsunterschiede gesichert werden.

Die untersuchten Hypophysen- und Nebennierenhormone (Abb. 2) verblieben durchgehend im Normalbereich. Die ADH-Konzentrationen fielen im zeitlichen Verlauf signifikant ab, die Veränderungen für ACTH und Kortisol waren unbedeutend. Gruppen- und Verlaufsunterschiede bestanden nicht.

Für die „Streßmetabolite" Glukose, Laktat und freies Glyzerin waren keine statistisch faßbaren Veränderungen nachweisbar. Die Glukosekonzentrationen waren zu allen Zeitpunkten deutlich erhöht. Die Laktatspiegel zeigten nur geringfügig erhöhte Werte, während die Konzentrationen des freien Glyzerins den Normbereich nicht überschritten.

Der Vergleich der routinemäßig erhobenen Laborparameter (Na, K, Ca, PTT, Trombinzeit, Thrombozytenzahl, Hb, Hk, Leukozytenzahl, GOT, GPT, γ-GT, Gesamtbilirubin, Kreatinin und Harnstoff) gegen Ende der Meßperiode ergab mit Ausnahme eines niedrigeren Quickwertes in der Ketamingruppe (67/88%) ebenfalls keine statistisch faßbaren Unterschiede.

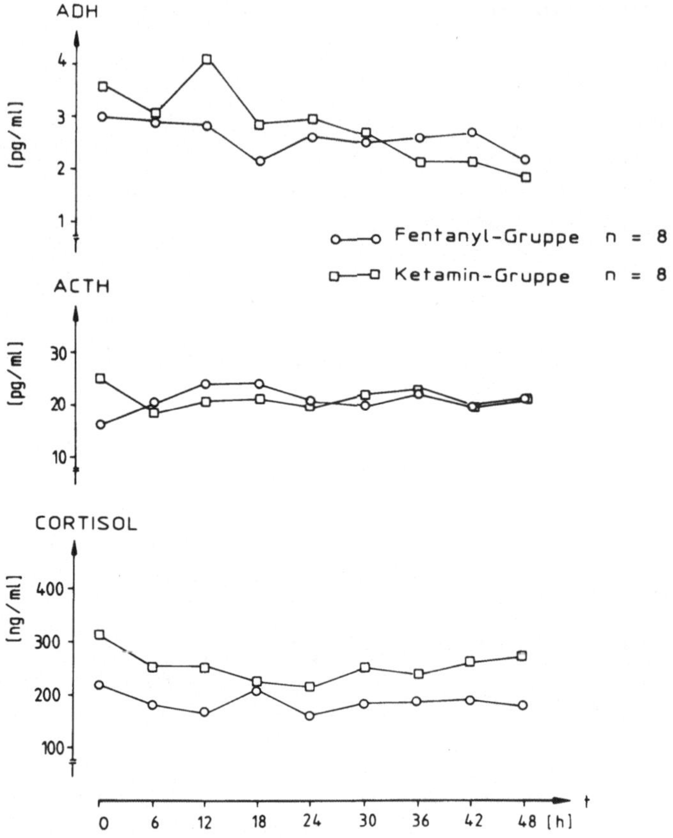

Abb. 2. Verlaufskurven für ADH, ACTH und Kortisol im Plasma, geometrische Mittelwerte

Bei 6 Patienten der Fentanyl- und 5 Patienten der Ketamingruppe konnten EEG-Spektralanalysen zu den genannten Meßzeitpunkten ausgewertet werden. Alle Patienten zeigten eine weitgehend verminderte Aktivität im Bereich der α- (8–12 Hz) und β- (13–30 Hz) Frequenzbänder und ein deutliches Überwiegen der δ- (1–3 Hz) und τ-Aktivität (4–7 Hz). Statistisch konnte lediglich ein signifikant höheres Gruppenniveau der β-Aktivität in der Ketamingruppe gesichert werden.

Auch die Hömodynamischen Parameter (Abb. 3–5) zeigten in beiden Gruppen keine wesentlichen Unterschiede. Der „Cardiac Index" stieg im zeitlichen Verlauf signifikant an und lag in der Ketamingruppe durchgehend höher als in der Fentanylgruppe, allerdings auch schon zu Beginn der Meßperiode. Herzfrequenz und arterieller Mitteldruck waren in beiden Gruppen vergleichbar, damit ebenso das Druck-Frequenz-Produkt (Gruppenmittelwerte von 16 388 im Fentanyl- und 16 233 im Ketaminkollektiv). Der Druck im rechten Vorhof war in der Fentanylgruppe leicht erhöht, der Pulmonalarterienmitteldruck und der pulmonalkapillare Verschlußdruck verhielten sich im Hinblick auf Gruppenniveau und

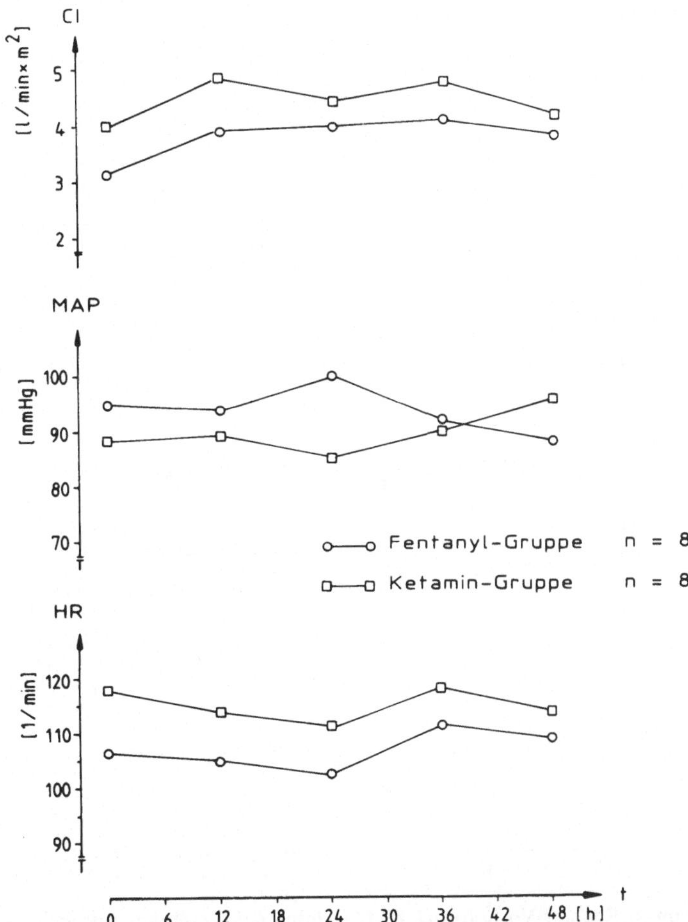

Abb. 3. „Cardiac Index" *(CI)*, arterieller Mitteldruck *(MAP)* und Herzfrequenz *(HR)*, arithmetische Mittelwerte

Verlauf ausgesprochen einheitlich. Der systemische Gefäßwiderstand fiel in beiden Gruppen im Verlauf signifikant ab. Der pulmonale Gefäßwiderstand lag in der Ketamingruppe etwas niedriger, dies war jedoch schon zu Beginn des Beobachtungszeitraums der Fall. Beim Shuntvolumen waren neben signifikanten Änderungen über die Zeit in beiden Gruppen zusätzlich signifikante Interaktionen im Verlauf nachweisbar, bedingt durch eine deutliche Shuntverminderung in der Ketamingruppe am Ende des Beobachtungszeitraums.

Die Adaptation der Patienten an die Beatmung lag in beiden Gruppen auf vergleichbar hohem Niveau, in der Beurteilung der Wachheit wiesen die Patienten der Ketamingruppe günstigere Werte auf. Der Gesamtverbrauch an Pancuronium lag in der Ketamingruppe mit 59 mg/48 h niedriger als in der Fentanylgruppe mit 70 mg/48 h. Bei jeweils 1 Patienten in jeder Gruppe mußte die Sedierung als insgesamt unbefriedigend bezeichnet werden.

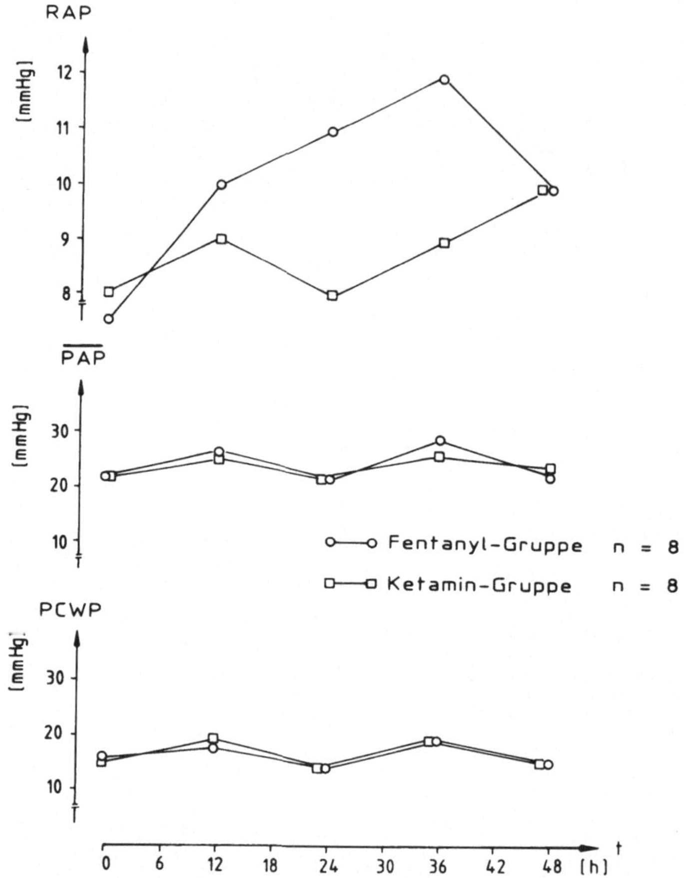

Abb. 4. Rechter Vorhofdruck *(RAP)*, Pulmonalarterienmitteldruck *(PAP)* und pulmonalkapillarer Verschlußdruck *(PCWP)*, arithmetische Mittelwerte

Die Ketaminspiegel im Plasma (Abb. 6) zeigten einen weitgehend parallelen Kurvenverlauf für alle Patienten. Auch nach Ablauf von 48 h ergaben sich keinerlei Hinweise für eine Kumulation der Substanz.

Diskussion

Die Interpretation der vorliegenden Ergebnisse kann nur in einer Gesamtschau erfolgen, um Überbewertungen zu vermeiden. Die endokrinen Streßparameter ADH, ACTH und Kortisol schließen durch ihr gleichförmiges Verhalten auf niedrigem Niveau einen systemischen Streßzustand der Patienten aus. Dieses Ergebnis muß als unerwartet bezeichnet werden, es wird durch die entsprechenden EEG-Analysen aber eindrucksvoll unterstrichen. Die stark erhöhten Noradrenalinkonzentrationen und die in der Ketamingruppe zumindest initial hohen Adre-

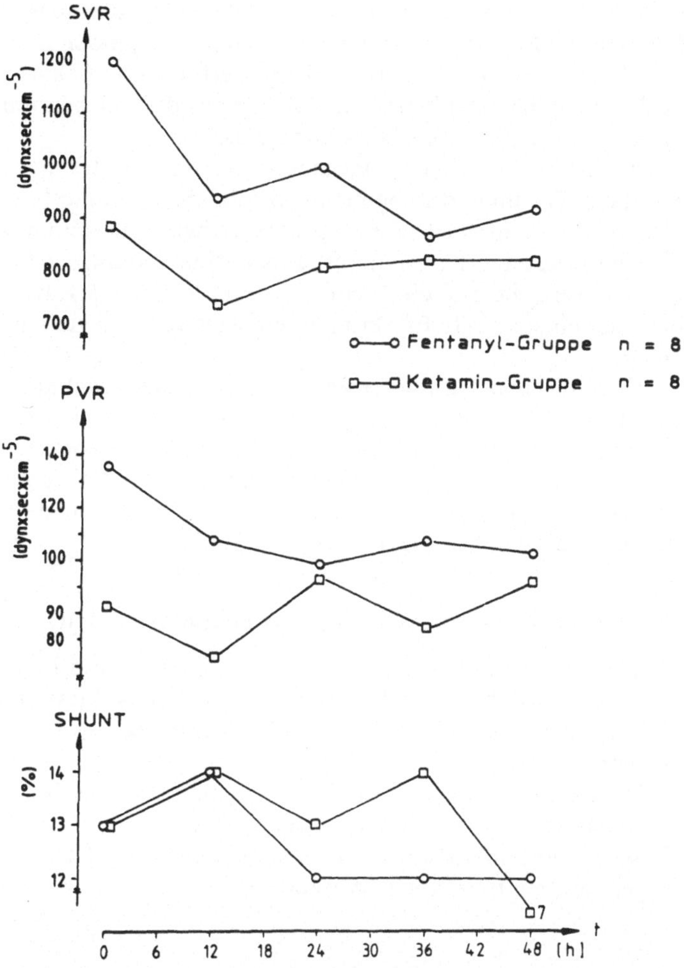

Abb. 5. Systemischer Gefäßwiderstand *(SVR)*, pulmonaler Gefäßwiderstand *(PVR)* und Shuntvolumen *(Shunt)*, arithmetische Mittelwerte

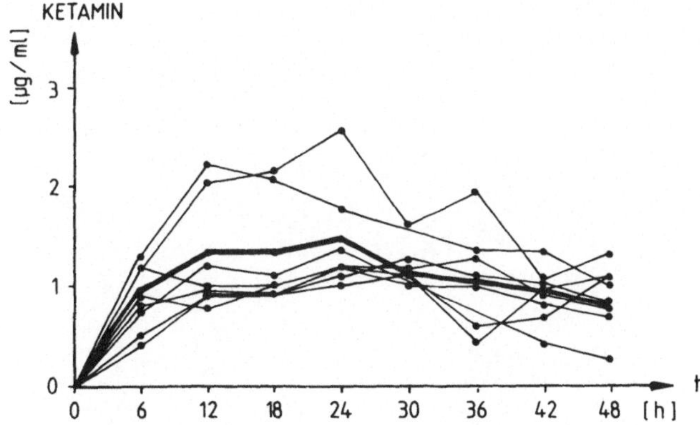

Abb. 6. Ketaminkonzentrationen im Plasma, Einzelverläufe und arithmetischer Mittelwert

nalinwerte widersprechen diesen Ergebnissen zumindest auf den ersten Blick. Die Beurteilung der Plasmakatecholamine darf jedoch nicht ausschließlich unter dem Gesichtspunkt als Streßparameter erfolgen. Dies kann nur bei konstant ausgeglichenen Kreislaufverhältnissen gelten, die bei beatmungspflichtigen Intensivpatienten regelmäßig nicht vorliegen.

Die hämodynamischen Parameter lassen bei streng vergleichbarem Druck-Frequenz-Produkt, durchgehend erhöhtem „Cardiac Index" und abfallendem Shuntvolumen in der Ketamingruppe Vorteile der Ketamin-Midazolam-Medikation bei instabilen Kreislaufverhältnissen andeutungsweise erkennen. Der beobachtete Verzicht auf die weitere Zufuhr exogener Katecholamine in 2 Fällen bzw. der einsparende Effekt in einem weiteren Fall stellen das praktische Korrelat dar.

Die klinischen Parameter gestatten einen unmittelbaren Einblick in Praktikabilität und Effizienz der eingesetzten Verfahren. In beiden Gruppen konnte die Adaptation der Patienten an die Beatmung als hervorragend bezeichnet werden, die Patienten des Ketaminkollektivs lagen in der Beurteilung des Wachheitsgrades dagegen günstiger. Eine noch weitergehende Reduzierung der Muskelrelaxation bzw. ein vollständiger Verzicht könnten diese Tendenz noch weiter verstärken.

Die Ergebnisse lassen sich wie folgt zusammenfassen:

1. Die sedativ-analgetische Medikation beatmungspflichtiger Intensivpatienten mit der Kombination Ketamin/Midazolam ist klinisch praktikabel.
2. Die untersuchten Verfahren sind im Hinblick auf die endokrine Streßantwort vergleichbar.
3. Die Kombination Ketamin/Midazolam führt zur Einsparung exogener Katecholamine sowie von Muskelrelaxanzien.
4. Sie ist vorteilhaft bei hypotonen Kreislaufregulationsstörungen, Vorsicht ist geboten bei hypertoner Ausgangslage.

Basisanalgosedierung mit Fentanyl und Dehydrobenzperidol bei beatmeten Intensivpatienten

R. Rohling, G. Papadopoulos, H. W. Striebel, J. Link und G. Heinemeyer

Einleitung

Pharmakakombinationen zur Analgosedierung in der Intensivmedizin sollten Analgesie, Sedierung, Amnesie und Anxiolyse bei weitestgehend neurologischer Beurteilbarkeit bewirken.

Grundbedingung für die erfolgreiche, sedierende Behandlung eines schwerkranken, beatmeten Patienten ist die Schmerzfreiheit. Mittel der Wahl hierzu sind die Opioide; sie sollten bedarfsadaptiert dosiert werden.

In unserer Klinik wird seit 1974 zur Basisanalgosedierung Fentanyl in Kombination mit Dehydrobenzperidol (DHBP) eingesetzt. Bei Bedarf werden zur weiteren Sedierung zusätzlich noch Benzodiazepine verabreicht.

Zunächst soll anhand einer kurzen Auflistung auf die Vor- und Nachteile von Fentanyl hingewiesen werden (Lehmann 1987; Klotz 1987):

- Es ist ca. 80mal stärker analgetisch wirksam als Morphin.
- Weitere zentrale Wirkungen sind: Sedierung, Atemdepression, Miosis, Übelkeit, antitussive Wirkung und Anxiolyse.
- Desweiteren können auftreten: Toleranz, Abhängigkeit, muskuläre Rigidität, Vagusstimulation, Blutdrucksenkung, Bradykardie, Obstipation, Harnverhaltung, Tonusanstieg der Gallen- und Pankreasgänge.

Zusammenfassend wird auf wichtige Aspekte der Neuroleptika eingegangen. Neuroleptika haben eine große therapeutische Breite (Janssen et al. 1963; Linde et al. 1975), Mißbrauch und Abhängigkeit sind bisher nicht beschrieben; sie sollen in Kombination mit Opioiden und/oder Benzodiazepinen deren Suchtpotential sogar senken (Dennhardt 1987).

Nach Untersuchungen von Greene führt DHBP zu einer Verstärkung der analgetischen Wirkung von Opioiden (Greene 1972; Schaer 1984).

DHBP besitzt auch eine antiarrhythmische Wirkung, die durch Blockierung des schnellen Na-Einstromes (Niemegeers 1981; Schaer 1984) und durch Verlängerung der effektiven Refraktärphase (Bertolo 1972; Niemegeers 1981; Dudziak 1983) verursacht wird.

Wie von Henschel beschrieben, kann DHBP durch die kompetitive α-Blokkade bei protrahierten Schockzuständen nach Wiederherstellung der Normovolämie auch zur Öffnung der Gefäßperipherie eingesetzt werden (Henschel 1976) und besitzt somit einen Schutz gegen die Auswirkungen des hämorrhagischen bzw. traumatischen Schocks (Niemegeers 1981). Durch die α-Blockade kommt es einerseits zu einer Förderung der Mikrozirkulation und der peripheren Durchblutung (Dudziak 1983), andererseits – wie von Wuttke beschrieben – aber auch zu einer Verbesserung des renalen Blutflusses (Wuttke 1987; Schenk 1980). Gerade bei Intensivpatienten sind dies durchaus wünschenswerte Effekte.

Moss und Greene konnten zeigen, daß DHBP auch einen antihistaminischen Effekt hat (Moss et al. 1985; Greene 1972).

Neben einer neuroleptischen bzw. antipsychotischen besitzt DHBP eine gute antiemetische Wirkung und vermindert den emetischen Effekt von Fentanyl (Chen u. Watkins 1981; Cohen et al. 1981; Niemegeers 1981).

Einer Veröffentlichung von Uray ist zu entnehmen, daß der Druck im Ductus choledochus nach i.v.-Gabe von 0,1 mg Fentanyl in pathologische Bereiche ansteigt. Während eine Antagonisierung mit 5 mg Nalorphin zu einem weiteren Druckanstieg führt, kommt es nach Gabe von 10 mg DHBP zu einem Druckabfall im Gallengang (Uray et al. 1981).

Bei längerer Anwendung von DHBP kann es theoretisch zu den bekannten extraphyramidalen Symptomen kommen. Zurückzuführen ist dies auf eine temporäre, reversible „Überempfindlichkeit" der postsynaptischen Rezeptoren im Striatum. Laut Haase (1982) ist das Risiko extrapyramidaler Störungen nach DHBP-Therapie allerdings gering.

Die kurze DHBP-Verteilungsphase von etwa 10 min korreliert gut mit dem schnellen Wirkungseintritt (Kapp 1986). Es ist davon auszugehen, daß die Rezeptorbindung des DHBP die Eliminationshalbwertszeit von ca. 2 h um den Faktor 4 überdauert; somit liegt – nach Kapp (1986) – die Dauer der Rezeptorbesetzung auch über den meßbaren Plasmaspiegeln.

Einige Autoren stellen DHBP- und Fentanylplasmaspiegelverläufe nach einmaliger i.v.-Gabe vor. So zeigt Dennhardt (1987) DHBP-Plasmaspiegel nach Gabe von 12,5 mg DHBP bei 29 Patienten; die Spiegel schwanken nach 12 h zwischen 0,5 und 3 ng/ml. Hengstmann et al. (1980) berichten über Fentanylspiegel, die nach Gabe von 0,5 mg nach 4 h zwischen 1,5 und 4 ng/ml liegen.

Da uns keine Veröffentlichung bekannt ist, in der die Plasmaspiegel von Fentanyl und DHBP bei Langzeitapplikation beschrieben werden, sollen in der folgenden Untersuchung die Verläufe von Dosis und Plasmaspiegel für Fentanyl und DHBP bei langzeitbeatmeten Intensivpatienten vorgestellt und das Auftreten von Nebenwirkungen überprüft werden.

Methode

Untersucht wurde bei 7 Patienten DHBP und bei 7 Patienten Fentanyl. Das Alter lag zwischen 26 und 76 Jahren, die Applikationsdauer zwischen 6 und 72 Tagen.

Bei allen Patienten wurden Fentanyl und DHBP im Verhältnis 1:12,5 kontinuierlich über eine Spritzenpumpe verabreicht. In einer 50-ml-Spritze befanden sich 2 mg Fentanyl und 25 mg DHBP, wobei die Dosierung nach Bedarf eingestellt wurde und in der Regel 5 ml/h nicht überschritt. Somit erhielt der Patient in der Regel bis zu 0,2 mg Fentanyl und 2,5 mg DHBP/h bzw. 4,8 mg Fentanyl und 60 mg DHBP/Tag.

Die Kombination von Fentanyl und DHBP erfolgte zur Vermeidung unerwünschter Nebenwirkungen durch Fentanyl wie z. B. Cholestase (Hynynen et al. 1986) und Übelkeit.

Blutentnahmen zur Spiegelbestimmung erfolgten aus arteriellem Blut. Fentanyl- und DHBP-Plasmakonzentrationen wurden mittels RIA bestimmt (Aderjahn et al. 1984; Woesterborghs et al. 1987). Die untere Nachweisgrenze für DHBP lag bei 0,1, die für Fentanyl bei 0,05 ng/ml.

An Laborwerten wurde jeden 2. Tag SGOT, SGPT, alkalische Phosphatase, Bilirubin und γ-GT, jeden 5. Tag die Kreatininclearance bestimmt.

Ergebnisse

DHBP

In Abb. 1 ist eine Übersicht aller DHBP-Verläufe dargestellt; die DHBP-Dosierungen schwankten zwischen 2 und 140 mg/Tag. Die Plasmaspiegel lagen zwischen 0,1 und 142,7 ng/ml.

Exemplarisch wird in Abb. 2 der DHBP-Spiegelverlauf eines 35jährigen Patienten vorgestellt, der über 68 Tage beatmet wurde. Die DHBP-Dosierungen schwankten zwischen 2 und 97 mg/Tag, die Plasmakonzentrationen lagen zwischen 0,1 und 142,7 ng/ml. Der DHBP-Plasmaspiegel lag zum Extubationszeitpunkt bei 22,4 ng/ml und fiel nach weiteren 6 Tagen auf Werte unterhalb der Nachweisgrenze ab.

Den DHBP-Serumspiegelverlauf eines 45jährigen Patienten, der 28 Tage beatmet werden mußte, zeigt Abb. 3. Die DHBP-Dosierungen schwankten zwischen 10 und 85,5 mg/Tag, die Plasmakonzentrationen lagen zwischen 6,3 und 104,2 ng/ml. Trotz einer kontinuierlichen DHBP-Gabe und wiederholten i.v.-Einzeldosen bei Hyperthermie bzw. Zentralisation lag der DHBP-Spiegel zum Extubationszeitpunkt unterhalb der Nachweisgrenze; die Dosis wurde 4 Tage vor Extubation reduziert.

Bei keinem der untersuchten Patienten konnte eine extrapyramidalmotorische Symptomatik beobachtet werden.

Fentanyl

Eine Übersicht der untersuchten Fentanylverläufe gibt Abb. 4. Die Fentanyldosierungen lagen zwischen 1,0 und 11,6 mg/Tag, die Plasmaspiegel zwischen 0,1 und 27,6 ng/ml.

Bezüglich der Nebenwirkungen konnte eine deutliche Erhöhung der alkalischen Phosophatase und des direkten Bilirubins aufgrund eines Druckanstieges in den Gallengängen durch Fentanyl in Kombination mit DHBP nicht beobachtet werden.

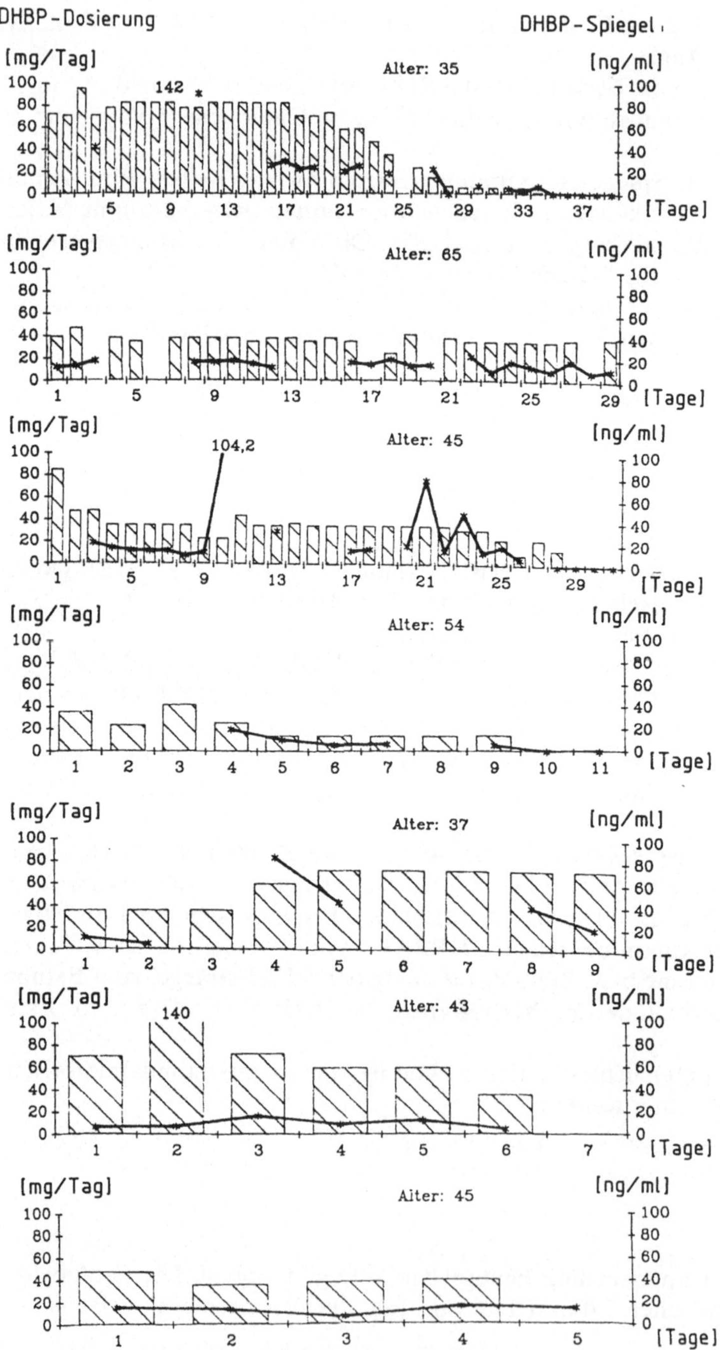

Abb. 1. Übersicht über DHBP-Dosierungen und Plasmaspiegel (n = 7).
▧ DHPB-Dosis, —*— DHBP-Spiegel

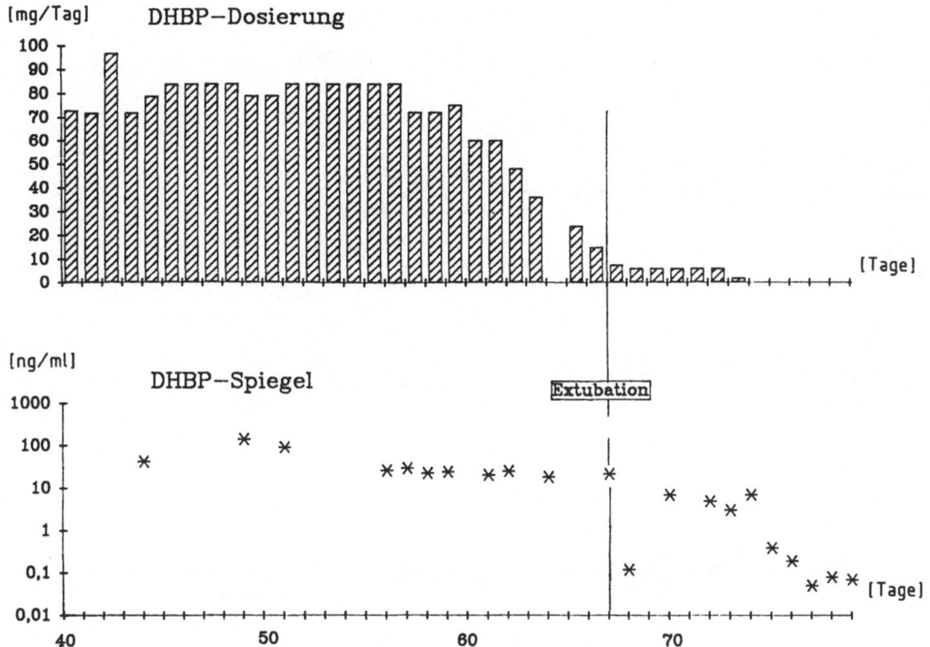

Abb. 2. DHBP-Dosierungen (von 2–97 mg/Tag) und Plasmaspiegel (von 0,1–142,7 ng/ml) eines 35jährigen Patienten (Beatmungsdauer 68 Tage)

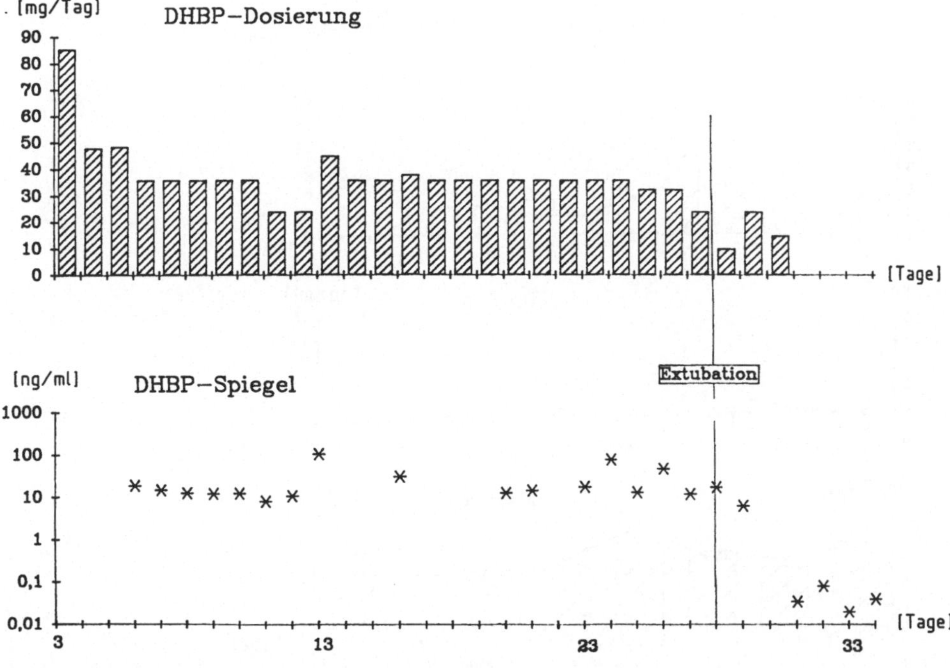

Abb. 3. DHBP-Dosierungen (von 10–85,5 mg/Tag) und Plasmaspiegel (von 6,3–104,2 ng/ml) eines 45jährigen Patienten (Beatmungsdauer 28 Tage)

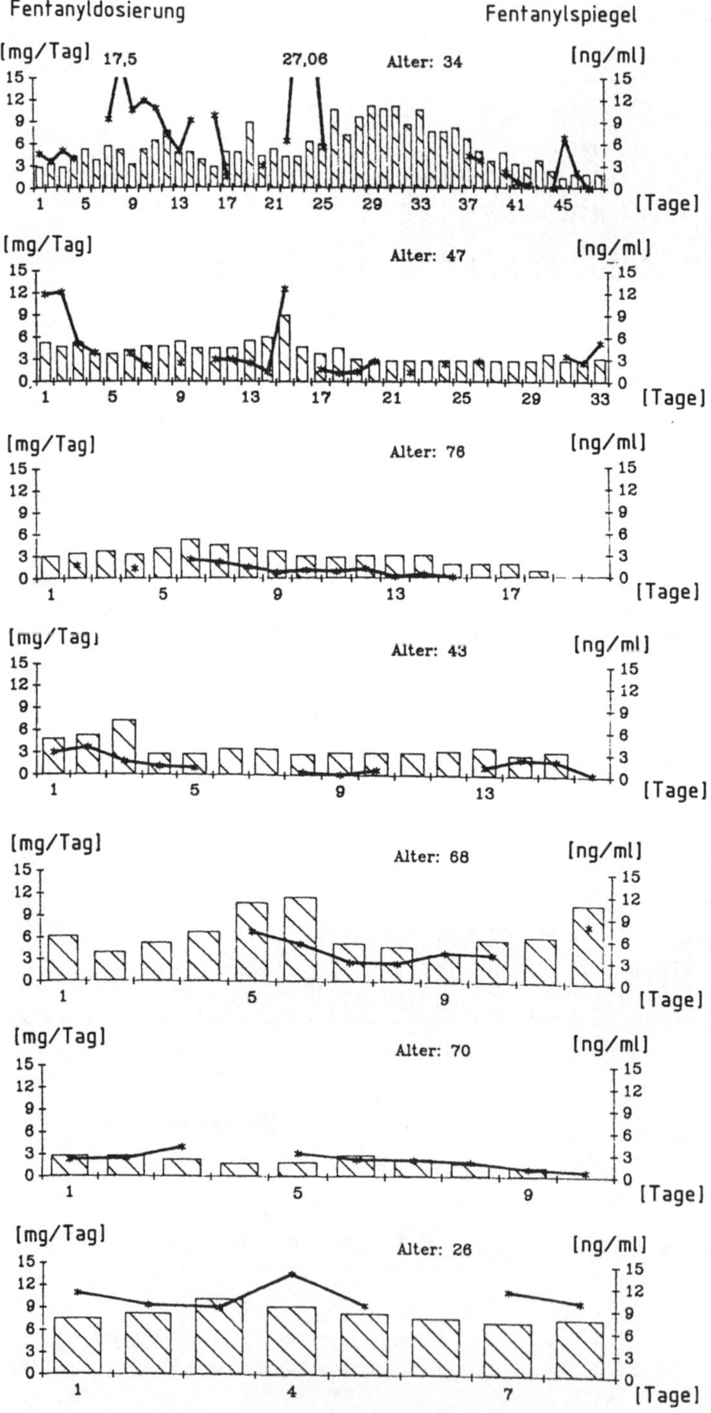

Abb. 4. Übersicht über DHBP-Dosierungen und Plasmaspiegel (n = 7).
▨ Fentanyldosis, —*— Fentanylspiegel

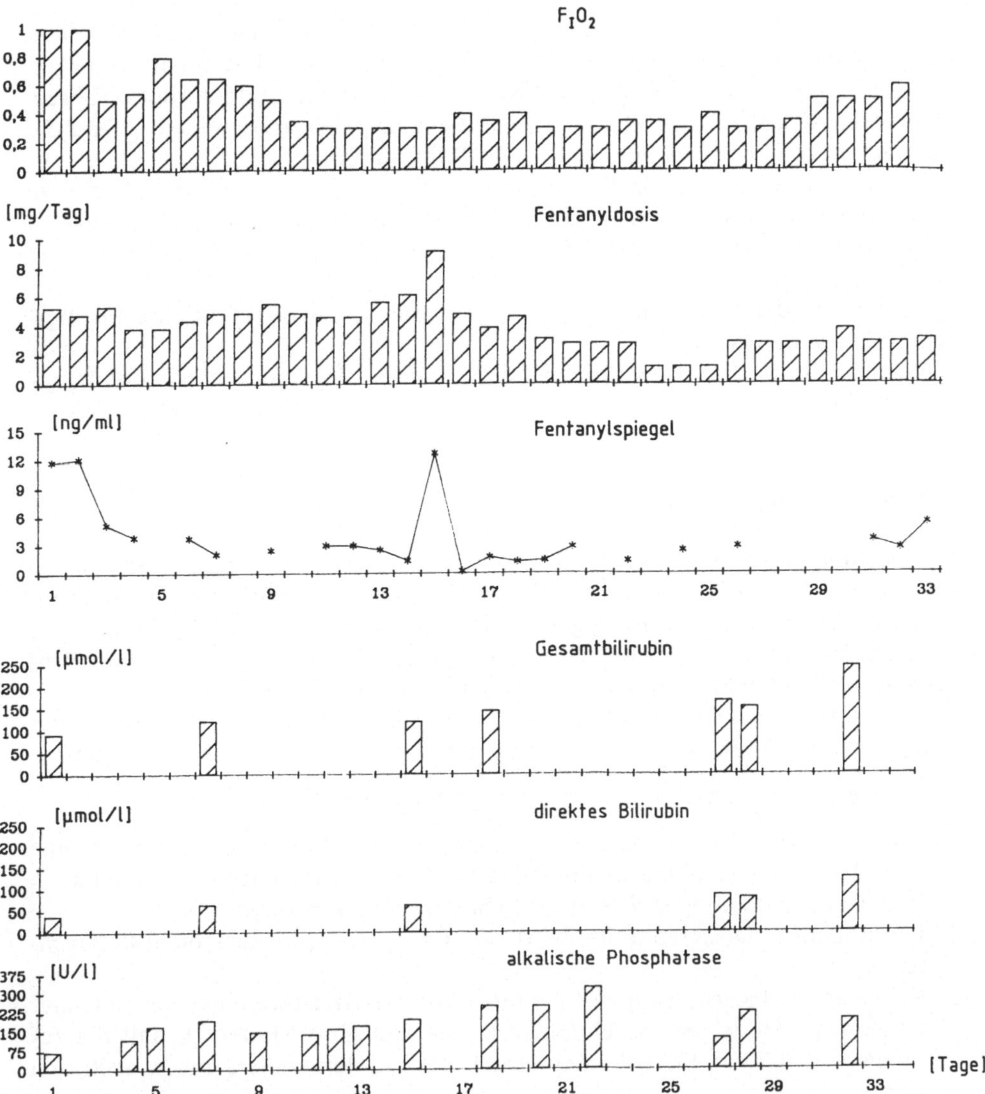

Abb. 5. Verläufe von Fentanyldosierungen, Plasmaspiegeln, F_IO_2, Gesamtbilirubin und alkalischer Phosphatase bei einem 47jährigen Patienten (Beatmungsdauer 36 Tage)

Die Verläufe von Fentanyldosierungen und Plasmaspiegeln sowie der F_IO_2, des Gesamtbilirubins und der alkalischen Phosphatase zeigt exemplarisch Abb. 5. Es handelte sich hier um einen 47jährigen Patienten mit rezidivierenden Pankreatitiden und einer Operation nach Whipple; der Patient wurde aufgrund einer schweren Infektion und Bakteriämie kreislauf- und ateminsuffizient und mußte 36 Tage beatmet werden; zeitweise war eine inspiratorische O_2-Konzentration von 100% notwendig.

Die Fentanylspiegel verlaufen parallel zu den Dosierungen. Ein Zusammenhang zwischen Fentanylgabe und Bilirubinverlauf läßt sich hier nicht herstellen. Die Änderung des Gesamtbilirubins ist auf das Krankheitsbild zurückzuführen. Es werden septikämische Phasen von Phasen der Besserung abgelöst. Am 33. Tag kommt es zur Sepsis mit deutlichem Bilirubinanstieg.

Bei dem Patienten, der 68 Tage beatmet wurde, ließen wir die Perfusorspritze – zur Vermeidung von Entzugssymptomen – nach Extubation noch 6 Tage in reduzierter Dosierung weiterlaufen (Fentanyl: 0,48 mg/Tag, DHBP: 6 mg/Tag).

Bei keinem der Patienten wurde bei langsamer Dosisreduktion eine Entzugssymptomatik beobachtet.

Weder beim Fentanyl noch beim DHBP kam es bei Langzeitanwendung zur Kumulation.

Schlußfolgerung

Die Bestimmung „analgetischer" Blutkonzentrationen ist mit großer Skepsis zu betrachten. Analgetisch wirksame Plasmaspiegel unterliegen großen Schwankungen und sind u.a. abhängig von der individuellen Schmerztoleranz, der Schmerzintensität und den Begleitumständen des Patienten (Duthie et al. 1986; Nimmo u. Todd 1985; Lehmann 1987; White u. Sung 1980).

Auch sind Steady-state-Bedingungen in der Intensivmedizin – wie zur Bestimmung „analgetischer" Blutkonzentrationen erforderlich – kaum zu erreichen.

Vorteile einer Basisanalgosedierung mit Fentanyl und DHBP sind:

1. Die Patienten sind erweckbar und reagieren auf Ansprache, wodurch eine neurologische Beurteilbarkeit möglich ist. So ist der Patient in der Regel auch in der Lage, auf Fragen z.B. nach Schmerzen zu antworten.
2. Bei langsamer Dosisreduktion wird eine Entzugssymptomatik nicht beobachtet.
3. Bei einer Analgosedierung mit Fentanyl und DHBP kam es bis jetzt zu keiner Cholestase. So zeigen die Untersuchungen von Uray eindeutig, daß die zusätzliche Gabe von DHBP einen Druckabfall in den Gallengängen nach sich zieht.
4. Bei den verwendeten Dosierungen zeigte sich – auch bei Langzeitanwendung – weder beim DHBP noch beim Fentanyl eine Kumulation. Der Literatur sind hierzu keine Untersuchungen zu entnehmen.
5. In Abhängigkeit von der Schwere des Krankheitsbildes kann auf eine zusätzliche Benzodiazepingabe öfters verzichtet werden; hierzu wird in den Beiträgen von Papadopoulos et al. (S. 122ff.) und Striebel et al. (S. 135ff.) Stellung genommen.

Literatur

Aderjahn R, Bosche J, Schmidt G (1984) Nachweismöglichkeiten niedrig dosierter und hochwirksamer Pharmaka der Butyrophenon- und Diphenylpiperidin-Reihe. Beitr Gerichtl Med 42:81

Bertolo L, Novakovi L, Penna M (1972) Antiarrhythmic effects of droperidol. Anesthesiology 37:529

Chen LH, Watkins ML (1981) Antiemetic premedication in outpatient anaesthesia. Anesthesiology 55:8

Cohen SE, Woods WA, Wyner J (1981) Antiemetic effect of metoclopramide and droperidol. Anesthesiology 55:7

Dennhardt R (1987) Sedierung mit Hypnotika und Neuroleptika. In: Schulte am Esch J (Hrsg) Analgosedierung des Intensivpatienten. Springer, Berlin Heidelberg New York Tokyo, S 9–17

Dudziak R (Hrsg) (1983) Neuroleptanalgesie – Standort und aktuelle Bedeutung einer Anaesthesiemethode. Perimed, Erlangen

Duthie DJR, McLaren AD, Nimmo WS (1986) Pharmacokinetics of fentanyl during constant rate i.v. infusion for the relief of pain after surgery. Br J Anaesth 58:950

Greene MJ (1972) Some aspects of the pharmacology of droperidol. Br J Anaesth 44:1272

Haase H-J (1982) Dosierung von Neuroleptika. Schwerpunktmedizin 5:31

Hengstmann JH, Stoeckel H, Schüttler J (1980) Infusion model for fentanyl based on pharmacokinetic analysis. Br J Anaesth 52:1021

Henschel WF (1976) Droperidol und Fentanyl beim Schock. Bericht über das 6. Bremer Neuroleptanalgesie-Symposium, Teil 2. Perimed, Erlangen

Hynynen MJ, Turunen MT, KorttilaKT (1986) Effects of alfentanyl and fentanyl on common bile duct pressure. Anesth Analg 65:370

Janssen PAJ, Niemegeers CJE, Schellekens KHL, Verbruggen FJ, Nueten JM van (1963) The pharmacology of dehydrobenzperidol, a new potent and short acting neuroleptic agent chemically related to haloperidol. Arzneimittelforschung 13:205

Kapp W (1986) Benzodiazepine in der Langzeitsedierung. In: Schulte am Esch J (Hrsg) Langzeitsedierung des Intensivpatienten. Zuckschwerdt, München, S 27–39

Klotz U (1987) Zur Toxikologie der in der Analgosedierung eingesetzten Pharmaka. In: Schulte am Esch J (Hrsg) Analgosedierung des Intensivpatienten. Springer, Berlin Heidelberg New York Tokyo, S 1–8

Lehmann KA (1987) Analgosedierung mit Opioiden. In: Schulte am Esch J (Hrsg) Analgosedierung des Intensivpatienten. Springer, Berlin Heidelberg New York Tokyo, S 14–34

Linde I, Schulz H (1975) Der Einfluß hoher Droperidolgaben auf das Elektroenzephalogramm des Menschen. Dtsch Gesundheitswesen 30:1225

Moss J, Verburg KH, Henry DP (1985) Droperidol inhibits histamine n-methyltransferase. Anesthesiology 63:303

Niemegeers CJE (1981) Pharmakologische Grundlagen von Dehydrobenzperidol. Nach einem Vortrag am 21. 3. 1981 in Schwäbisch Hall

Nimmo WS, Todd JG (1985) Fentanyl by constant rate i.v. infusion for postoperative analgesia. Br J Anaesth 57:250

Schaer H (1984) Pharmakologie für Anästhesisten und Intensivmediziner. Huber, Bern

Schenk H-D (1980) Synergistische und antagonistische Wirkung zwischen Dopamin und Droperidol auf die allgemeine Hämodynamik und die Nierenfunktion. Anaesthesist 29:280

Uray E, Nagy T, Kosa C (1981) The effect of equi-analgesic doses of fentanyl, morphine, meperidine and pentazocine on common bile duct pressure. Anaesthesist 154:73

White PF, Sung ML (1980) Use of opiate infusions in anaesthesia – determining optimal doses and serum concentrations. Anesth Analg 64:299

Woestenborghs R, Stanski DR, Scott JC, Heykants JJP (1987) Assay methods for fentanyl in serum: Gas-liquid chromatography versus radioimmunoassay. Anesthesiology 67:85

Wuttke M (1987) Das Polytrauma. Zuckschwerdt, München

Sedierung mit Diazepam bei langzeitbeatmeten Patienten unter Basisanalgesie mit Neuroleptanalgesie: Pharmakokinetik – Pharmakodynamik

G. Papadopoulos, H. W. Striebel, G. Heinemeyer und J. Link

Einleitung

In der Mythologie des alten Griechenlands haben Heilung und Sedierung einen ähnlichen Stellenwert. In der Odyssee von Homer mischte die schöne Helena dem Wein eine Droge bei, die Leiden beseitigte, Angst verjagte und alle Krankheiten vergessen ließ. Hier spiegeln sich die Vorstellungen der alten Griechen über ein ideales Sedierungsmedikament wieder. Dennoch ist auch heute das ideale Mittel für die Langzeitsedierung auf Intensivstationen noch nicht gefunden. Deswegen wird versucht, durch Kombination verschiedener Medikamente das Wirkungsspektrum zu optimieren und Nebenwirkungen zu vermindern. Nach eigenen klinischen Beobachtungen und nach der Literatur (Kamp 1988; Ochs et al. 1982) sind bei einzelnen langzeitbeatmeten Patienten außergewöhnlich hohe Benzodiazepindosierungen zur Sedierung erforderlich.

In einer vergleichenden Untersuchung sollte geprüft werden, ob

- Flunitrazepam oder Diazepam zur Sedierung von Intensivpatienten besser geeignet ist,
- Unterschiede in der Phase des Absetzens und der Entwöhnung von der Beatmung bestehen,
- bei ungenügender Sedierung mit einer Dosissteigerung eine medikamentöse Polypragmasie vermieden werden kann.

Weiter wurde untersucht, wie sich die Metaboliten der beiden Substanzen verhielten und wie sich Änderungen der Spiegel der freien Fettsäuren auf die Plasmaeiweißbindung auswirkten.

Methode

19 Patienten wurden nach Randomliste in 2 Gruppen eingeteilt:

Gruppe 1: Sedierung mit Diazepam, 10 Patienten;
Gruppe 2: Sedierung mit Flunitrazepam, 9 Patienten.

Es wird über die mit Diazepam sedierten Patienten berichtet.

Studienaufbau

Einschlußkriterien waren Männer und Frauen im Alter von 20–70 Jahren, die über mindestens 4 Tage beatmet wurden. Alle Patienten erhielten über einen Perfusor eine Basisanalgosedierung mit Fentanyl bis 0,2 mg/h und Dehydrobenzperidol (DHBP) bis 2,5 mg/h. Bei 5 Patienten wurde über einen Periduralkatheter eine zusätzliche Analgesie und Sympathikolyse mit Bupivacain 0,25% vorgenommen. Bei Bedarf erhielten die Patienten zusätzlich Diazepam, wobei die Dosierung durch die Wirkung bestimmt wurde.

Ziel der Analgosedierung ist, daß der Patient schmerz- und streßfrei ist, dabei aber ansprechbar, verlangsamt und kooperativ bleibt.

Ausschlußkriterien waren eine Behandlung mit Barbituraten bzw. anderen Sedativa oder Opioiden sowie Erkrankungen des ZNS, eine chronische Niereninsuffizienz oder eine Leberzirrhose.

Der Sedierungsgrad wurde nach Gobiet (1980) in 5 Stufen eingeteilt:

1. klar, voll orientiert;
2. ansprechbar, verlangsamt, gezielte Reaktionen;
3. ansprechbar, stark verlangsamt, ungezielte Reaktionen;
4. nicht ansprechbar, Reaktion auf Schmerz;
5. nicht ansprechbar, keine Reaktion auf Schmerz.

Folgende Laboruntersuchungen wurden durchgeführt:

1. Tägliche Bestimmung der Serumspiegel von Diazepam (Williams u. Viola 1979) und seiner Metaboliten (Temazepam und Nordiazepam) mittels Gaschromatographie.
2. Jeden 2. Tag Bestimmung von SGOT, SGPT, gesamtem und direktem Bilirubin, alkalischer Phospatase, $\varkappa$-GT, Gesamteiweiß inklusive Elektrophorese und Kreatininclearance.
3. Bei 4 Patienten wurden in 2stündigem Abstand sowohl die Plasmaspiegel der freien Fettsäuren (FFA) (Gruenert 1975) als auch die Spiegel der freien Anteile von Diazepam und Desmethyldiazepam (Nordiazepam) über 24 h bestimmt.

Ergebnisse

Auffallend war, daß zur Sedierung unterschiedlich hohe Dosierungen von Diazepam notwendig waren und daß auch die Blutspiegel keine Korrelation zum Sedierungsgrad bzw. zur Dosierung aufwiesen.

Bei 6 von 10 Patienten erreichten wir eine problemlose und zufriedenstellende Sedierung. Der Sedierungsscore lag bei diesen Patienten während einer Behandlungsdauer von 6 bis 36 Tagen zwischen 2 und 3. Die Patienten waren ansprechbar, mehr oder weniger verlangsamt, und auf Aufforderung zeigten sie teils gezielte, teils ungezielte Reaktionen.

Bei 3 Patienten mit Sepsis konnte trotz drastischer Dosiererhöhung, in einem Fall bis zu 240 mg/Tag, keine ausreichende Sedierung erzielt werden.

Die Adaptation der Patienten an die Beatmung erwies sich als unproblematisch. Zur Koordination zwischen Beatmungsgerät und Patient war es in keinem Fall notwendig, Muskelrelaxanzien einzusetzen. Die niedrigsten pH-Werte im Magensaft lagen nie unter 3.

Bei den von uns untersuchten Patienten zeigte sich eine eindeutige Korrelation zwischen der Schwere des Krankheitsbildes und der benötigten Benzodiazepinmenge. Umgekehrt konnten wir an der Reduktion der benötigten Medikation erkennen, daß sich der Patient auf dem Weg der Besserung befand. Parallel mit der Abnahme der Infektionsparameter, der Beendigung der Katecholamintherapie und der Verbesserung der Lungenfunktion stellten wir einen reduzierten Bedarf an Diazepam fest.

Wir hatten also in keinem Fall die Notwendigkeit, die Sedierung abrupt abzusetzen, da bei diesen Patienten die Besserung des Krankheitszustands mit einer Reduktion der Diazepammedikation einherging. Wir waren in keinem Fall gezwungen, den Patienten länger zu beatmen. Diese Beobachtungen gelten nur für 5 überlebende Patienten, die während ihrer Intensivbehandlung (6–36 Tage) eine Diazepamdosis von 5–60 mg/Tag erhielten. Im Gegensatz dazu lief zur Vermeidung von Streß und Entzugserscheinungen post extubationem die Diazepammedikation als Suppositorium noch ein paar Tage weiter.

Die Abbildungen 1 und 2 zeigen den Verlauf der Plasmaspiegel von Diazepam und seinen aktiven Metaboliten Nordiazepam und Temazepam bei 4 nichtsepti-

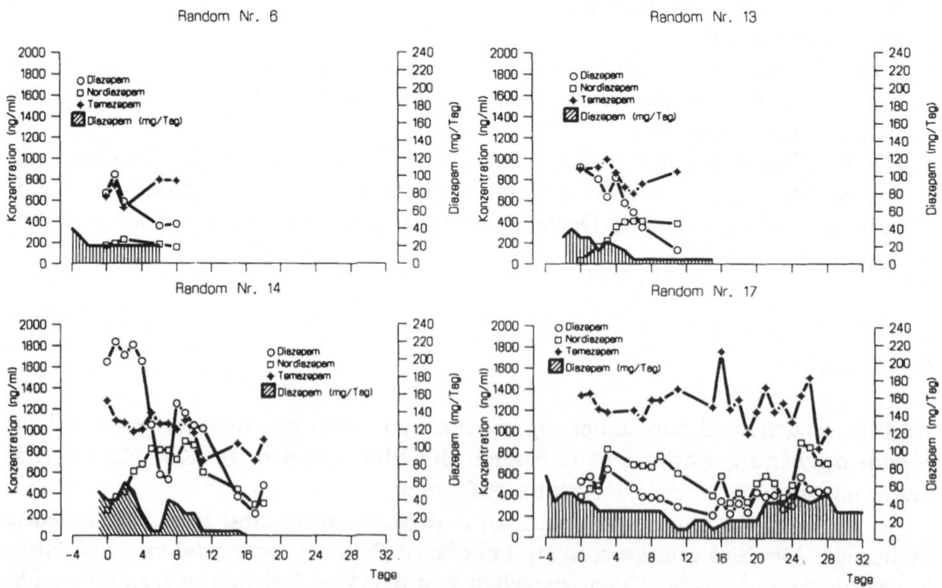

Abb. 1. Dosierungen und Verlauf der Serumspiegel von Diazepam und seiner Metaboliten Nordiazepam und Temazepam bei 4 Patienten ohne Sepsis

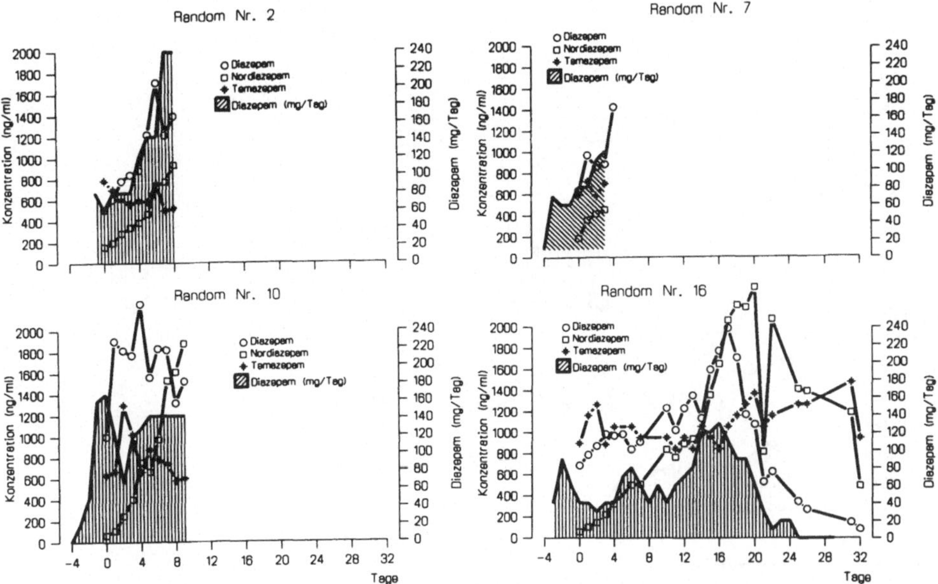

Abb. 2. Dosierungen und Verlauf der Serumspiegel von Diazepam und seiner Metaboliten Nordiazepam und Temazepam bei 4 Patienten mit Sepsis

schen (Abb. 1) und 4 septischen Patienten (Abb. 2). Schraffiert ist die Diazepamdosierung pro Tag aufgezeichnet.

Es kommt sehr gut zum Ausdruck, welche enormen Unterschiede in den Dosierungen und in den Plasmaspiegeln von Diazepam und seinen Metaboliten nötig sind, um den Patienten zu sedieren, aber auch daß der Diazepambedarf bei den Patienten mit Sepsis drastisch gesteigert ist.

Im folgenden beschreiben wir beispielhaft für jede Gruppe den Sedierungsgrad, die benötigte Dosis und den Verlauf der Plasmaspiegel von Diazepam und seiner Metaboliten.

In Abb. 3 handelt es sich um einen 70jährigen Patienten, der an einem rupturierten Aortenaneurysma operiert wurde. Der Patient mußte aufgrund einer schweren Atem- und Kreislaufinsuffizienz bei vorbestehender eitriger Bronchitis, Herzinsuffizienz und postoperativer Pneumonie sowie einer schweren Ileussymptomatik bei Darmhypoxie im Bereich der A. mesenterica inferior (intraoperativer Befund) langzeitbeatmet werden, zeitweilig mit einer F_1O_2 von 0,6 und einem Atemminutenvolumen von 14 l/min. In dieser Phase benötigte dieser Patient Diazepamdosierungen zwischen 30 und 60 mg/Tag. Einer Besserung des Allgemeinzustandes folgte eine Herabsetzung der Tagesdosierung von Diazepam. Der Patient konnte die letzten 5 Beatmungstage mit einer Dosis von nur 5 mg/Tag ausreichend sediert werden. Wie man aus Abb. 3 entnehmen kann, gelang es uns, den Patienten über 23 Tage ausreichend zu sedieren. Der Sedierungsscore lag zwischen 2 und 3. Man erkennt, daß die klinische Wirkung von Diazepam variabel ist. Sie hängt möglicherweise von der zugrundeliegenden Krankheit ab.

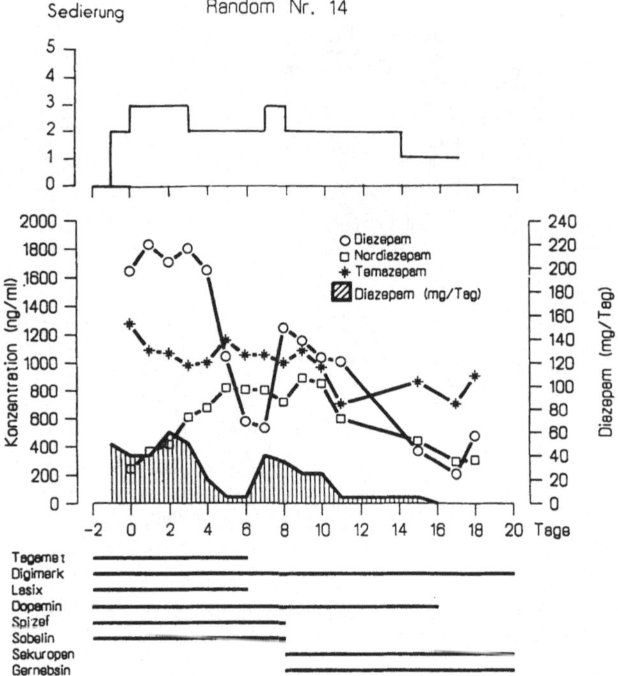

Abb. 3. Sedierungsgrad, benötigte Dosis und Verlauf der Serumspiegel von Diazepam und seiner Metaboliten Nordiazepam und Temazepam bei einem Beatmungspatienten ohne Sepsis

Die Dosierung darf also niemals schematisch erfolgen, sondern muß nach Wirkung stattfinden und muß täglich überprüft werden. Bei diesem Patienten läßt sich durchaus ein paralleler Verlauf zwischen Diazepamdosis und Plasmaspiegel feststellen (r = 0,65). Die Plasmaspiegel sind am 2. Tag nach Verabreichung bestimmt worden.

Im Gegensatz zu Desmethyldiazepam – Halbwertszeit nach Klotz (1978) 50–80 h – kam es bei Temazepam wegen seiner kurzen bis mittleren Halbwertszeit (5–12 h) schnell zur endgültigen Steady-state-Konzentration.

Klinisch relevante Interaktionen, insbesondere zwischen Cimetidin und Diazepam, lassen sich hier nicht erkennen. Zu erwarten war, daß es zu einer Beeinträchtigung der Metabolisierung von Diazepam durch Cimetidin aufgrund einer Hemmung des Zytochrom-P_{450}-Enzymsystems kommt (Klotz u. Reimann 1980).

Absetzen der Cimetidinmedikation führte lediglich zu keiner Beschleunigung des Diazepammetabolismus. Die initial höheren Spiegel sind wahrscheinlich Ausdruck kleinerer Verteilungsvolumina bei anfänglich vorhandener Herzinsuffizienz und Ileus des Patienten.

Bei Abb. 4 handelt es sich um eine Patientin, die nach der Operation eines rupturierten Aortenaneurysmas wegen einer Reihe von Komplikationen einschließlich einer Sepsis beatmet werden mußte.

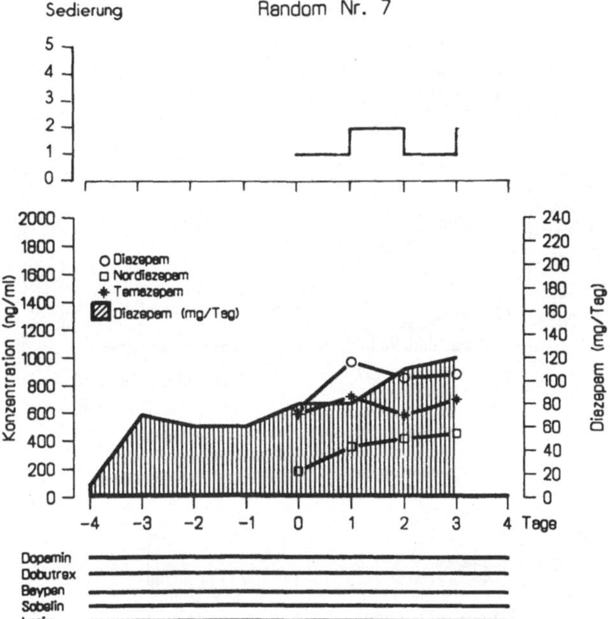

Abb. 4. Sedierungsgrad, benötigte Dosis und Verlauf der Serumspiegel von Diazepam und seiner Metaboliten Nordiazepam und Temazepam bei einer Beatmungspatientin mit Sepsis

Eine ideale Sedierung trotz Dosissteigerung bis auf 140 mg/Tag konnte bei diesem Patienten nicht erreicht werden. Auch mußten hier die Fentanyl- und DHBP-Dosierungen erhöht werden.

Was passiert eigentlich hier? Handelt es sich um die Entwicklung einer akuten Benzodiazepintoleranz oder um eine septische Enzephalopathie, deren Symptomatik nicht durch Benzodiazepine therapierbar ist? Aus der Literatur ist uns über diese Problematik nichts bekannt.

Im Gegensatz zum vorigen Patienten zeigen sich hier trotz höherer und steigender Dosierungen initial niedrigere Spiegel von Diazepam und Diazepammetaboliten. Der Quotient aus Diazepamdosis und Diazepamkonzentration ist bei dieser Patientin um den Faktor 5 größer als beim vorherigen Patienten, was mit dem größeren Verteilungsvolumen bei Sepsis erklärbar wäre.

Ähnliche pharmakokinetische Kontraste sind auch bei Abb. 5 (Random 13, nicht septisch) und Abb. 6 (Random 2, septisch) zu sehen. Verdeutlicht wird durch diese Beispiele, wie problematisch die Arzneimitteltherapie bei Intensivpatienten ist, aber auch, daß die Verteilungsvolumina von Diazepam sich erheblich bei septischen und nichtseptischen Patienten unterscheiden.

Metabolitenverhalten

Wie schon erwähnt (vgl. Abb. 3, 4, 5 und 6), kam es im Gegensatz zu Desmethyldiazepam (Halbwertszeit 50–80 h) bei Temazepam wegen seiner kurzen Halbwertszeit schnell zur endgültigen Steady-state-Konzentration. Oxazepam lag bei allen Patienten unter der Nachweisgrenze. An dieser Stelle sollen unbekannte

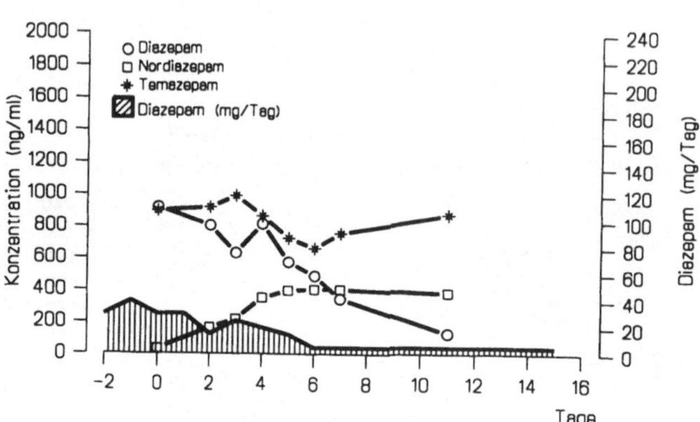

Abb. 5. Benötigte Dosis und Verlauf der Serumspiegel von Diazepam und seiner Metaboliten bei einem Patienten ohne Sepsis

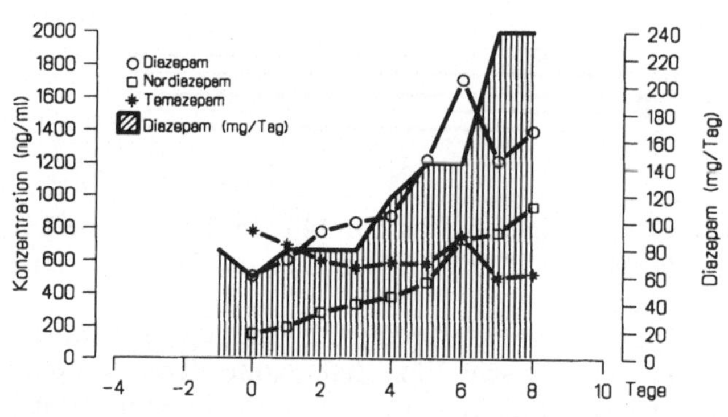

Abb. 6. Benötigte Dosis und Verlauf der Serumspiegel von Diazepam und seiner Metaboliten bei einem Patienten mit Sepsis

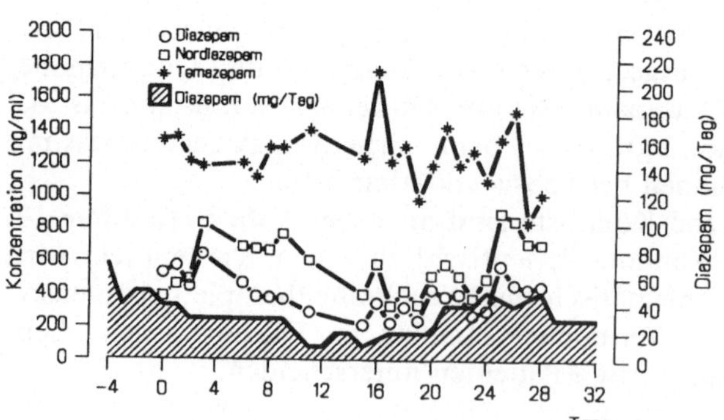

Abb. 7. Verlauf der Serumspiegel von Diazepam, Nordiazepam und Temazepam bei Langzeitanwendung und Diazepamdosierungen bis zu 60 mg/Tag

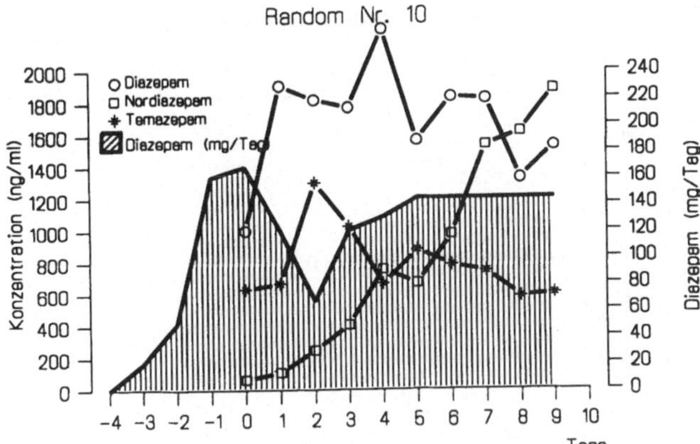

Abb. 8. Verlauf der Serumspiegel von Diazepam, Nordiazepam und Temazepam bei Langzeitanwendung und Diazepamdosierungen von mehr als 60 mg/Tag

Medikamenteninteraktionen, aber auch methodische Probleme diskutiert werden.

Bei Langzeitanwendung und Diazepamdosierungen bis zu 60 mg/Tag lagen in den Steady-state-Konzentrationen von Diazepam und seinen Metaboliten die Serumspiegel von Temazepam und Nordiazepam höher als der von Diazepam (Abb. 7). Der Temazepamspiegel lag in Mittel um 600 ng/ml höher als der Nordiazepamspiegel. Die Nordiazepam-Diazepam-Relation betrug 1,2.

Bei Patienten, die höhere Diazepamdosierungen pro Tag erhielten, überstiegen die Spiegel von Diazepam und Nordiazepam den Spiegel des Temazepams (Abb. 8). Bei diesen Patienten läßt sich deutlich erkennen, als Hinweis einer extrem verlängerten Eliminationshalbwertszeit, daß der Verlauf des Serumspiegels von Nordiazepam, 13 Tage nach Therapiebeginn, noch nicht seinen Steady state erreicht hat. Hier kam es zur Kumulation von Diazepam und Nordiazepam.

Eiweißbindung

Die Eiweißbindung von Diazepam und Nordiazepam lag beim 1. Meßpunkt zwischen 99% (Abb. 9) und 85% (Abb. 10). Sie zeigte eine unterschiedliche Tagesvariation. Im Extremfall war die Eiweißbindung des Diazepams 72%, die des Desmethyldiazepams 75%. Ähnliche Schwankungen der Verläufe zeigten der Spiegel der freien Fettsäuren im Plasma; ihre Spiegel lagen zwischen 0,4 mmol/l und 6 mmol/l. Bei 3 von insgesamt 4 Patienten waren nahezu parallele Spiegelverläufe zwischen nicht an Eiweiß gebundenem Diazepam, Desmethyldiazepam und freien Fettsäuren festzustellen (Abb. 9–11). Die Korrelationskoeffizienten lagen bei r=0,73, r=0,92 und r=0,64 für Diazepam sowie r=0,77 und r=0,76 für Desmethyldiazepam. Beim Patienten Nr. 10 konnte der freie Anteil von Desmethydiazepam nicht bestimmt werden (Abb. 11), da bereits die Gesamtkonzentration sehr niedrig lag (im Bereich von 50–100 ng/ml). Beim 4. Patienten war die Zahl der gemessenen Blutproben zu gering, um eine Korrelation zu messen (Abb. 12).

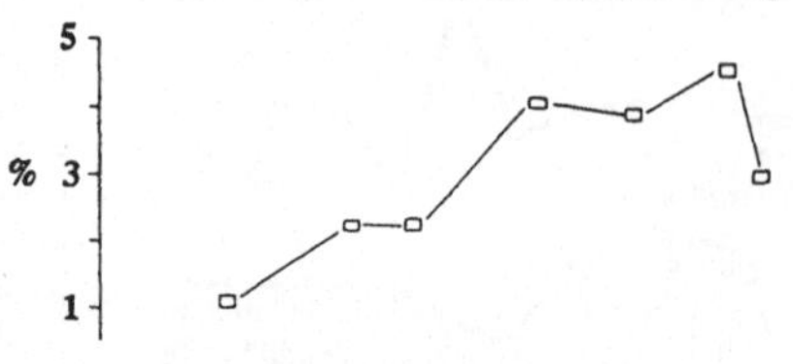

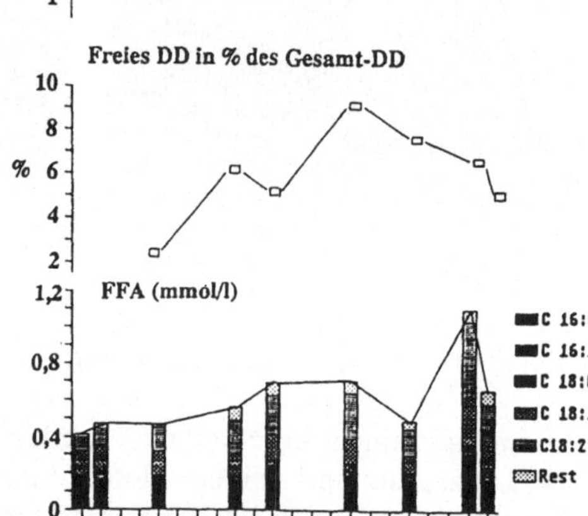

Abb. 9. Verlauf der Serumspiegel von freiem Diazepam, Desmethyldiazepam (DD) und der freien Fettsäuren *(FFA)* beim Patienten Nr. 6

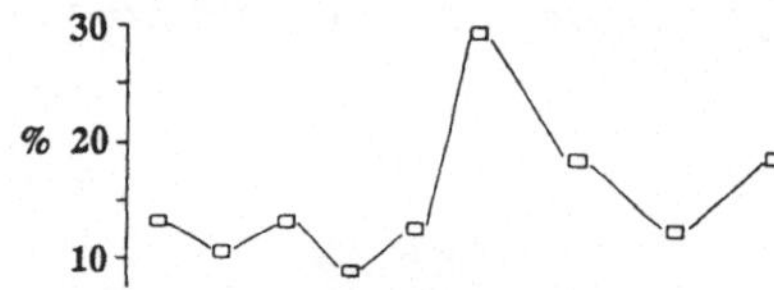

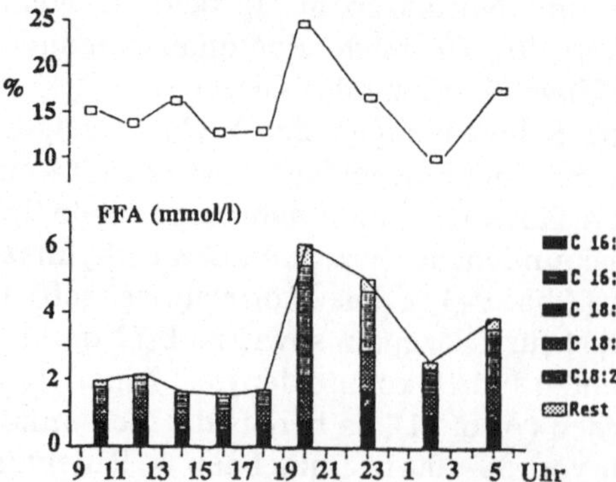

Abb. 10. Verlauf der Serumspiegel von freiem Diazepam, Desmethyldiazepam *(DD)* und der freien Fettsäuren *(FFA)* beim Patienten Nr. 8

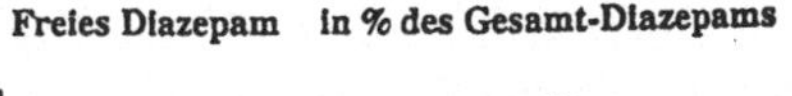

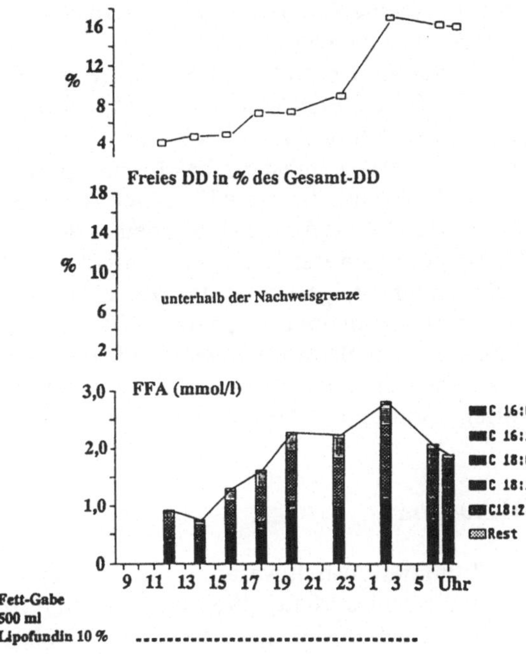

Abb. 11. Verlauf der Serumspiegel von freiem Diazepam, Desmethyldiazepam *(DD)* und der freien Fettsäuren *(FFA)* beim Patienten Nr. 10

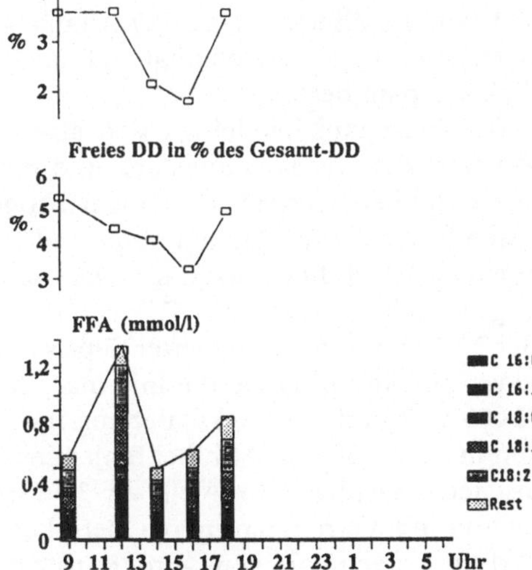

Abb. 12. Verlauf der Serumspiegel von freiem Diazepam, Desmethyldiazepam *(DD)* und der freien Fettsäuren *(FFA)* beim Patienten Nr. 3

In Übereinstimmung mit den Ergebnissen von Allen u. Greenblatt (1981) war der prozentuale Anteil des freien Desmethyldiazepams etwa doppelt so hoch wie der des Diazepams (Abb. 9).

War die Konzentration der freien Fettsäuren größer als 1,5 mmol/l, so überstieg der freie Anteil von Diazepam den des Desmethyldiazepams (Abb. 10).

Beeindruckend sind jedoch die extremen Schwankungen der pharmakologisch wirksamen Substanz bei Intensivpatienten. Die maximale Steigerung des freien Diazepams betrug 432%. Der korrespondierende Anstieg der freien Fettsäuren war 295% (Abb. 11). Bei den anderen Patienten (Abb. 9 und 10) betrugen die Steigerungen der freien Fettsäurenkonzentrationen 316% und 243%, die entsprechenden Steigerungen des freien Diazepams betrugen 221% und 418%, die des freien Desmethyldiazepams 160% und 500%.

Es sind hier Schwankungen der Sedierungsqualität zu vermuten. Wir werden in absehbarer Zeit Ergebnisse einer kontrollierten Studie vorlegen können und hoffen, damit zur Klärung derartiger Fragen beizutragen.

Diskussion

Die Eliminationshalbwertszeit von Diazepam wird mit 24–48 h (Lauven et al. 1981), die seines Metaboliten N-Desmethyldiazepam mit 42–96 h, z. Z. mit bis zu 120 h (5 Tage) und länger angegeben (Gable et al. 1976; Klotz 1978; Mandelli et al. 1978). Es sind aber auch Eliminationshalbwertszeiten von Diazepam von bis zu 109 h und von Desmethyldiazepam von bis zu 403 h angegeben worden. Wenn man berücksichtigt, daß Desmethyldiazepam biologisch aktiv ist und zu therapeutischen und toxischen Wirkungen beitragen kann, so wird dieser Metabolit bei einer chronischen Diazepambehandlung von besonderer Bedeutung sein. Die Gesamtserumkonzentration des Metaboliten kann so nach ca. 1 Woche die der Muttersubstanz übersteigen und Desmethyldiazepam-Diazepam-Relationen von 1,2 (Berlin et al. 1972) oder gar noch höher (Greenblatt et al. 1981) erreichen. Diese Tendenz hat sich auch in der vorliegenden Arbeit für Desmethyldiazepam bestätigt.

Bei Diazepam handelt es sich also um ein Benzodiazepin mit langer Halbwertszeit der Ausgangssubstanz und mit aktiven Metaboliten, die noch langsamer eliminiert werden. Bei längerfristiger Anwendung höherer Dosen kann es deshalb leicht zur Akkumulation und zu schwer kalkulierbaren Wirkungszeiten kommen. Nach hoch dosierter Diazepamgabe sind „Nachschlafzeiten" von 7–10 Tagen nach Absetzen des Diazepams beschrieben worden (Rapolt et al. 1984). Bei 2 Patienten mit gesicherter Sepsis anhand positiver Blutkulturen, nachgewiesener Infektion, Hyperthermie mit Schüttelfrost, Leukozytose mit mehr als 15 000 G/l und Linksverschiebung im Differentialblutbild, Thrombozytenabfall von mehr als 30% in 24 h bei fehlender Blutungsursache und Abfall des anorganischen Phosphats von mehr als 30% in 24 h sowie hyperdynamer Kreislaufsituation mit Verminderung des peripheren Gefäßwiderstands und erhöhtem Bedarf an Katecholaminen wurden trotz extrem hohen Diazepamdosierungen, um den Faktor 5 größer als bei Patienten ohne Sepsis, und Beeinträchtigung der Leber- und Nierenfunktion niedrigere Serumspiegel von Diazepam und seiner

Metaboliten als bei Patienten ohne Sepsis gemessen. Ob sich die Verteilungsräume bei Sepsis drastisch vergrößert haben, kann hier nicht entschieden werden. Ähnliche Daten sind uns aus der Literatur nicht bekannt.

Für die Wirkung der Benzodiazepine ist nur der freie, nicht an Albumin gebundene Anteil entscheidend. Da Albumin im Blut der wichtigste Bindungspartner für Diazepam ist, sind Veränderungen der Albuminkonzentration (qualitativer und/oder quantitativer Art) von großer Bedeutung. So kann bei Leber- und Nierenerkrankungen die Bindung erniedrigt sein. Die freien Fettsäuren scheinen aber der Hauptgrund für die Änderung der freien Diazepamfraktion zu sein (Guentert 1984). Dies wird auch in dieser Arbeit bestätigt. Bei einer Konzentration von insgesamt 0,8 mmol freien Fettsäuren/l liegt der freie Anteil des Diazepams bei 3% (s. Abb. 9). Dies entspricht den Normalwerten. Bei Konzentrationen um 4 mmol/l steigt der freie, nichtgebundene Anteil auf ca. 15–18%, d.h. um den Faktor 5–6 an. Ähnliches gilt für Desmethyldiazepam.

Der Anteil des freien Benzodiazepins lag im Extremfall bei unseren Patienten mit 29% für Diazepam und mit 25% für Desmethyldiazepam sehr hoch. Ähnliche Daten sind uns aus der Literatur nicht bekannt.

Es wird der Schluß gezogen, daß *Diazepam* zur Sedierung langzeitbeatmeter Patienten nicht geeignet ist.

Literatur

Allen MD, Greenblatt DJ (1981) Comparative protein binding of diazepam and desmethyldiazepam. J Clin Pharmacol 21:219–233

Berlin A, Siwers B, Agurell S, Hiort A et al (1972) Determination of bioavailability of diazepam in various formulations from steady state plasma concentration data. Clin Pharmcol Ther 13/5 (part 1):733–744

Bobiet W (1980) Grundlagen der neurologischen Intensivmedizin. Springer, Berlin Heidelberg New York

Gable JAS, Dundee JW, Gray RC (1976) Plasma diazepam concentrations following prolonged administration. Br J Anaesth 48:1087

Greenblatt DJ, Laughren TP, Divoll-Allen M et al (1981) Plasma diazepam and desmethyldiazepam concentrations during long-term diazepam therapy. Br J Clin Pharmacol 1:35–40

Gruenert A (1975) Die mikroanalytische, selektive Bestimmung der unveresterten langkettigen Fettsäuren im Serum. Z Klin Chem Klin Biochem 13:407–412

Guentert TW (1984) Pharmacokinetics of benzodiazepines and of their metabolites. In: Bridges JW, Chasseaud LF (eds) Progress in during metabolism, vol 8. Taylor & Francis, London, pp 241–386

Kamp H-D (1988) Langzeitsedierung mit Benzodiazepinen. In: Schulte am Esch J, Benzer H (Hrsg) Analgosedierung des Intensivpatienten. ZAK München 1987. Springer, Berlin Heidelberg New York Tokyo (Anaesthesiologie und Intensivmedizin, Bd 200, S 35–49)

Klotz U (1978) Klinische Pharmakokinetik von Diazepam und seinen biologisch aktiven Metaboliten. Klin Wochenschr 56:895

Klotz U (1984) Clinical pharmacology of benzodiazepines. Progr Clin Biochem Med 1:117–167

Klotz U, Reimann I (1980) Delayed clearance of Diazepam due to cimetidin. N Engl J Med 301:1012–1014

Lauven PM, Stoeckel H, Schwilden J, Schüttler (1981) Klinische Pharmakokinetik von Midazolam, Flunitrazepam und Diazepam. Anaesth Intensivther Notfallmed 16:135–142

Mandelli M, Tognoni G, Garattini S (1978) Clinical pharmacokinetics of diazepam. Clin Pharmacokinet 3:72
Ochs HR, Greenblatt DJ, Lauven PM, Stoeckel H, Rommelsheim K (1982) Kinetiks of high-dose i.v diazepam. Br J Anaesth 54:84
Rapolt HJ, Follath F, Scollo-Lavizzari G, Kehl O, Ritz R (1984) Verlängertes Koma durch Sedation mit Diazepam bei beatmeten Patienten. Dtsch Med Wochenschr 109:340–344
Williams RC, Viola JL (1979) Application of an automated extractor/concentrator for the analysis of anticonvulsant drugs in blood serum by high performance liquid chromatography. J Chromatography 185:505–513

Langzeitanalgosedierung mit Flunitrazepam, Fentanyl und Dehydrobenzperidol bei schwerstkranken Intensivpatienten: Pharmakokinetik – Pharmakodynamik

H. W. Striebel, G. Papadopoulos, G. Heinemeyer und J. Link

Problemstellung

Ziele der Analgosedierung: Beatmungspflichtige Intensivpatienten sollten schmerzfrei, angstfrei, sediert und amnestisch sein und sich in einem oberflächlichen Schlafzustand befinden, solange keine Manipulationen an ihnen vorgenommen werden. Andererseits sollten sie jedoch jederzeit weckbar und kooperativ sein [20]. Hierzu sind ein potentes Analgetikum und zumeist auch ein Sedativum/Anxiolytikum notwendig. Entscheidende Bedingung an die verwendeten Medikamente ist ihre Nebenwirkungsarmut, da sie u. U. langfristig eingesetzt werden müssen und die Organfunktionen dieser Patienten durch die Grundkrankheit stark eingeschränkt sein können. Die eingesetzten Pharmaka sollten nur eine minimale Beeinträchtigung physiologischer Funktionen bewirken sowie frei von Medikamenteninteraktionen sein. Eine Kumulation sollte auch bei einer Leber- oder Nierenfunktionseinschränkung nicht auftreten.

Analgesie: Schmerzfreiheit ist die wichtigste Grundvoraussetzung jeder sedierenden Behandlung eines Patienten. Eine mangelhafte Analgesie kann trotz einer hochdosierten Verabreichung von Sedativa zu kaum beherrschbaren Unruhezuständen führen. Der Versuch, allein mit der Zufuhr von Sedativa eine motorische Ruhigstellung zu erzwingen, führt zwangsläufig zu einer Überdosierung hinsichtlich der psychosedativen Komponente. Rawal u. Tandon [27] beschreiben, daß aufgrund ihrer Studien anzunehmen sei, daß die Hauptursache für Unruhe, Agitiertheit und schlechter Koordination mit dem Respirator weniger ein Problem einer unzureichenden Sedierung als vielmehr ein Problem einer unzureichenden Analgesie ist. Auch Schulte am Esch [29] fordert eine konsequente Analgesie.

Mittel der Wahl sind die Opiate/Opiode. In den angelsächsischen Ländern ist Morphin sehr beliebt. Morphin kumuliert jedoch bei Niereninsuffizienz [7], was als großer Nachteil anzusehen ist. Besonders bewährt haben sich Fentanyl (s. Beitrag Rohling et al. in diesem Buch) oder Alfentanil. Beim Nebenwirkungsspektrum der Opiate/Opioide kann die zentrale Sedierung als eine Unterstützung der gewünschten Sedierung angesehen werden.

Sedierung: Zur Sedierung von Intensivpatienten stehen folgende Medikamentengruppen zur Verfügung:

- Benzodiazepine,
- Barbiturate,
- Ketamin,
- Neuroleptika,
- Inhalationsanästhetika,
- sonstige.

Benzodiazepine

Die Benzodiazepine zeichnen sich durch eine große therapeutische Breite sowie durch nur geringe Nebenwirkungen aus. Ihre Wirkung über spezifische Benzodiazepinrezeptoren bringt den Vorteil, daß über die Eigenwirkung hinaus kaum toxische Nebenwirkungen auftreten. Da außerdem nur geringe Substanzmengen benötigt werden, ist mit wenig pharmakologischen und pharmakokinetischen Interaktionen in dem ohnehin schwer überschaubaren Arzneimittelpool des Intensivpatienten zu rechnen. Relevante Arzneimittelinteraktionen sowie chronisch-toxische Effekte sind für die Benzodiazepine bisher nicht bekannt. Aus diesen Gründen und wegen ihres breiten Wirkungsspektrums werden die Benzodiazepine oft als Mittel der ersten Wahl zur Langzeitsedierung von beatmeten Intensivpatienten angesehen. Das am häufigsten angewandte Sedierungsregime in Großbritannien und Irland zwischen 1983 und 1985 war nach einer Umfrage von Ledingham et al. [20] die Kombination eines Opiates mit einem Benzodiazepin.

Als Benzodiazepine werden für die Intensivmedizin v. a. Diazepam (Valium), Flunitrazepam (Rohypnol) und Midazolam (Dormicum) empfohlen.

Alle Benzodiazepine haben 4 Hauptwirkungen. Sie wirken:
- anxiolytisch,
- antikonvulsiv,
- muskelrelaxierend und
- zentraldämpfend.

Flunitrazepam: Die Eliminationshalbwertszeit von Flunitrazepam wird mit 10–25 h angegeben. Abbauprodukte von Flunitrazepam sind z. B. Desmethylflunitrazepam, 7-Aminoflunitrazepam und 7-Amino-desmethylflunitrazepam [2]. Der wichtigste Metabolit ist Desmethylflunitrazepam. Seine pharmakologische Wirkung scheint jedoch weder stark [2], noch seine Eliminationshalbwertszeit sehr lang zu sein.

Während bei Diazepam die totale systemische Clearance, die Eliminationshalbwertszeit sowie das scheinbare Verteilungsvolumen im Alter erhöht sind, sind diese Werte bei Flunitrazepam unabhängig vom Alter.

Amrein et al. [3] konnten aufgrund ihrer Untersuchungen bei einem Plasmaspiegel von ca. 7–9 ng/ml eine gesteigerte Schlafbereitschaft und bei Plasmaspiegeln von über 11–18 ng/ml eine starke Sedation und Amnesie nachweisen. Für diese Zeit wiesen die Patienten eine weitgehende Amnesie auf. Nach Untersuchungen von Gauer et al. [11] bleibt die durch Flunitrazepam hervorgerufene Amnesie wesentlich länger bestehen als die Sedation.

Vergleich von Diazepam mit Flunitrazepam: Zwischen Flunitrazepam und Diazepam ergibt sich für die sedativ-hypnotische Wirkung ein Äquipotenz-Dosis-Verhältnis von ca. 1:10 [9, 30].

Die Wirkungen von Flunitrazepam im Vergleich mit Diazepam unterscheiden sich folgendermaßen [5]:

- Sedierung (Anxiolyse): 2fach,
- hypnotische Wirkung: 5- bis 10fach,
- vegetative Reflexdepression: 10fach,
- Amnesie: 10fach [12],
- spinale Hemmung (Relaxation): 10fach,
- antikonvulsive Wirkung: 14- bis 25fach,
- Potenzierung der Analgesie: 10- bis 15fach,
- therapeutische Breite: 3fach,
- totale Clearance (250 ml/min): 8fach.

Nachteile/Nebenwirkungen des Flunitrazepams: Intravenös appliziertes Flunitrazepam kann eine periphere Vasodilatation verursachen. Ursache des Blutdruckabfalls ist eine periphere Widerstandsabnahme, die nach tierexperimentellen Untersuchungen von Pasch et al. [24] durch eine Relaxation der glatten Gefäßmuskulatur ausgelöst wird. Die Abnahme des peripheren Kreislaufwiderstandes ist v.a. bei erhöhten Ausgangswerten, wie z.B. bei Hypertonikern (relativer Volumenmangel) oder bei absolutem Volumenmangel, zu beachten. Tarnow et al. [31] konnten bei Patienten mit Koronarsklerose bei der Narkoseinduktion mit Flunitrazepam einen Abfall des systolischen und diastolischen Blutdrucks nachweisen. Dieser Druckabfall betrug 10 min nach Diazepamgabe 7% und nach Flunitrazepamgabe 24,5% unter dem Kontrollwert. Der periphere Gefäßwiderstand nahm unter Flunitrazepammedikation um 15%, unter Diazepammedikation nicht signifikant ab. Zu beachten ist jedoch, daß es auch während des natürlichen Schlafes zu einem signifikanten Abfall des arteriellen Mitteldrucks um −7,5%, des Herzzeitvolumens um −7% und der Herzfrequenz um −8% kommt [15].

Benzodiazepine bewirken keine Änderung der Inotropie [8, 25].

Flunitrazepam kann u.U. eine deutliche Atemdepression verursachen. Beim intubierten Patienten spielt eine durch Flunitrazepam verursachte Atemdepression [4, 10] keine Rolle, solange kontrolliert beatmet wird. Es ist eher ein erwünschter Effekt.

Intravenös verabreichtes Flunitrazepam kann die Venenwand irritieren. Die Thrombophlebitishäufigkeit nach Flunitrazepam wird meist wesentlich geringer als nach Diazepam angegeben. Während für Diazepam die Inzidenz mit 17% [22] angegeben wird, wird die Thrombophlebitishäufigkeit nach Flunitrazepam mit bis zu 14% [22] angegeben. Die Verabreichung über einen zentralvenösen Zugang oder über eine schnell fließende, periphere Infusion ist zu beachten.

Eigene Untersuchungen

Material und Methode

9 beatmete, schwerstkranke Intensivpatienten (Tabelle 1) wurden mit Flunitrazepam sediert. Einschlußkriterien für eine Aufnahme in die Studie waren: Beatmung von mehr als 4 Tagen, Alter zwischen 20 und 70 Jahren, Basisneuroleptan-
algesie mittels Fentanyl und Dehydrobenzperidol (DHBH; NLA-Perfusor, Dosierung bis 8 ml/h $\cong$ bis 0,2 mg Fentanyl/h und 2,5 mg DHBH/h), ggf. zusätzliche Analgesie über einen Periduralkatheter (Bupivacain). Ausschlußkriterien
für die Studie waren: Behandlung mit sonstigen Sedativa bzw. Opioiden, Erkrankungen des ZNS sowie eine Leberzirrhose oder Niereninsuffizienz bei Beginn der Studie.

Flunitrazepam wurde bei einer Tagesdosis unter 12 mg mittels intravenöser
Bolusgaben, bei einer Tagesdosis größer als 12 mg mittels Infusionspumpe über
einen zentralvenösen Katheter verarbeitet. Die Dosierung erfolgte streng bedarfsadaptiert.

Folgende Blutuntersuchungen wurden durchgeführt: täglich: Benzodiazepin-
spiegel; jeden 2. Tag: SGOT, SGPT, AP, Bilirubin, γ-GT; alle 5 Tage: Kreatininclearance.

Die tägliche Beurteilung des Sedierungsgrades erfolgte nach dem 5stufigen
Schema von Gobiet [13] anhand folgender Kriterien:

1: klar, voll orientiert;
2: ansprechbar, verlangsamt gezielte Reaktion;

Tabelle 1. Untersuchte Patienten

Name	Nr.	Ge-schlecht	Alter (Jahre)	Dauer der Beatmung (Tage)	Verlauf	Diagnose
E. R.	1	m.	68	13	Verstorben	Penetrierende Thorax-verletzung
E. P.	4	m.	74	21	Überlebte	Perforiertes Aorten-aneurysma
H. M.	5	w.	34	34	Überlebte	Pneumonie, Ileus nach Resektion
B. J.	9	m.	46	28	Überlebte	Aortobifemoraler Bypass, pulmonale Dekompensation
S. P.	11	m.	43	6	Verstorben	kotige Peritonitis
N. D.	12	m.	46	4	Verstorben	Polytrauma
W. E.	19	m.	76	21	Verstorben	Stenosierender Sigma-tumor, Pneumonie
S. D.	20	m.	54	15	Überlebte	Gastrektomie, Platzbauch
J. RD.	15	m.	45	66	Überlebte	Rezidivierende Pneu-monien/Septikämien

3: ansprechbar, verlangsamt ungezielte Reaktion;
4: nicht ansprechbar, Reaktion auf Schmerzreize;
5: nicht ansprechbar, keine Reaktion auf Schmerzreize.

Eine optimale Sedierung ist erreicht, wenn in diesem 5stufigen Sedierungsscore die Patienten bei 2–3 eingestuft werden.

Bei den untersuchten Patienten handelte es sich um schwerstkranke Patienten, was dadurch unterstrichen wird, daß 4 dieser 9 Patienten während der intensivmedizinischen Therapie verstarben.

Aufgrund der kleinen Patientenzahl werden die Ergebnisse kasuistisch vorgestellt, und es soll auf typische Gegebenheiten bzw. Probleme hingewiesen werden.

Ergebnisse und Diskussion

Patient Nr. 9 war über 30 Tage optimal sediert (Abb. 1). Der Sedierungsgrad wurde bei 2–3 eingestuft. Wird die für diese konstante Sedierung benötigte Flunitrazepamdosierung über die Zeit aufgetragen, so wird deutlich, daß die tägliche Gesamtdosis an Flunitrazepam keineswegs konstant ist, sondern enorm schwankt. Bei diesem Patienten traten z. B. innerhalb von 2 Tagen Unterschiede in der Tagesdosierung um 500% auf.

Die Dosierung von Sedativa darf also niemals schematisch erfolgen, sondern sie muß täglich in Frage gestellt und ggf. korrigiert werden; es muß also stets eine strenge Dosierung nach Wirkung erfolgen.

Bei den untersuchten Patienten sollte auch die Frage geklärt werden, wie sich die Plasmaspiegel von Flunitrazepam in Abhängigkeit von den verabreichten

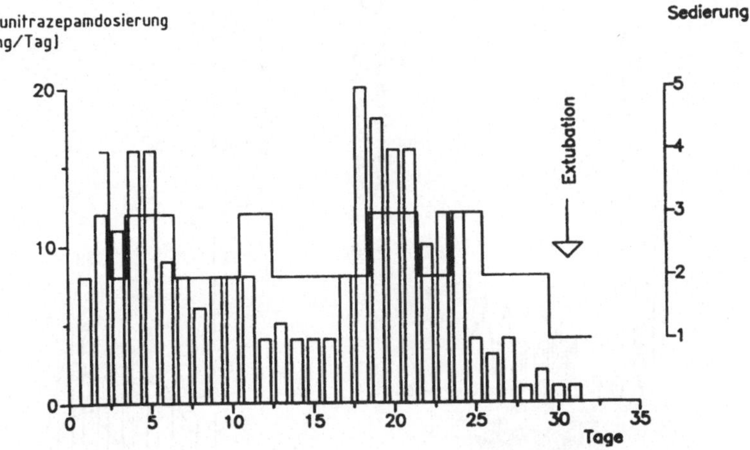

Abb. 1. Patient Nr. 9: enorme Änderungen der Flunitrazepamdosierung (□; um bis zu 500%) zur Aufrechterhaltung eines konstanten Sedierungsgrades (2–3)

Dosierungen verhalten. Nur beim Patienten Nr. 15 (vgl. Abb. 2 f) kann eine statistisch signifikante Korrelation zwischen Dosierung und Plasmaspiegel von Flunitrazepam verifiziert werden (r = 0,88). Im allgemeinen besteht bei den untersuchten Intensivpatienten keine eindeutige Beziehung zwischen Dosis und Plasmaspiegel (Abb. 2).

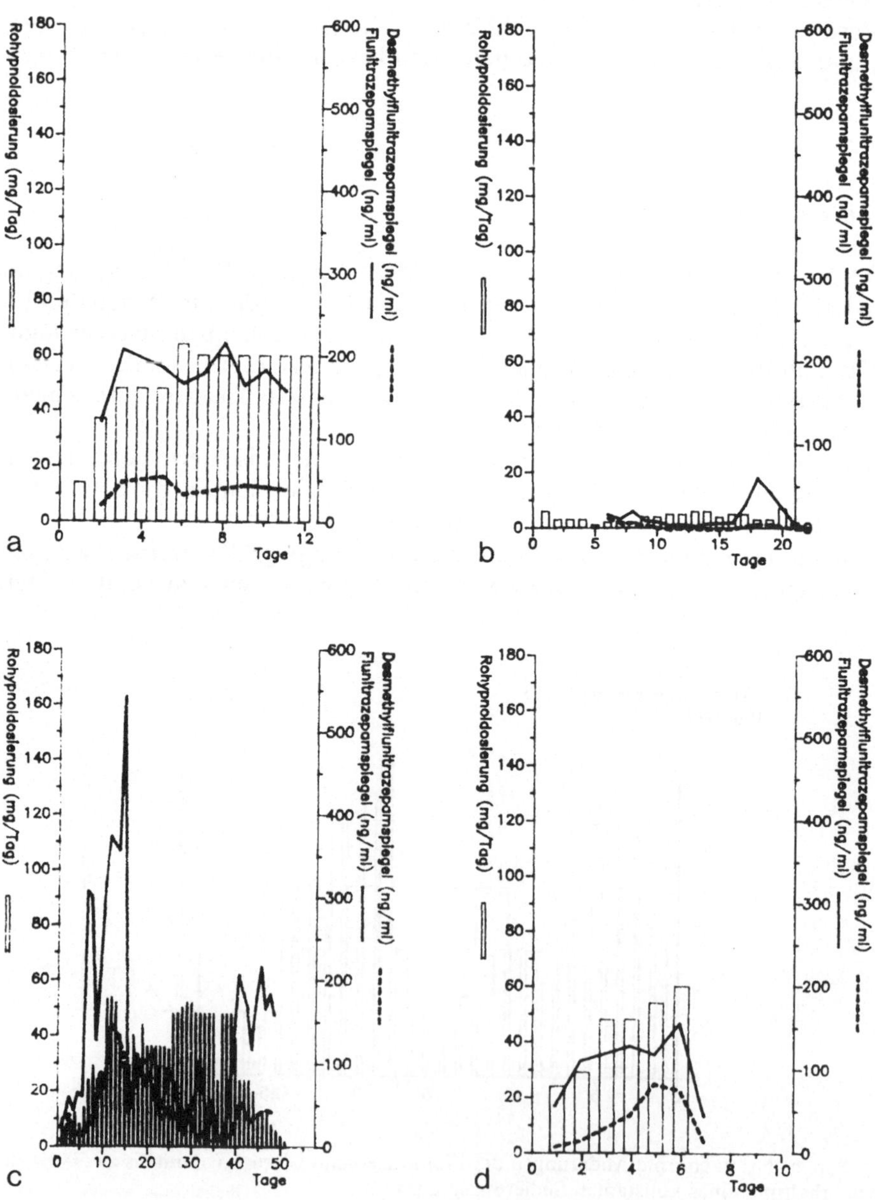

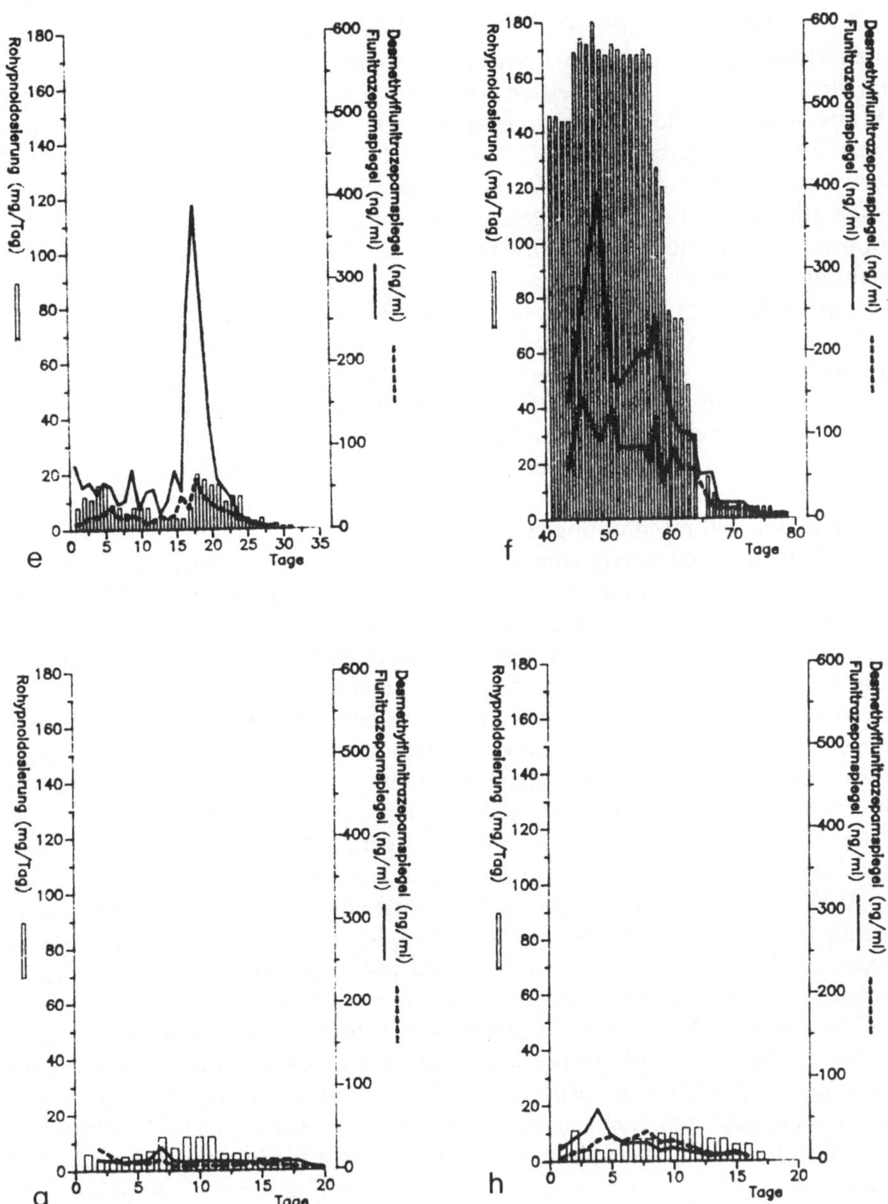

Abb. 2a–h. Kasuistische Darstellungen [Patient Nr. 1 **(a)**, Nr. 4 **(b)**, Nr. 5 **(c)**, Nr. 11 **(d)**, Nr. 9 **(e)**, Nr. 15 **(f)**, Nr. 19 **(g)**, Nr. 20 **(h)**] der Flunitrazepamdosierungen (□) sowie des Verlaufs der Plasmaspiegel von Desmethylflunitrazepam (—) und Flunitrazepam (----)

Neben dem Flunitrazepamspiegel wurde auch der Plasmaspiegel des wichtigsten Metaboliten, des Desmethylflunitrazepams, gemessen. Er zeigt bei allen untersuchten Patienten stets einen gewissen parallelen Verlauf zum Spiegel der Muttersubstanz. Der Plasmaspiegel von Desmethylflunitrazepam liegt bei nahezu allen Meßzeitpunkten niedriger als der Spiegel von Flunitrazepam. Auch bei Dosisreduktion verläuft der Abfall des Spiegels des Metaboliten fast identisch mit dem Abfall des Spiegels der Muttersubstanz (vgl. Abb. 2). Die Eliminationshalbwertszeiten von Flunitrazepam und Desmethylflunitrazepam sind somit nahezu identisch.

Am Verlauf des Flunitrazepamplasmaspiegels des Patienten Nr. 15 (vgl. Abb. 2 f) wird nochmals deutlich, wie schnell es zu einem Abfall des Flunitrazepamspiegels kommt, selbst wenn extrem hohe Dosierungen von bis zu 180 mg Flunitrazepam/Tag und extreme Plasmaspiegel um 200 ng/ml vorliegen. Dies kann als Hinweis für eine ausreichend gute Steuerbarkeit des Flunitrazepams gedeutet werden. Lauven et al. [19] geben für Flunitrazepam eine totale Clearance von 250 ml/min an. Sie ist ca. 8mal so groß wie die totale Clearance von Diazepam, die mit ungefähr 30 ml/min angegeben wird.

In Abb. 2a–f kommt gut zum Ausdruck, welch enorme Unterschiede in den Dosierungen und in den Plasmaspiegeln von Flunitrazepam nötig sind, um bei den einzelnen Patienten eine adäquate Sedierung zu erzielen. Hierdurch wird nochmals die große Problematik der richtigen Dosisfindung beim Intensivpatienten deutlich. Ein Vergleich mit gesunden Probanden ist nicht möglich. Während bei gesunden Probanden z. B. relativ klare Vorstellungen über den therapeutischen Bereich vorliegen, ist dies beim Intensivpatienten nicht der Fall. Für Intensivpatienten sind bisher noch keine „Normalbereiche" definiert worden. Vermutlich ist es überhaupt nicht möglich, bei diesen Patienten Normalbereiche zu definieren. Die Frage, ob bei Patient Nr. 15 (vgl. Abb. 2 f) die Plasmaspiegel noch im „therapeutischen Bereich" oder längst darüber liegen, kann daher kaum beantwortet werden.

Auch die Frage, wodurch die z. T. enormen Schwankungen der Plasmaspiegel bedingt sind (Patient Nr. 5, vgl. Abb. 2 c), ist im Einzelfall nicht klar zu beantworten. Möglich sind z. B. Interaktionen mit Medikamenten, insbesondere mit solchen, die in das Zytochrom-P_{450}-System eingreifen.

Die Patientin Nr. 5 (Abb. 3) erhielt vom 1. bis 12. Tag Erythromycin und vom 6. bis 12. Tag INH und Streptomycin verabreicht. Ob der überproportional hohe Anstieg des Flunitrazepamspiegels im Plasma zwischen dem 6. und 15. Tag damit zusammenhängt, kann diskutiert werden. Konzak et al. [18] beschreiben, daß es z. B. unter einer Therapie mit Euphyllin durch die zusätzliche Verabreichung von Erythromycin zu einem Anstieg des Euphyllinspiegels in toxische Bereiche kommen kann. Ursache mag eine Hemmung des Zytochrom-P_{450}-Systems sein, und dieses Zytochrom-P_{450}-System wird für die Metabolisierung von Flunitrazepam benötigt. Berücksichtigt werden muß jedoch, daß diese schwerstkranken Patienten z. T. bis zu 20 verschiedene Medikamente pro Tag erhalten, und eines dieser Medikamente wurde vermutlich zu dem fraglichen Zeitpunkt gerade abgesetzt oder neu angesetzt. Ob eine akute Veränderung des Plasmaspiegels damit zusammenhängt, ist die Frage. Im Einzelfall sind solche Zusammenhänge sicherlich zu berücksichtigen. Es ist jedoch offensichtlich, daß die Interpretation dieser Spiegelverläufe enorm problematisch ist.

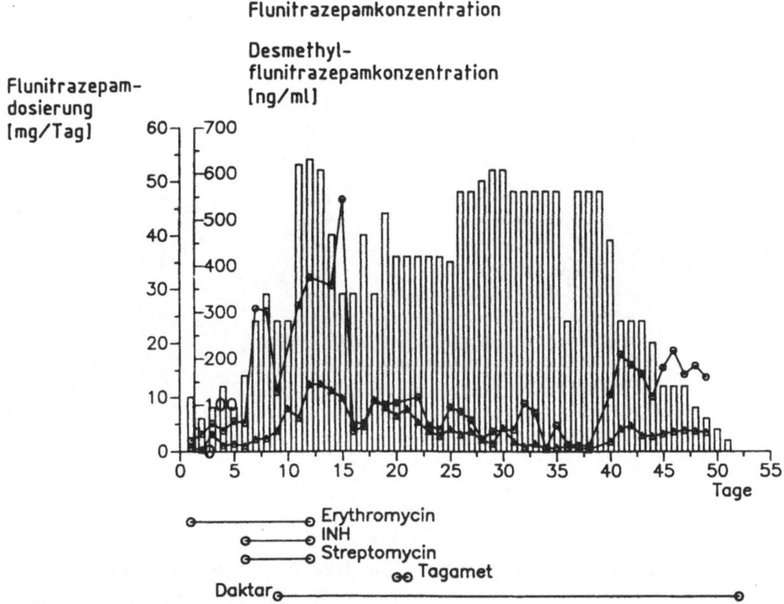

Abb. 3. Patientin Nr. 5: überproportionaler Anstieg des Plasmaspiegels von Flunitrazepam (●—●) zwischen dem 6. und 15. Tag. □ Flunitrazepamdosierung, ▵—▵ Verlauf des Plasmaspiegels von Desmethylflunitrazepam

Mit zunehmender Zahl der verabreichten Medikamente kommt es zu einem exponentiellen Anstieg schädlicher Medikamenteninteraktionen. Als Hemmstoff der Zytochrom-P_{450}-abhängigen Reaktionen hat sich z. B. der sehr häufig verwendete H_2-Rezeptorantagonist Cimetidin erwiesen [16, 17]. Durch Cimetidin kann es zu einer Reduktion der hepatischen Clearance um 30–50% kommen. Auch Ketoconazol (Nizoral) kann das Zytochrom-P_{450}-System wesentlich hemmen. Durch die gleichzeitige Gabe von Aminophyllin kann es zu einer Verminderung der Sedierung durch Benzodiazepine kommen [21].

Zwischen den gemessenen Plasmaspiegeln von Flunitrazepam und den erreichten Sedierungsgraden konnte bei den untersuchten Patienten zwar oft eine gewisse Parallelität vermutet werden, statistisch ließ sich diese Aussage jedoch bei keinem Patienten sichern.

Beim Patienten Nr. 15 (Abb. 4) fällt auf, daß der Sedierungsbedarf innerhalb des dargestellten Behandlungszeitraumes enorm schwankte. Bei näherer Betrachtung zeigte sich, daß der Patient während der Phasen mit hohen Flunitrazepamdosierungen septisch war. Wird als Parameter für eine Sepsis z. B. die Leukozytenzahl herangezogen, so wird deutlich, daß diese Leukozytenanstiege bis auf 30 000 nahezu parallel zu den Schwankungen des Sedierungsbedarfs verlaufen. Für diese septischen Schübe spricht auch, daß der Patient genau während dieser Phasen Noradrenalin per Infusionspumpe zur Kreislaufstabilisierung benötigte (vgl. Abb. 4).

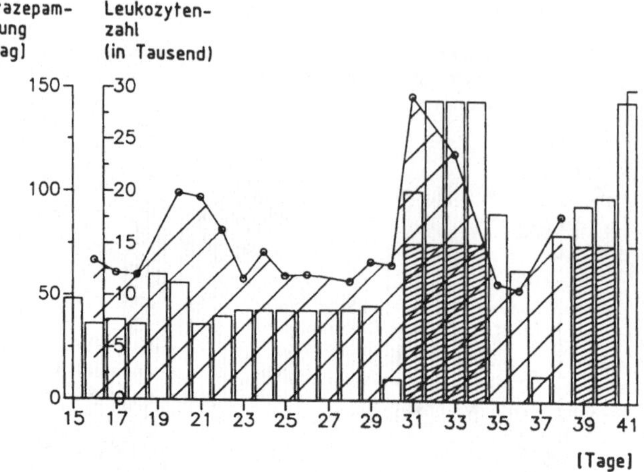

Abb. 4. Patient Nr. 15: erhöhter Bedarf an Flunitrazepam (□) während septischer Schübe mit einem starken Anstieg der Leukozytenzahl (●—●), die auch z. T. eine Noradrenalinfusion (■) notwendig machten

Anhand des Patienten Nr. 15 (Abb. 5) soll auf mögliche Nebenwirkungen des Flunitrazepams eingegangen werden. In Abb. 5 sind die Verläufe der Spiegel der alkalischen Phosphatase, der γ-GT, der SGPT, der SGOT und des Gesamtbilirubins dargestellt. Es zeigt sich, daß zur Zeit der extremen Dosierung von Flunitrazepam (bis 180 mg/Tag) keine pathologischen Veränderungen dieser Laborwerte zu erkennen sind. Auch bei allen anderen Patienten konnten keine Veränderungen dieser Laborparameter festgestellt werden, die auf das Sedierungsschema zurückzuführen gewesen wären.

Die einzigen Probleme der Medikation von Flunitrazepam waren u. U. deutliche Blutdruckabfälle nach intravenösen Bolusgaben.

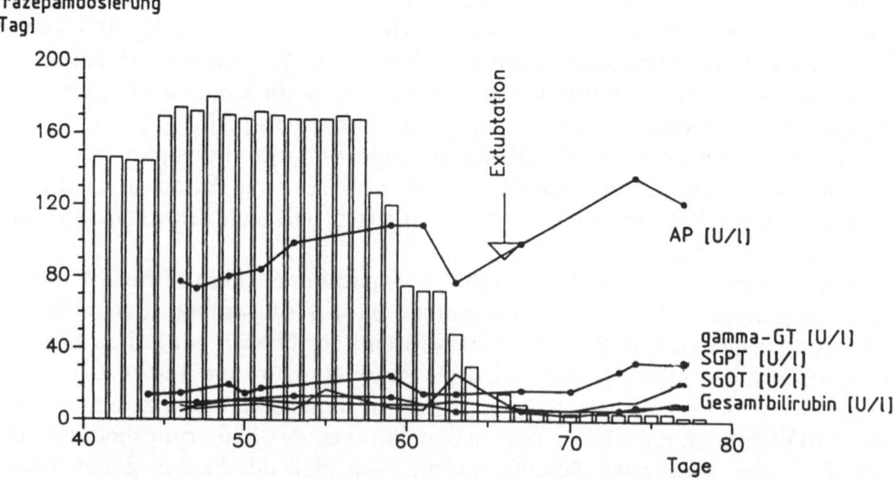

Abb. 5. Patient Nr. 15: keine pathologischen Veränderungen der untersuchten Laborwerte trotz enorm hoher Flunitrazepamdosierungen (□) von ca. 180 mg/Tag über 19 Tage

Als weitere Nebenwirkung des Flunitrazepams kam es bei den Patienten Nr. 5 und Nr. 15 (vgl. Abb. 3) bei Dosisreduktion nach langdauernder und hochdosierter Flunitrazepamgabe andeutungsweise zu Entzugssymptomen.

Für die Wirkung des Benzodiazepins ist nur der freie, nicht an Albumin gebundene Anteil entscheidend. Dieser freie Anteil unterliegt nach Naranjo et al. [23] einer Tagesrhythmik. Der freie Anteil scheint dagegen von der verabreichten Dosierung weitgehend unabhängig zu sein [1, 14]. Es ist auch bekannt, daß es z. B. postprandial zu einer Verstärkung der Benzodiazepinwirkung kommen kann. Als Ursache wird eine Verdrängung des Benzodiazepins aus der Eiweißbindung vermutet. Ridd et al. [28] machen insbesondere die freien Fettsäuren für diese Verdrängungsphänomene verantwortlich. Bei 5 von mit Flunitrazepam sedierten Patienten untersuchten wir deshalb zusätzlich über je 24 h, wie hoch der Plasmaspiegel des nicht gebundenen Anteils des Flunitrazepams und wie hoch der Plasmaspiegel an freien Fettsäuren waren. Während der – im Rahmen der parenteralen Ernährung – durchgeführten Fettinfusion kam es zu starken Schwankungen des Spiegels an freien Fettsäuren. Beim Patienten Nr. 11 (Abb. 6) erkennt man bis 18.00 Uhr einen relativ konstanten Verlauf des Plasmaspiegels der freien Fettsäuren zwischen 0,55 und 0,8 mmol/l (Normalbereich: 0,2–0,9 mmol/l). Um 18.00 Uhr kommt es zu einem starken Anstieg des Spiegels der freien Fettsäuren. Betrachtet man den gleichzeitig bestimmten Verlauf des Spiegels des freien Flunitrazepams (vgl. Abb. 6), so erkennt man ein nahezu paralleles Verhalten des Verlaufs. Bei 4 der 5 untersuchten Patienten war ein ähnliches paralleles Verhalten des Verlaufs des Spiegels der freien Fettsäuren und des Spiegels des Anteils des Freien Flunitrazepams zu erkennen. Im Extremfall (Patient Nr. 11, vgl. Abb. 6) kam es bei einem Anstieg des Spiegels der freien Fettsäuren von 0,55 auf 2,2 mmol/l zu einer Steigerung des freien Anteils des Flunitrazepams um 120,5%. Bei den anderen Patienten kam es zu einer Steigerung des Anteils des freien Flunitrazepams um 33 bzw. 66 und 72%. Diese Steigerungen des freien Anteils waren im Vergleich zu den Veränderungen beim Diazepam wesentlich geringer (s. Beitrag Papadopoulos et al. in diesem Buch). Ein ent-

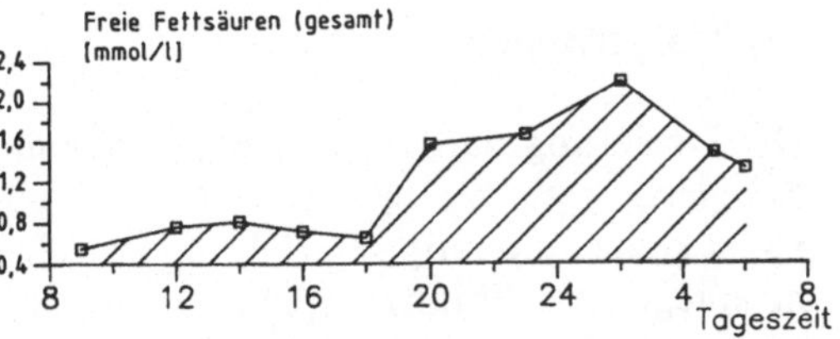

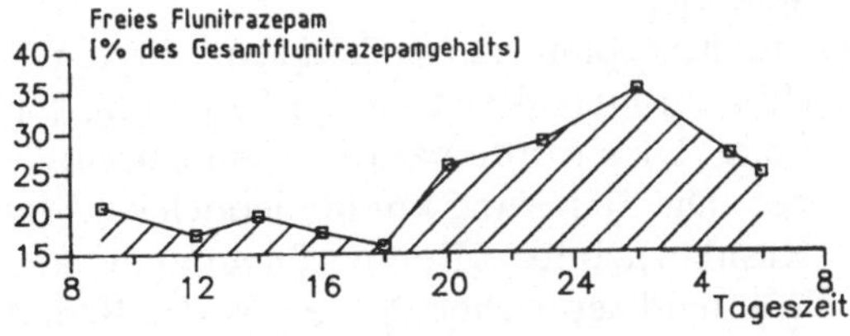

Abb. 6. Patient Nr. 11: deutliche Schwankungen im Verlauf des Spiegels der freien Fettsäuren (□—□) während einer parenteralen Fettinfusion (Lipofundin) und fast identisches Verhalten des Verlaufs des Spiegels von Flunitrazepam (□—□), vermutlich entstanden durch Verdrängung des Flunitrazepams aus der Eiweißbindung durch die freien Fettsäuren

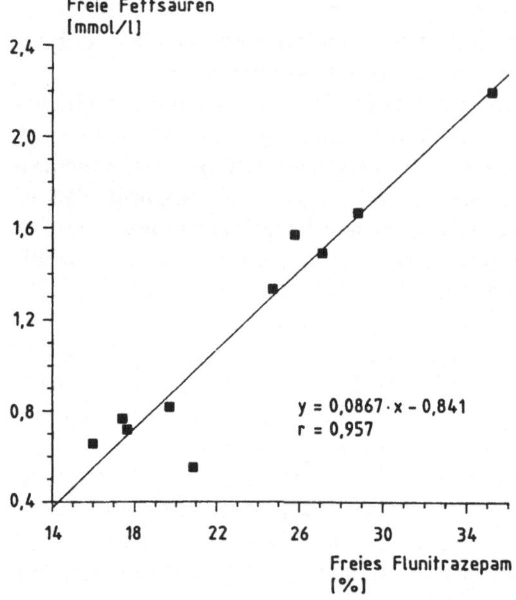

Abb. 7. Patient Nr. 11: Korrelation zwischen dem Plasmaspiegel der freien Fettsäuren und dem Spiegel des ungebundenen Anteils von Flunitrazepam

scheidender Grund hierfür dürfte die Höhe der Eiweißbindung sein, die bei Flunitrazepam mit ca. 80% wesentlich geringer ist als bei Diazepam, bei dem sie mit 98% angegeben wird.

Der Korrelationskoeffizient zwischen dem Spiegel der freien Fettsäuren und dem des freien Flunitrazepams beträgt bei dem Patienten Nr. 11 0,95 (Abb. 7). Bei den anderen Patienten lagen die Korrelationskoeffizienten bei 0,893, 0,78 und 0,887.

Inwieweit diese Verdrängungsphänomene jedoch bei Intensivpatienten klinische Relevanz haben, bedarf noch weiterer Untersuchungen. Von Vorteil ist jedoch sicherlich eine kontinuierliche, gleichmäßige Fettinfusion möglichst über 24 h.

Schlußfolgerungen

– Die Dosierung darf nie schematisch, sondern muß stets streng nach Wirkung erfolgen.
– Es ist keine eindeutige Beziehung zwischen verabreichter Dosis und dem Plasmaspiegel von Flunitrazepam nachweisbar.
– Es besteht keine eindeutige Beziehung zwischen dem Plasmaspiegel und der Wirkung.
– Flunitrazepam ist bei langzeitsedierten Patienten ausreichend gut steuerbar. (Ein abruptes Absetzen der Sedierung war bei den untersuchten Patienten nie nötig. Dies würde natürlich ein extrem kurzwirksames Benzodiazepin verlangen. Die Sedierung konnte jedoch stets langsam reduziert werden, da sich das Krankheitsbild, z. B. eine Pneumonie, auch nur langsam über Tage besserte.)
– Während septischer Phasen ist der Bedarf an Sedativa erhöht.

- Verdrängungsphänomene von Flunitrazepam aus der Eiweißbindung, z.B. durch freie Fettsäuren, spielen beim Flunitrazepam eine geringere Rolle als beim Diazepam.
- Manchmal traten u.U. deutliche Blutdruckabfälle bei Bolusinjektionen von Flunitrazepam auf.
- Sonstige relevante Nebenwirkungen wurden auch nach langfristiger und hochdosierter Flunitrazepamgabe nicht beobachtet.
- Eine Entzugssymptomatik ist möglich, insbesondere nach hoher, langdauernder Dosierung und schneller Dosisreduktion.
- Auf eine langsame Dosisreduktion ist zu achten.

Wegen der im Vergleich zu Diazepam kürzeren Halbwertszeit und damit besseren Steuerbarkeit, wegen der niedrigeren Eiweißbindung und der damit geringeren Verdrängungsphänomene aus der Eiweißbindung sowie wegen der nur sehr wenig aktiven Metaboliten favorisieren wir z.Z. für langzeitbeatmete Patienten Flunitrazepam.

Literatur

1. Abernethy DR, Greenblatt DJ (1981) Effects of desmethyldiazepam on diazepam kinetics: A study of effects of a metabolite on parent drug disposition. Clin Pharmacol Ther 29:757-761
2. Amrein R (1978) Zur Pharmakokinetik und zum Metabolismus von Flunitrazepam. In: Ahnefeld FW, Bergmann H, Burri C, Dick W, Halmágyi M, Hossli G, Rügheimer E (Hrsg) Rohypnol (Flunitrazepam). Pharmakologische Grundlagen - Klinische Anwendung. Springer, Berlin Heidelberg New York (Klinische Anästhesiologie und Intensivtherapie, Bd 17, S 8-24)
3. Amrein R, Cano JP, Hügin W (1976) Pharmakokinetische und pharmakodynamische Befunde nach einmaliger intravenöser, intramuskulärer und oraler Applikation von Rohypnol. In: Bisherige Erfahrungen mit Rohypnol (Flunitrazepam) in der Anästhesiologie und Intensivtherapie. Basel, Editiones Roche, S 39-56
4. Behnke A, Balogh A, Reich-Hilscher (1975) Der Einfluß von Flunitrazepam (Rohypnol) auf die Atmung. Wien Klin Wochenschr 87:656-658
5. Bergmann H (1978) Anwendung und Dosierung von Flunitrazepam im Rahmen der Allgemeinanästhesie. In: Ahnefeld FW, Bergmann H, Burri C, Dick W, Halmágyi M, Hossli G, Rügheimer E (Hrsg) Rohypnol (Flunitrazepam). Pharmakologische Grundlagen - Klinische Anwendung. Springer, Berlin Heidelberg New York (Klinische Anästhesiologie und Intensivtherapie, Bd 17, S 130-147)
6. Bingham RM, Hinds CJ (1987) Influence of bolus doses of phenoperidine on intracranial pressure and systemic arterial pressure in traumatic comas. Br J Anaesth 59:592-595
7. Bion JF, Logan BK, Newman PM, Brodie MJ, Oliver JS, Aitchison TC (1986) Sedation in intensive care: morphine and renal function. Intensive Care Med 12:359-365
8. Brückner JB, Hess W, Johannsen HJ, Kielmann D, Oser G, Schweichel E (1978) Kreislaufbeeinflussung, Koronardurchblutung und Sicherheitsbreite von Rohypnol (Flunitrazepam). In: Ahnefeld FW, Bergmann H, Burri C, Dick W, Halmagyi M, Hossli G, Rügheimer E (Hrsg) Rohypnol (Flunitrazepam). Pharmakologische Grundlagen - Klinische Anwendung. Springer, Berlin Heidelberg New York (Klinische Anästhesiologie und Intensivtherapie, Bd 17, S 82-92)
9. Clarke RSJ, Lyons SM (1977) Diazepam and flunitrazepam as induction agents for cardiac surgical operations. Acta Anaesth Scand 21:282-292
10. Dieckmann W, Frank W, Schlotter C (1976) Der Einfluß von Rohypnol auf die Atmung. In: Hügin W, Hossli G, Gemperle M (Hrsg) Bisherige Erfahrungen mit Rohypnol (Flunitrazepam) in der Anästhesiologie und Intensivtherapie. Basel, Editiones Roche, S 64-71

11. Gauer EF, Dittmann M, Rüegger R, Wolff G (1976) Erfahrungen mit Flunitrazepam bei langzeitbeatmeten Patienten mit besonderer Berücksichtigung der hämodynamischen Auswirkungen. In: Hügin W, Hossli G, Gemperle M (Hrsg) Bisherige Erfahrungen mit Rohypnol (Flunitrazepam) in der Anästhesiologie und Intensivtherapie. Editiones Roche, Basel, S 181-190

12. George KA, Dundee JW (1977) Relative amnesic actions of diazepam, flunitrazepam and lorazepam in man. Br J Clin Pharmacol 4:45-50

13. Gobiet W (1980) Grundlagen der neurologischen Intensivmedizin. Springer, Berlin Heidelberg New York

14. Hallstrom C, Lader MH, Curry SH (1980) Diazepam and N-desmethyldiazepam concentrations in saliva, plasma and CSF. Br J Clin Pharmacol 9:333-339

15. Khatri IM, Freis ED (1967) Hemodynamic changes during sleep. J Appl Physiol 22 (5):867-873

16. Klotz U, Reimann I (1980) Delayed clearance of diazepam due to cimetidin. N Engl J Med 302:1012-1041

17. Klotz U, Reimann I (1983) Einfluß von Histamin H_2-Rezeptorantagonisten auf die hepatische Elimination von Arzneimitteln. Klin Wochenschr 61:625-632

18. Konzak PP, Cummins LH, Gillman SA (1977) Administration of erythromycin to patients on theophylline (Correspondence). J Allergy Clin Immunol 60:149-151

19. Lauven PM, Stoeckel H, Schwilden H, Schüttler J (1981) Klinische Pharmakokinetik von Midazolam, Flunitrazepam und Diazepam. Anästh Intensivther Notfallmed 16:135-142

20. Ledingham IMcA, Bion J, Newman LH, Wallace PGH (1986) Experiences of sedation in intensive care with special reference of midazolam. In: Ledingham IMcA, Hetzel W (eds) Midazolam and RO 15-1988 in ICU. Workshop Basle, Januar 30, 1986. Basel, Editiones „Roche“, S 9-11

21. Meyer BH, Weis OF, Müller FO (1984) Antagonism of diazepam by aminophylline in healthy volunteers. Anesth Analg 63:900-902

22. Mikkelsen H, Hoel TM, Bryne H, Krohn CD (1980) Local reactions after i. v. injections of diazepam, flunitrazepam and isotonic saline. Br J Anaesth 52:817-819

23. Naranjo CA, Sellers EM, Giles HG, Abel JG (1980) Diurnal variations in plasma diazepam concentrations associated with reciprocal changes sin free fraction. Br J Clin Pharmacol 9:265-272

24. Pasch T, Bugsch LA, Renkl F (177) Wirkungen von Droperidol, Diazepam, Flunitrazepam, Fentanyl und anderen Analgetika auf den glatten Gefäßmuskel (Vortrag Zentraleuropäischer Anästhesiekongress 1977, 13.-16.9.1977, Genf)

25. Prindle KH, Gold HK, Cardon PV, Epstein SE (1969) Effects of psychopharmacologic agents on myocardial contractility. Clin Res 17:583

26. Rapold HJ, Follath F, Scollo-Lavizzari G, Kehl O, Ritz R (1984) Verlängertes Koma durch Sedation mit Diazepam bei beatmeten Patienten. Deutsch Med Wochenschr 109:340-344

27. Rawal N, Tandon B (1985) Epidural and intrathecal morphine in intensive care units. Intensive Care Med 11:129-133

28. Ridd MJ, Brown KF, Moore RG, McBride WG, Nation RL (1982) Diazepam plasma binding in the perinatal period: influence of nonesterified fatty acids. Eur J Clin Pharmacol 22:153-160

29. Schulte am Esch J (1986) Ruhigstellung des Intensivpatienten - Sedierung oder Narkose? In: Schulte am Esch J (Hrsg) Langzeitsedierung des Intensivpatienten. Zuckschwerdt, München Bern Wien, S 1-6

30. Stovner J, Endresen R, Österud A (1973) Intravenous anaesthesia with a new benzodiazepine Ro 5-4200. Acta Anaesth Scand 17:163-169

31. Tarnow J, Hess W, Schmidt D, Eberlein HJ (1978) Wirkung von Flunitrazepam und Diazepam auf den Kreislauf koronarchirurgischer Patienten bei der Narkoseeinleitung und während der extrakorporalen Zirkulation. In: Ahnefeld FW, Bergmann H, Burri C, Dick W, Halmagyi M, Hossli G, Rügheimer E (Hrsg) Rohypnol (Flunitrazepam). Pharmakologische Grundlagen - Klinische Anwendung. Springer, Berlin Heidelberg New York (Klinische Anästhesiologie und Intensivtherapie, Bd 17, S 119-129)

Plasma-ACTH- und Plasmakortisolspiegel unter Langzeitsedierung mit Midazolam in Kombination mit Opioiden und Ketamin

E. Kochs, P. Bischoff, U. Rust und J. Schulte am Esch

Einleitung

Für eine Langzeitsedierung von intensivpflegebedürftigen Patienten stehen Substanzen mit unterschiedlichen Wirkprofilen zur Verfügung. Eine rationale Grundlage für eine Langzeitanwendung gibt es jedoch derzeit erst in Ansätzen, da sich die pharmakokinetische und pharmakodynamische Beschreibung nahezu aller in Anästhesie und Intensivmedizin angewendeten Substanzen aus Befunden nach Einmal- und Kurzzeitapplikationen herleiten (Klotz 1988). Die Vielzahl der in der Intensivmedizin eingesetzten Medikamente macht kontrollierte Studien zur Frage der Wirkweise einzelner Pharmaka nahezu unmöglich. Wichtige Fragen bezüglich Interaktion, Hemmung oder Induktion des Metabolismus, Arzneimittelelimination, Wirkdauer, Pharmakodynamik und optimaler Dosierung müssen vorerst als größtenteils noch ungelöst betrachtet werden. In der Literatur sind somit vergleichsweise wenig Mitteilungen bekannt, die zu den Auswirkungen langer Behandlungsdauern mit den zumeist progredient notwendig werdenden Dosissteigerungen Stellung nehmen.

Die Entscheidung für ein bestimmtes zur Analgosedierung mit dem Ziel von Anxiolyse, Analgesie und Sedierung eingesetzten Medikamentes bzw. einer Medikamentengruppe hängt, geleitet von der Einschätzung des zu erwartenden Nebenwirkungsspektrums, in erster Linie von den persönlichen Gewohnheiten und Erfahrungen des jeweiligen Arztes ab. Hierbei wird v. a. dem Verhalten hämodynamischer, respiratorischer und metabolischer Parameter Beachtung beigemessen. In neuerer Zeit erfährt auch das Endokrinium besondere Aufmerksamkeit, nachdem gezeigt werden konnte, daß in der Anästhesie gebräuchliche und als sicher geltende Pharmaka bei der Langzeitanwendung durch direkten Eingriff in die Kortisolsynthese zu unerwünschten Nebenwirkungen bis hin zu Mortalitätssteigerungen führen können (Ledingham u. Watt 1983; Allolio et al. 1984; Wagner et al. 1984).

Da zwar zahlreiche Untersuchungen über die medikamentöse Beeinflussung des Pharmahormonmusters bei anästhesierten Patienten, aber erst in unzureichender Weise bei langzeitsedierten Patienten vorliegen, erscheint es wichtig, im Sinne einer explorativen Datenerhebung das Verhalten des Plasmahormonmusters bei Intensivpatienten zu studieren und den jeweils angewandten Sedierungsschemata gegenüberzustellen.

Bei geringer Toxizität haben v. a. die Benzodiazepine breite Anwendung in der Intensivmedizin gefunden (Dobb u. Murphy 1985; Behne et al. 1987; Kamp 1987). Ihre rezeptorspezifische Wirkung läßt sich darüber hinaus mittels des spezifischen Benzodiazepinantagonisten Flumazenil bei Bedarf sofort antagonisieren. Wegen fehlender analgetischer Eigenschaften werden sie zumeist mit zentral wirkenden Analgetika des Opioidtyps kombiniert.

In der vorliegenden Studie wurde bei posttraumatischen und postoperativen, langzeitbeatmeten Patienten der ASA-Gruppen III und IV die Plasmaspiegel von ACTH und Kortisol, 2mal täglich über mindestens 5 Tage bestimmt und zu den Sedierungsschemata (Midazolam in Kombination mit Fentanyl, Alfentanil, Morphin und Ketamin) in Beziehung gesetzt. Morphin wurde in die Studie aufgenommen, da es im angelsächsischen Sprachraum immer noch einen breiten Stellenwert einnimmt und seine Rolle im Hinblick auf die untersuchten Hormone bei Langzeitanwendung erst unzureichend untersucht ist. Ketamin wurde v. a. wegen seiner auch bei Langzeitanwendung postulierten minimalen Toxizität in das Sedierungsregime miteinbezogen (Corssen et al. 1968; Langrehr et al. 1986). Zur Vermeidung von überschießenden kardiovaskulären sowie unangenehmer psychometrischer Reaktionen wurde Ketamin ebenso wie die Opioide mit Midazolam kombiniert (Korttila u. Levanen 1978).

Methodik

44 Patienten, die sich wegen Störungen der respiratorischen Funktion einer Langzeitbeatmung (>5 Tage) unterziehen mußten, wurden in die Studie einbezogen. Es handelte sich hierbei um 28 (männlich: 18, weiblich: 10; durchschnittliches Alter: 63 ± 12 Jahre) Patienten nach größeren abdominal- bzw. thorakoabdominalchirurgischen Eingriffen (Ösophagusresektion, Operation nach Whipple) sowie 16 polytraumatisierten Patienten (männlich: 14; weiblich: 12; durchschnittliches Alter: 34 ± 13 Jahre) ohne begleitendes Schädel-Hirn-Trauma. Die Hormonplasmaspiegel von ACTH und Kortisol wurden 2mal täglich (8.00 Uhr, 20.00 Uhr) bestimmt. Nach der jeweils eingesetzten Medikamentenkombination wurden die Patienten folgenden Gruppen zugeteilt: Gruppe I: Fentanyl/Midazolam ($n = 13$); Gruppe II: Alfentanil/Midazolam ($n = 12$); Gruppe III: Morphin/Midazolam ($n = 9$); Gruppe IV: Ketamin/Midazolam ($n = 10$). Die jeweiligen Dosierungen sind aus Tabelle 1 ersichtlich. Die Medikamentenplasmaspiegel wurden zu den gleichen Zeitpunkten wie die Hormonplasmaspiegel bestimmt. Die Sedierung wurde als kontinuierliche Infusion appliziert, und bei Bedarf durch intermittierende Bolusgaben substituiert. Alle Patienten wurden mit 20%igen bzw. 40%igen Glukose- sowie Aminosäurelösungen parenteral ernährt. Liquemin (10–220 IE/h) wurde ebenso wie Insulin (1–4 IE/h) als Dauerinfusion verabreicht, wobei die Blutzuckerwerte, an der Zielgröße von 100–200 mg% orientiert, 2stündlich kontrolliert wurden. Dopamin wurde konstant in einer Dosierung von 3–6 µg/kg/min infundiert. Während des Untersuchungszeitraums erhielt kein Patient einen H_2-Blocker verabreicht. Bei 13 Patienten, die im Rahmen von septischen Zuständen bzw. Gasaustauschstörungen Methylprednisolon erhalten hatten, wurden die Hormonwerte für einen Zeitraum von 3 Tagen nicht

Tabelle 1. Dosierungen der für die Langzeitanalgosedierung eingesetzten Medikamente mit Angaben für die Mittelwerte der über 24 h per infusionem verabreichten Medikamente sowie der dabei gemessenen Plasmaspiegel. *Bereich* gibt die in jeder Gruppe oberen und unteren Dosierungsgrenzen für die interindividuell unterschiedliche, am klinischen Bedarf abgeschätzte Sedierungsmenge an

	Mittelwert Plasmaspiegel		Bereich [mg/24 h]	[n]
	[mg/24 h]	[µg/l]		
Fentanyl/	7	10± 5	0,9– 11,3	13
Midazolam	157	410± 330	1,5– 325,6	
Alfentanil/	95	1604± 925	5,0– 148,0	12
Midazolam	270	2081±1402	10,3– 610,2	
Morphin/	340	109± 81	21,0– 456,2	9
Midazolam	115	568± 410	1,1– 365,3	
Ketamin/	1202	663± 424	328,0–2075,5	10
Midazolam	101	131± 86	18,2– 210,8	

in die Auswertung miteinbezogen. Die untersuchten Stoffwechselparameter sowie Elektrolyt-, Hämoglobin- und Hämatokritwerte wurden mindestens einmal täglich kontrolliert. Arterielle und gemischt zentralvenöse Blutgasanalysen wurden routinemäßig mindestens 3mal täglich bestimmt und die Beatmung bei Bedarf entsprechend adaptiert.

Die statistische Auswertung der Hormonplasmaspiegel wurde für steigende Fentanyl-, Alfentanil-, Morphin- und Ketamindosierungen innerhalb jeder Gruppe durch den Wilcoxon-Test durchgeführt. Hierbei wurde ein $p < 0,05$ als signifikant angenommen.

Ergebnisse

Die hämodynamischen und respiratorischen Parameter unterschieden sich zwischen den einzelnen Gruppen nicht signifikant voneinander. Die bei den gewählten Dosierungen erzielten Medikamentenplasmaspiegel sind aus Tabelle 1 ersichtlich. Hinsichtlich der untersuchten Hormone können die z. T. großen Plasmaspiegelschwankungen bei keinem Patienten einer erhaltenen zirkardianen Rhythmik zugeordnet werden. Die mittleren Kortisolplasmaspiegel für die Gruppen I–III lagen bei 120–135 µg/l (Normwerte: 60–250 µg/l), wobei in allen Gruppen die großen Schwankungsbreiten (Standardabweichung: ±110 µg/l) auffallen. Die ACTH-Plasmaspiegel lagen in dieser Gruppe bei 25±16 ng/l (Normwerte: <100 ng/l). Besonderes Gewicht muß der intraindividuellen Varianz beigemessen werden, die v. a. in Beziehung zu den jeweils applizierten Opioiddosen gesehen werden muß. In der Ketamingruppe (Gruppe IV) lagen die mittleren Kortisolwerte bei 280±80 µg/l und die ACTH-Plasmaspiegel bei 39±15 ng/l.

In Abb. 1 werden für die Patienten der Gruppe I die über den gesamten Beobachtungszeitraum (5–8 Tage) gemessenen Kortisolplasmaspiegel unabhängig

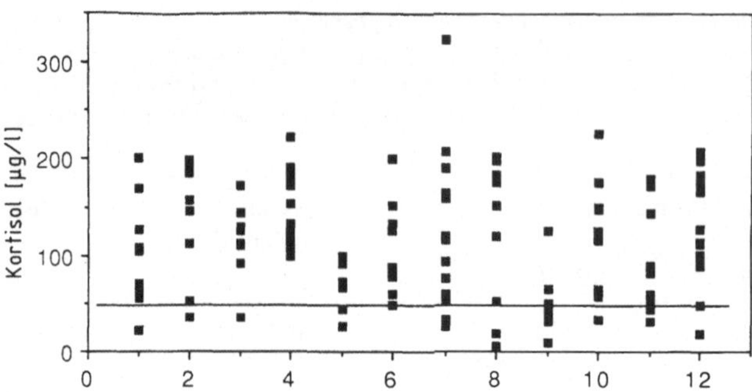

Abb. 1. Kortisolplasmawerte für 12 Patienten der Gruppe I (Midazolam-Fentanylsedierung) über den gesamten Untersuchungszeitraum unabhängig von der jeweils eingesetzten Dosierung. Die für eine gesunde Normalpopulation geltende untere Normgrenze ist durch eine *horizontale Linie* gekennzeichnet

von den jeweils verwandten Dosierungen wiedergegeben. Hierbei wird die für eine gesunde Normalpopulation geltende untere Normgrenze durch eine horizontale Linie gekennzeichnet. Auffallend ist die große inter- und intraindividuelle Schwankungsbreite mit meist innerhalb der Normgrenzen liegenden Hormonplasmawerten. Die unterhalb der Normgrenze liegenden Werte werden unabhängig von der Midazolamdosis v. a. bei höherer Fentanyldosierung gesehen.

In Abb. 2 wird das über die Patienten der Gruppe I gepoolte Verhalten von ACTH- und Kortisolplasmaspiegel unter steigender Fentanyldosierung dargestellt. Oberhalb der Normgrenze liegende Werte werden nur vereinzelt gesehen. Demgegenüber ersichtlich werden die bei einer Fentanylgabe von mehr als 0,35 mg/h erniedrigten ACTH- und ab einer Dosis von 0,4 mg/h hierzu konkordanten Kortisolspiegel.

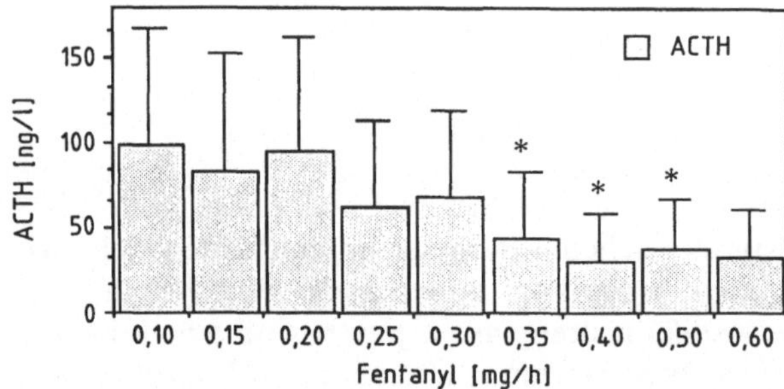

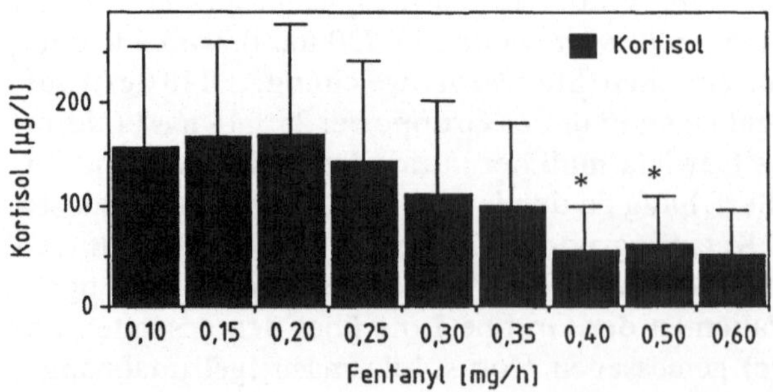

Abb. 2. ACTH- *(obere Graphik)* und Kortisolplasmawerte unter steigender Fentanyldosierung bei 13 Patienten der Gruppe I (Midazolam-/Fentanylsedierung). Deutlich ersichtlich wird eine bei hoher Fentanyldosierung gegenüber niedriger Fentanyldosierung ($<0,3$ mg/h) eingeschränkte Varianz der Plasmawerte sowie deutliche Supprimierung bei Dosierungen $>0,4$ mg/h.
Signifikanz: *p $<0,05$

Ein ähnliches Verhalten mit erniedrigten ACTH- und Kortisolplasmaspiegeln findet sich mit Ausnahme von Midazolam/Ketamin bei allen untersuchten Medikamentenkombinationen. Das Verhalten der entsprechenden ACTH- und Kortisolspiegel unter einer Midazolam-/Morphinsedierung wird in Abb. 3 dargestellt. In der Gruppe III lassen sich bis zu einer Dosis von 8–10 mg/h keine Korrelationen zur eingesetzten Morphinmenge herstellen. Bei einer Morphindosierung >10 mg/h zeigen sich bei abnehmender intraindividueller Schwankungsbreite erniedrigte ACTH- und auch Kortisolspiegel.

Ketamin hingegen führt in der Kombination mit Midazolam bei den gewählten Dosierungen zu signifikanten Anstiegen von ACTH und Kortisol. Auffallend

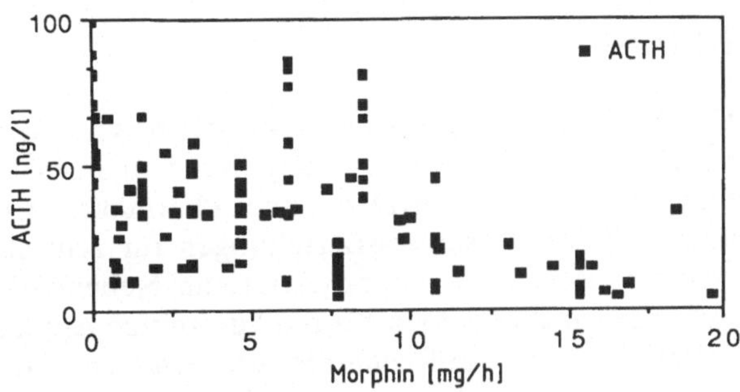

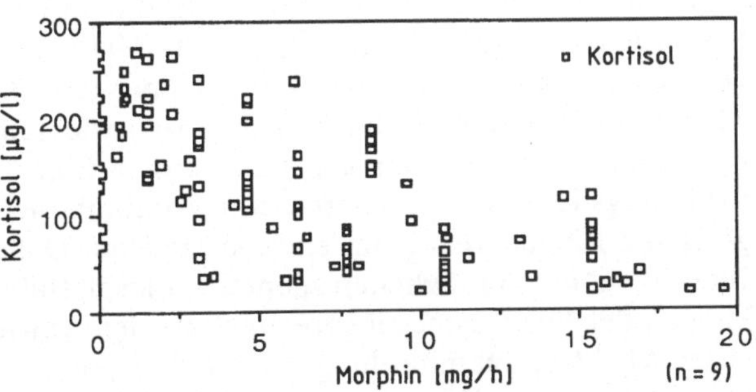

Abb. 3. ACTH- *(obere Graphik)* und Kortisolplasmawerte unter steigender Morphindosierung bei den Patienten der Gruppe III (Midazolam-/ Morphinsedierung). Ab einer Morphindosis findet sich eine Abnahme der Varianz für die ACTH- und Kortisolplasmaspiegel sowie eine deutliche Erniedrigung gegenüber einer Sedierung mit Morphindosen <6 mg/h. Signifikanz: *p <0,05

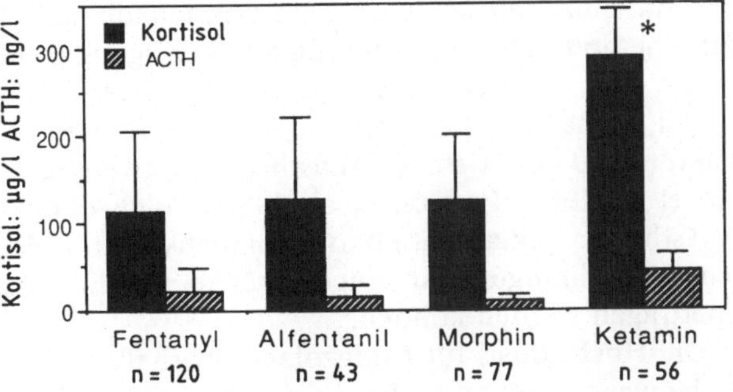

Abb. 4. Darstellung der über die einzelnen Gruppen gemittelten ACTH- und Kortisolwerte mit Angabe der Anzahl der hierfür zugrundeliegenden Werte. Signifikanz: *p <0,05 gegenüber den Gruppen I–III

in dieser Gruppe war die große hämodynamische Stabilität mit um 10–30 mm Hg höheren mittleren arteriellen Blutdruckwerten als in den Gruppen I–III. Gleichzeitig lag die Herzfrequenz bei diesen Patienten um 10–20/min über denjenigen mittleren Werte der anderen Gruppen. Hinsichtlich des Verhaltens der untersuchten Hormone bleibt festzuhalten, daß bei keinem Patienten dieser Gruppe unter die Normgrenze erniedrigte Werte für ACTH und Kortisol gemessen wurden (Abb. 4).

Für Midazolam konnte kein meßbarer Einfluß auf ACTH und Koritsol nachgewiesen werden, obwohl die eingesetzten Dosierungen zwischen 5 und 310 mg/24 h variierten.

Diskussion

Die Analgosedierung des langzeitbeatmeten Patienten kann mit einer Reihe unterschiedlicher Substanzen vorgenommen werden, für die zahlreiche tierexperimentelle und klinische Daten über Pharmakokinetik, Pharmakodynamik, Toxizität und Dosis-Wirkungs-Beziehungen für zentralnervöse Reaktionen sowie für respiratorische und hämodynamische Nebenwirkungen vorliegen. Die meisten Befunde wurden jedoch für die kurzzeitige Applikation im Rahmen von Narkoseeinleitung und -aufrechterhaltung erhoben und sind somit nur mit Einschränkung auf eine intensivmedizinische Anwendung übertragbar.

Die in der vorliegenden Studie für die Infusionsdauertherapie verwandten Dosierungen liegen z. T. weit oberhalb der in der Anästhesie im Rahmen von Narkosen gebräuchlichen Applikationsmengen. Die hieraus sich ergebenden Risiken bezüglich Interaktionen, Toleranzentwicklung und Toxizität können heutzutage noch nicht exakt angegeben werden. Eine Gleichmäßigkeit der erstrebten Sedierungstiefe läßt sich durch eine kontinuierliche Applikationsweise der eingesetzten Medikamente am ehesten erzielen. Dabei muß jedoch wegen der bei Intensivpatienten möglichen schnellen Plasmafluktuationen mit großen Schwankungen der Plasmaspiegel gerechnet werden. Inwieweit dies bei rezeptorspezifischen Medikamentenbindung Rückwirkungen auf den Sedierungsgrad hat, kann beim derzeditigen Wissensstand nicht abschließend beurteilt werden. Ein zusätzliches Problem bei der Berechnung der einzusetzenden Dosis stellt eine bei Intensivpatienten oftmals zu beobachtende variierende Clearancefunktion dar, so daß im Einzelfall keine exakten pharmakokinetischen Berechnungsgrundlagen für eine optimale Dosisfindung zur Verfügung stehen.

Die nach klinischer Einschätzung applizierten Pharmakonmengen von Midazolam, Fentanyl, Alfentanil und Ketamin führten zu Plasmaspiegeln, die um den Faktor 2–10 über den bei Anästhesien notwendigen lagen (Ochs et al. 1982; Reves et al. 1985; Persson et al. 1987). Auch daraus wird deutlich, daß die für Anästhesien geltenden, pharmakokinetisch und pharmakodynamisch begründeten Empfehlungen nur eingeschränkt auf die Situation des Intensivpatienten übertragen werden können.

Die Höchstdosis für Midazolam, oberhalb der mit nicht mehr vorhersehbaren Nebenwirkungen zu rechnen ist, wird in der Literatur mit 15 mg/h angegeben (Kamp 1988). Diese Dosis wurde in der vorliegenden Studie nur bei 4 Patienten erreicht. Hierbei führten selbst in Einzelfällen zu beobachtende Midazolamplasmaspiegel >3000 µg/l zu keinen Veränderungen der hämodynamischen, respiratorischen, metabolischen und endokrinen Parameter. Auch mit niedrigen Dosierungen wurden bei 10 Patienten extrem hohe Plasmaspiegel mit Werten bis teilweise >1500 µg/l gesehen. Unabhängig von der bei einigen Patienten schwierigen Sedierungsproblematik, die u. a. an der hochdosierten Analgosedierung abzulesen ist, ließen sich keine midazolambedingten Auswirkungen auf das Verhalten von ACTH und Kortisol nachweisen. Dies steht in Einklang zu Untersuchungen bei einer ausschließlich mit Midazolam durchgeführten Langzeitsedierung von Intensivpatienten, wobei keine Veränderungen der adrenergen Funktion nachgewiesen werden konnten (Shapiro et al. 1985). Nach Befunden anderer Untersucher führt Midazolam bei einer Dosierung von 90 µg/kg/h zu erniedrigten Kortisolplasmaspiegeln, die im Gegensatz zu Patienten unter Etomidatsedierung jedoch nicht zu erhöhten ACTH-Spiegeln führten (Crozier et al. 1987).

Da Midazolam bei klinischer Dosierung keine analgetischen Eigenschaften besitzt, wird es im Rahmen der Langzeitanalgosedierung zumeist in Kombination mit einem potenten Analgetikum verabreicht, wodurch gleichzeitig eine Senkung des Benzodiazepinbedarfs angestrebt wird.

Die in der vorliegenden Studie eingesetzten Dosierungen für Fentanyl, Alfentanil und Morphin liegen im Rahmen der in der Literatur bei ähnlichen Patientenkollektiven benutzten Dosierungen (Yate et al. 1984; Cohen u. Kelly 1987; Hoffmann 1987; O'Dea u. Hopkinson 1987). Trotz der Vielzahl der auch bei den untersuchten Patientenkollektiven verwandten Medikamente ergab die vorliegende Studie Hinweise dafür, daß Opiate/Opioide in dosisabhängiger Weise die ACTH- und Kortisolliberation dämpfen. Dies steht in Einklang zu Untersuchungen an gesunden Probanden, bei denen durch Morphin eine bis zu 6 h anhaltende Dämpfung der ACTH-Liberation gesehen wurde (Doenicke et al. 1984; Doenicke 1986). Die Schwellendosis, ab der mit einer Erniedrigung von ACTH und Kortisol im Plasma gerechnet werden muß, betrug in der vorliegenden Studie für Fentanyl: 0,3 mg/h; Alfentanil: 4 mg/h; Morphin: 8 mg/h. Hierbei blieb selbst bei hohen Dosierungen mit generell eingeschränkter Varianz der ACTH- und Koritsolwerte bei fast allen Patienten die Reagibilität auf Streßbelastungen (z. B. plötzliche Schmerzereignisse) erhalten. Inwieweit dieses Verhalten von ACTH und Kortisol mit z. T. anhaltend subnormalen Plasmawerten, die in unterschiedlichem Ausmaß in Streßsituationen anstiegen, unter Langzeitsedierung einen wünschenswerten Effekt darstellt, kann beim derzeitigen Wissensstand nicht abschließend beurteilt werden (Sear 1988).

Aufmerksam beobachtet werden müssen jedoch diejenigen Patienten, bei denen es zu einer langanhaltenden Erniedrigung von Kortisol kommt. Bei fehlenden Anstiegen der Plasmawerte auf Streßbelastungen müssen diese Patienten als potentiell gefährdet erscheinen. Im Falle der Langzeitsedierung mit Etomidat konnte in einigen Fällen gezeigt werden, daß erniedrigte Kortisolplasmaspiegel zu hämodynamischen Instabilitäten führen können (Allolio et al. 1984). Ein im Rahmen von Anästhesien und Probandenuntersuchungen kortisolliberierender Effekt durch Fentanyl bis zu Dosierungen von 30 µg/kg konnte in der vorliegenden Studie nicht verifiziert werden (Schüttler u. Stoeckel 1985).

Als analgetische Substanz bietet sich Ketamin wegen seiner minimalen Toxizität auch für die Langzeitsedierung in Kombination mit einem Benzodiazepin an (Langrehr et al. 1986). Dosen von 0,25–0,5 mg/kg sollen bereits stark analgetisch wirken (Grant et al. 1981). Weiterhin soll Ketamin in klinischer Dosierung bei nicht ausgeschalteter autonomer Kontrolle (Schwartz u. Horwitz 1975) keine negativ inotrope Wirkung sowie kein Tonusverlust des peripheren Gefäßsystems entfalten. Über Interferenzen mit anderen in der Intensivmedizin angewandten Substanzen liegen bislang keine Berichte vor. Im Gegensatz zu den Befunden anderer Untersucher (Kurth 1973; Langrehr et al. 1986) waren die Patienten in der vorliegenden Studie mit einer niedrig dosierten Ketamingabe nach klinischer Einschätzung nicht adäquat sediert, so daß Ketamin weit höher dosiert werden mußte. Bei hoch dosierter Ketaminapplikation können grundsätzlich negative Effekte durch einen gesteigerten kardialen O_2-Verbrauch nicht ausgeschlossen werden (Smith et al. 1979). Bei den unter Ketaminapplikation zu beobachtenden Steigerungen der Herzfrequenz um durchschnittlich 10/min sowie des arteriellen Mitteldruckes um 15 mm Hg fanden sich jedoch im EKG sowie den gemessenen hämodynamischen Parametern keine Hinweise hierauf.

Im Gegensatz zu den Befunden unter Fentanyl, Alfentanil und Morphin führt Ketamin in der Kombination mit Midazolam v. a. zu einer ausgeprägten Kortisolplasmaspiegelsteigerung. ACTH war ebenfalls erhöht, jedoch nicht in demselben Ausmaß wie Kortisol. Inwieweit hiermit, wie von anderen Untersuchern berichtet (Kumar et al. 1978), ein Anstieg der Plasmakatecholaminkonzentrationen einhergeht, konnte im Rahmen der vorliegenden Studie nicht geklärt werden. Da Benzodiazepine diese Anstiege jedoch abschwächen bzw. verhindern können (Lilburn et al. 1978; Tarnow u. Hess 1979) wird eine solche Begleitreaktion wegen der gleichzeitigen Midazolaminfusion wenig wahrscheinlich.

Ein Einfluß der Ketaminmetaboliten Norketamin und Dehydronorketamin, die eine eigene anästhetische Potenz (1/3–1/5 im Vergleich zu Ketamin) besitzen sollen (White et al. 1975), kann bei den hohen gemessenen Plasmaspiegeln dieser Metabolite nicht grundsätzlich ausgeschlossen werden.

Zusammenfassung

Da bei den Patienten in dieser Studie bis zu 18 verschiedene Medikamente pro Tag verabreicht wurden, lassen sich Korrelationen der untersuchten Plasmahormonmuster zu den eingesetzten Sedierungsschemata nur mit Vorbehalt herstellen.

Folgende Punkte können jedoch hervorgehoben werden:

1. Bei keinem Patienten konnte eine periphere Nebennierenrindenblockade, wie unter Etomidat berichtet (Wagner et al. 1984), festgestellt werden.
2. Langzeitsedierung mit Midazolam in Kombination mit Fentanyl, Alfentanil oder Morphin führte im hohen Dosisbereich zu einer Kortisolverminderung, die nach Absetzen wieder voll reversibel war. Da ACTH gleichzeitig erniedrigt war, deuten die vorliegenden Befunde auf einen zentralen Wirkmechanismus hin.

3. Midazolam verursachte selbst im hohen Dosisbereich mit Plasmawerten von >1500 µg/l keine meßbare Beeinträchtigung des Hypophysen-NNR-Systems.
4. Die bei der gewählten Dosierung mit Ketamin (20–120 mg/h) gemessenen Kortisolplasmawerte deuten auf eine Stimulierung der Hypophysen-NNR-Achse hin.

Die Frage nach der klinischen Relevanz extrem hoher oder niedriger Kortisolwerte quoad vitam kann derzeit noch nicht abschließend beantwortet werden. Die Mortalitätsraten bei den untersuchten Sedierungsregimes unterschieden sich nicht voneinander. Bei hoher Opioidmedikation wird eine Verlaufsmessung von Kortisol u. U. kombiniert mit einem ACTH-Stimulationstest zur Untersuchung einer noch vorhanden Reagibilität empfohlen.

Literatur

Allolio B, Stuttmann R, Winkelmann W, Fischer H, Leonhardt V (1984) Effects of etomidate on adrenocortical function. Acta Endocrinol (Copenh) 264:115–117

Behne M, Asskali F, Steuer A, Förster H (1987) Midazolam-Dauerinfusion zur Sedierung von Beatmungspatienten. Anaesthesist 36:228–232

Cohen AT, Kelly DR (1987) Assessment of alfentanil by intravenous infusion as long-term sedation in intensive care. Anaesthesia 42:545–548

Corssen G, Miyasaka M, Domino EF (1968) Changing concepts in pain control during surgery: Dissociative anesthesia with CI-581. Anesth Analg 47:746–758

Crozier TA, Beck D, Schlaeger M, Wuttke W, Kettler D (1987) Endocrinological changes following etomidate, midazolam, or methohexital for minor surgery. Anesthesiology 66:628–635

Dobb GJ, Murphy DF (1985) Sedation and analgesia during intensive care. In: Dobb G (ed) Current topics in intensive care. Saunders, London Philadelphia Toronto, pp 1055–1086 (Clinics in Anaesthesiology, vol 3, no 4)

Doenicke A, Lorenz W, Duka T, Suttmann H, Holke M, Matussek M (1984) Fentanyl: New findings (histamine, catecholamine, prolactin, growth hormone). Int. Conf Molecular and Cellular Mechanisms of Anaesthesia Calgary

Doenicke A (1986) Langzeitsedierung des Intensivpatienten – Behandlung mit Opioiden. In: Schulte am Esch J (Hrsg) Langzeitsedierung des Intensivpatienten. Zuckschwerdt, München Bern Wien, pp 14–26

Grant IS, Nimmo WS, Clements JA (1981) Pharmacokinetics and analgesic effects of i.m. and oral ketamine. Br J Anaesth 53:805–810

Hoffmann P (1987) Kombination von Benzodiazepinen und Opioiden in der Intensivmedizin. Anaesthesis [Suppl] 36:201

Kamp HD (1988) Langzeitsedierung mit Benzodiazepinen. In: Schulte am Esch J, Benzer H (Hrssg) Analgosedierung des Intensivpatienten. ZAK, München, pp 35–49

Klotz U (1988) Zur Toxikologie der in der Analgosedierung eingesetzten Pharmaka. In: Schulte am Esch J, Benzer H (Hrsg) Analgosedierung des Intensivpatienten. ZAK, München, pp 1–8

Korttila K, Levanen J (1978) Untoward effects of ketamine combined with diazepam for supplementing conduction anaesthesia in young and middle-aged adults. Acta Anaesthesiol Scand 22:640–644

Kumar SM, Kothary SP, Zsigmond EK et al (1978) Plasma free norepinephrine and epinephrine concentrations following diazepam-ketamine induction in patients undergoing cardiac surgery. Acta Anaesthesiol Scand 22:593–600

Kurth M (1973) Anästhesie und Analgosedierung mit Ketaminbei Patienten einer Intensivstation. Anaesth Intensivmed 34:270

Langrehr D, Miranda DR, Stoutenbeek CP, Zandstra DF, Saene HKF (1986) Ketamin-Benzo-diazepin-Kombination zur Sedierung von Intensivpatienten. In: Schulte am Esch J (Hrsg) Langzeitsedierung des Intensivpatienten. Zuckschwerdt, München Bern Wien, pp 46–54

Ledingham IMcA, Watt I (1983) Influence of sedation on mortality in critically ill multiple trauma patients. Lancet I:1270

Lilburn JK, Morre J, Dundee JW (1978) Attempts to attenuate the cardiostimulatory effects of ketamine. Anaesthesia 32:449–505

Ochs HR, Greenblatt DJ, Lauven PM, Stoeckel H, Rommelsheim K (1982) Kinetics of high-dose i.v. diazepam. Br J Anaesth 54:59–70

O'Dea J, Hopkinson R (1987) Alfentanil-midazolam infusion. Care Crit Ill 3:20–21

Persson P, Nilsson A, Hartig P, Tamsen A (1987) Pharmacokinetics of midazolam to total i.v. anaesthesia. Br J Anaesth 59:548–556

Reves JG, Fragen RJ, Vinik HR, Greenblatt DJ (1985) Midazolam: pharmacology and uses. Anesthesiology 62:310–324

Schüttler J, Stoeckel H (1985) Quantification under surgery and anaesthesia by hormonal and metabolic parameters. In: Stoeckel H (ed) Quantification, modelling and control in anaesthesia. Thieme, Stuttgart New York, pp 134–167

Schwartz DA, Horwitz LD (1975) Effects of ketamine on left ventricular performance. J Pharmacol Exp Ther 194:410–414

Sear JW (1988) Adverse effects of analgesics and intravenous anesthetic agents. Acta Anaesth Belg [Suppl 2] 39:97–102

Shapiro JM, White PF, Sladen RN, Westhphal LM, Rosenthal MH (1985) Midazolam infusion in critically ill patients – effect on adrenal function. Anesthesiology 63:A149

Smith G, Thorburn J, Vance JP (1979) The effects of ketamine on the canine coronary circulation. Anaesthesia 34:555–559

Tarnow J, Jess W (1979) Flunitrazepam-Vorbehandlung zur Vermeidung kardiovaskulärer Nebenwirkungen von Ketamin. Anaesthesist 28:468–473

Wagner RL, White PF, Rosenthal WH, Feldman D (1984) Inhibition of adrenal steroidgenesis by the anesthetic etomidate. N Engl J Med 310:1415–1421

White PF, Johnston RR, Pudwill CR (1975) Interaction of ketamine and halothane in rats. Anesthesiology 42:179–186

Yate PM, Thomas D, Sebel PS (1984) Alfentanil infusion for sedation and analgesia in intensive care. Lancet II:396–397

Aufwachverhalten
unter verschiedenen Analgosedierungsschemata

P. Hoffmann und M. Imhoff

Einleitung

In allen Bereichen der Intensivmedizin besteht mittlerweile Einigkeit darüber, daß bei beatmungspflichtigen Intensivpatienten eine adäquate analgetische und sedative Therapie notwendig ist. Beatmete Intensivpatienten stehen unter erheblichen physischen und psychischen Belastungen, die durch eine entsprechende Therapie vermindert werden müssen. Ungenügende Distanzierung der Patienten von den notwendig werdenden intensivtherapeutischen Maßnahmen führt zu unerwünschten vegetativen Veränderungen, wie Erhöhung des Sympatikotonus, negativer Beeinflussung hämodynamischer Parameter, Erhöhung des Sauerstoffverbrauchs und evtl. Steigerung des intrakraniellen Druckes.

Nachdem in den letzten Jahren die günstige Wirkung spontanatmungsunterstützender Beatmungsmuster gezeigt werden konnte, wird zunehmend Bedeutung auf die Ansprechbarkeit und Kooperationsbereitschaft der Patienten unter dauernder analgetischer und sedativer Therapie gelegt. Darüber hinaus ist es besonders bei traumatisierten oder neurologisch erkrankten Patienten von besonderer Bedeutung, daß die Patienten während analgetischer und sedativ-hypnogener Therapie in der Intensivmedizin beurteilbar bleiben, damit mögliche Veränderungen der Bewußtseinslage rasch erkannt werden und zu entsprechenden therapeutischen Interventionen führen können. Diese rasche Reversibilität der Analgosedierungskonzepte hat die gleiche Bedeutung, wie verschiedene andere Forderungen an analgetische und sedative Therapie in der Intensivmedizin:

- rasch eintretende, ausreichend starke analgetische Wirkung,
- gute Sedierung mit möglichst vollständiger retrograder Amnesie,
- keine zeitlichen Anwendungsbeschränkungen,
- keine Kumulation oder Organtoxizität, auch bei Langzeitapplikation,
- sichere Elimination, auch bei Leber- und Nierenschäden,
- keine Änderung pharmakokinetischer Eigenschaften im Schock, bei Eiweißmangelzuständen, bei Störungen des Säure-Basen-Haushaltes und bei Elektrolytverschiebungen,
- möglichst geringe Beeinträchtigung des kardiovaskulären Systems,
- dosisabhängige und damit beurteilbare Atemdepression,
- möglichst keine Beeinflussung des endokrinen Systems.

Methodik

Untersuchungsbedingungen zum Vergleich des Aufwachverhaltens bei verschiedenen Analgosedierungsschemata:

- Dosierung der Medikamente über mindestens 120 min gleichbleibend
- mindestens 6 h vor Untersuchung keine anderen sedativ oder analgetisch wirkenden Medikamente
- keine akuten Blutungen oder Volumenmangel
- keine akuten Elektrolyt- oder SB-Störungen
- nicht mehr als 4 Messungen am gleichen Patienten

Jeweils 12–15 beatmungspflichtige Patienten unserer operativen Intensivstation wurden mit einem der aufgeführten unterschiedlichen Analgosedierungsschemata behandelt, wobei wir eine niedrige, eine mittlere und eine hohe Dosierung der jeweils applizierten Medikamentenkombination wählten (Tabelle 1). Bei den untersuchten Patienten handelte es sich um beatmungspflichtige Patienten unserer operativen Intensivstation, die entweder an einem isolierten Thoraxtrauma, an einem Polytrauma oder an einem gedeckten Schädel-Hirn-Trauma litten.

Punktescore zur Beurteilbarkeit beatmeter Intensivpatienten unter Analgosedierung

Augen öffnen	normale Ansprache	3
	lautes Anrufen	2
	Reaktion auf Schmerzreiz	1
	keine Reaktion	0
Bewegungen	gezielt nach Aufforderung	3
	nach mehrmaliger Aufforderung	2
	Reaktion auf Schmerzreize	1
	keine Reaktion	0
Wortverständnis	adäquate Reaktion	3
	verlangsamte, adäquate Reaktion	2
	nur teilweise adäquate Reaktion	1
	keine Reaktion	0

Unter Tramadol/Methohexital waren lediglich 25% der Patienten während der Medikamentengabe oder nach bis 15 min dauernder Pausierung ansprechbar, weitere 25% benötigten 16–30 min und 30% 31–60 min bis zum Erreichen einer ausreichenden Beurteilbarkeit. Zeiten von über 60 min benötigten 20% der Patienten, bis der Punktescore eine ausreichende Beurteilbarkeit anzeigte (s. Abb. 4–7).

Bei Verwendung *mittlerer* Dosierungen der Analgosedierungskonzepte zeigte sich erwartungsgemäß eine Verschiebung zu längeren Pausierungszeiten. Immerhin waren aber bei den Patienten, die mit Alfentanil/Midazolam, Fentanyl/Midazolam oder Ketamin/Flunitrazepam behandelt worden sind, über die Hälfte der Patienten auch bei der mittleren Dosierung der Medikamente während der Medikamentengabe bzw. nach 15 min Pausierung beurteilbar. Weitere 20–30% zeigten diese entsprechenden Kriterien nach 16–30 min Pausierungszeit. Unter

Tabelle 1. Unterschiedliche Dosierungsschemata der untersuchten Medikamentenkombinationen

Medikament	Niedrige Dosierung	Mittlere Dosierung	Hohe Dosierung
Alfentanil/Midazolam	0,6 mg/h Alfentanil	1,2 mg/h Alfentanil	2,4 mg/h Alfentanil
Rapifen/Dormicum	3,6 mg/h Midazolam	7,2 mg/h Midazolam	14,4 mg/h Midazolam
Fenantyl/Midazolam	0,06 mg/h Fentanyl	0,12 mg/h Fentanyl	0,24 mg/h Fentanyl
Fentanyl/Dormicum	3,6 mg/h Midazolam	7,2 mg/h Midazolam	14,4 mg/h Midazolam
Piritramid/Promethazin	2,5 mg/h Piritramid	5,0 mg/h Piritramid	10,0 mg/h Piritramid
Dipidolor/Atosil	16 mg/h Promethazin	32 mg/h Promethazin	64 mg/h Promethazin
Ketamin/Flunitrazepam	24 mg/h Ketamin	48 mg/h Ketamin	96 mg/h Ketamin
Ketanest/Rohypnol	0,7 mg/h Flunitrazepam	1,4 mg/h Flunitrazepam	2,8 mg/h Flunitrazepam
Pethidin/Flunitrazepam	12 mg/h Pethidin	24 mg/h Pethidin	48 mg/h Pethidin
Dolantin/Rohypnol	0,7 mg/h Flunitrazepam	1,4 mg/h Flunitrazepam	2,8 mg/h Flunitrazepam
Pethidin/Promethazin	12 mg/h Pethidin	24 mg/h Pethidin	48 mg/h Pethidin
Dolantin/Atosil	24 mg/h Promethazin	48 mg/h Promethazin	96 mg/h Promethazin
Tramadol/Methohexital	36 mg/h Tramadol	72 mg/h Tramadol	144 mg/h Tramadol
Tramal/Brevimytal	36 mg/h Methohexital	72 mg/h Methohexital	144 mg/h Methohexital

Alfentanil/Midazolam und Fentanyl/Midazolam waren lediglich 15–20% der Patienten erst nach 31–60 min beurteilbar. Längere Aufwachzeiten konnten bei diesen beiden Konzepten nicht gefunden werden, während bei Ketamin/Flunitrazepam immerhin 10% der Patienten Aufwachzeiten von 61 bis über 120 min benötigten (Abb. 1–3).

Unter Piritramid/Promethazin waren knapp 30% der Patienten während der Medikamentengabe oder nach 5–15 min dauernder Pausierung beurteilbar, weitere 25% waren nach 16–30 min ansprechbar. Ein relativ hoher Prozentsatz von

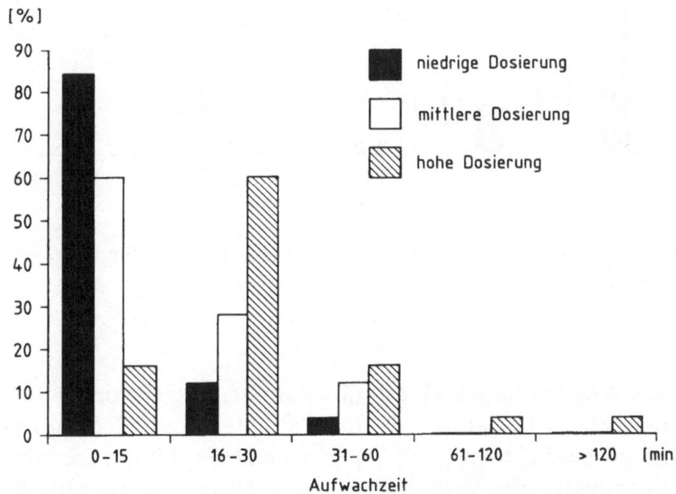

Abb. 1. Aufwachzeiten unter verschieden dosierter, kontinuierlicher Gabe von Alfentanil/Midazolam

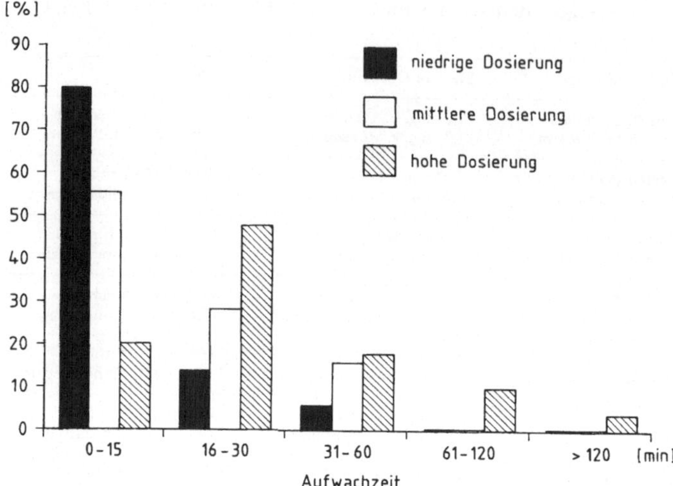

Abb. 2. Aufwachzeiten unter verschieden dosierter, kontinuierlicher Gabe von Fentanyl/Midazolam

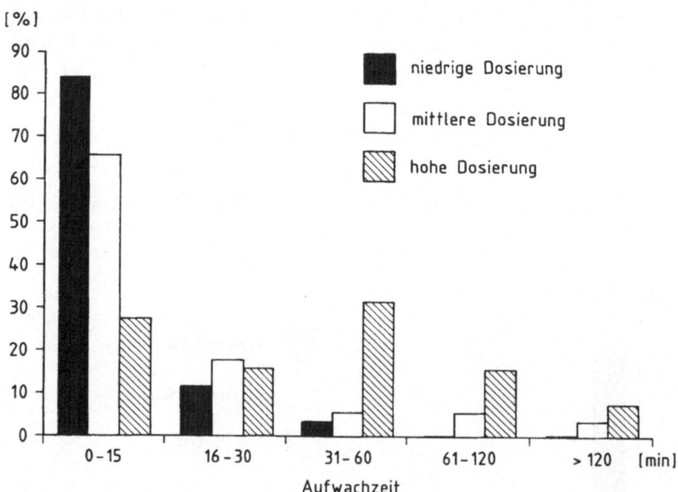

Abb. 3. Aufwachzeiten unter verschieden dosierter, kontinuierlicher Gabe von Ketamin/Flunitrazepam

etwa 40% benötigte 31–60 min Pausierungszeit, um beurteilbar zu sein, und lediglich bei weniger als 10% der Patienten waren Zeiten zwischen 61 bis über 120 min zu beobachten (Abb. 4). Bei Pethidin/Flunitrazepam und Pethidin/Promethazin waren die Verhältnisse unter mittlerer Dosierung ähnlich denen der niedrigen Dosierung, mit der Einschränkung, daß die Ergebnisse zu längeren Pausierungszeiten hin verschoben waren. So waren lediglich etwa 20% während der

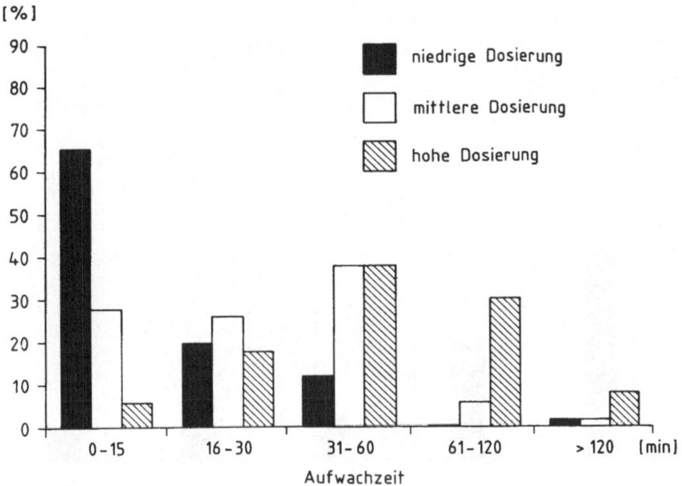

Abb. 4. Aufwachzeiten unter verschieden dosierter, kontinuierlicher Gabe von Piritramid/Promethazin

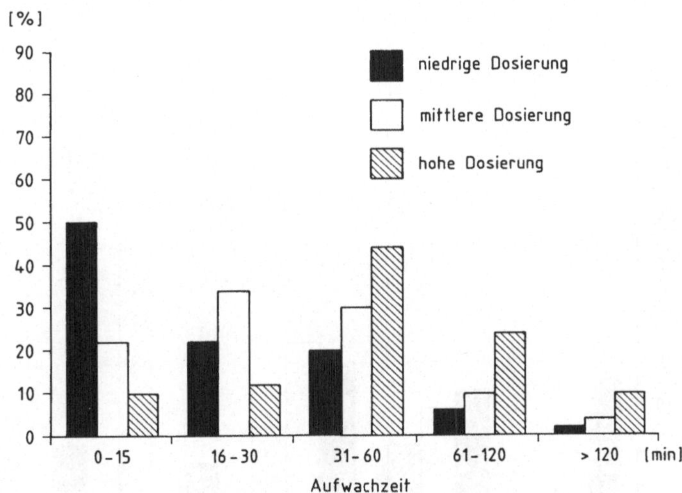

Abb. 5. Aufwachzeiten unter verschieden dosierter, kontinuierlicher Gabe von Pethidin/Flunitrazepam

Medikamentengabe nach 15 min dauernder Pausierung beurteilbar, weitere 30% benötigten Zeiten bis 30 bzw. bis 60 min, um Beurteilbarkeit zu zeigen. Etwa 15–20% der Patienten benötigten Aufwachzeiten von 61 bis über 120 min (Abb. 5 und 6). Ähnlich wie bei den Messungen unter niedriger Dosierung waren die Ergebnisse bei Verwendung von Tramadol/Methohexital am schlechtesten. Nur 10% der Patienten waren während oder nach bis 15 min dauernder Pausierung

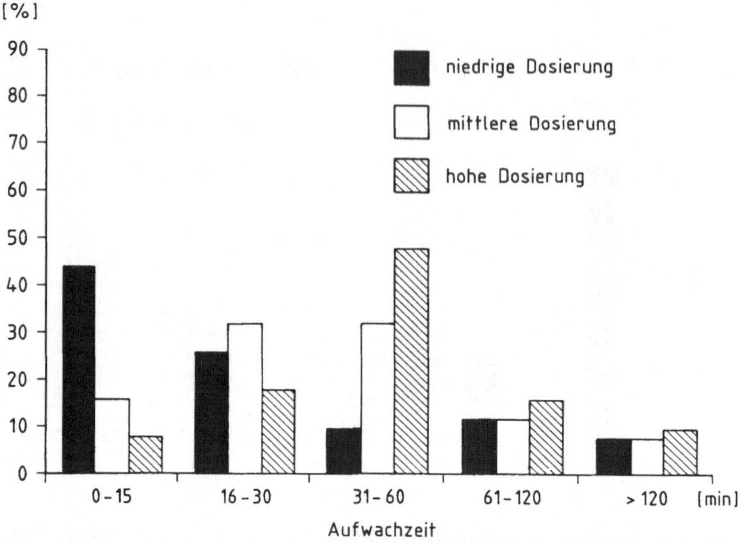

Abb. 6. Aufwachzeiten unter verschieden dosierter, kontinuierlicher Gabe von Pethidin/Promethazin

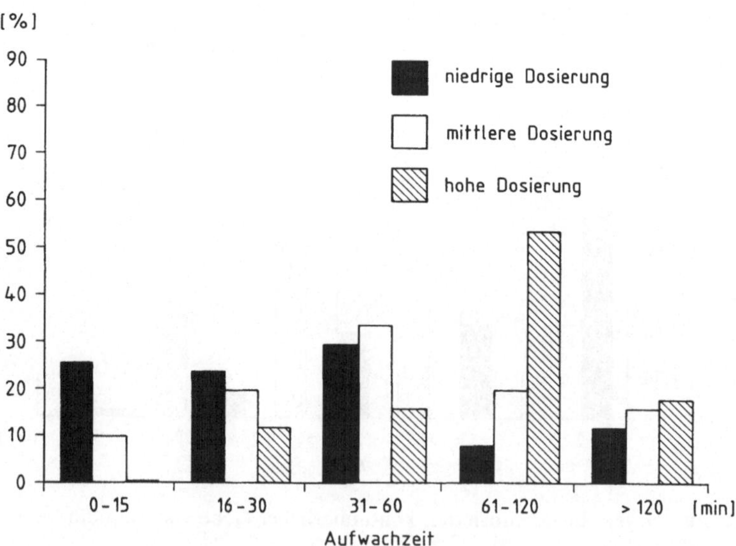

Abb. 7. Aufwachzeiten unter verschieden dosierter, kontinuierlicher Gabe von Tramadol/Methohexital

der Medikamente beurteilbar, weitere 20% benötigten bis zu 30 min Aufwachzeit. Etwa weitere 35% waren zwischen 31 und 60 min nach Abstellen des Perfusors beurteilbar, bei 20% dauerte diese Zeit 61–120 min und immerhin über 15% benötigen Aufwachzeiten von über 120 min (Abb. 7).

Bei Verwendung der *hohen* Medikamentendosierungen waren unter Gabe von Alfentanil/Midazolam, Fentanyl/Midazolam und Ketamin/Flunitrazepam 15–30% der Patienten während laufender Medikamentengabe bzw. bis 15 min Pausierungszeit beurteilbar. Ein sehr großer Prozentsatz, nämlich 60%, war in der Gruppe Alfentanil/Midazolam 16–30 min nach Pausieren des Perfusors ansprechbar, weitere 15% waren nach 31–60 min beurteilbar.

Lediglich bei knapp 10% waren die Pausierungszeiten länger als 61 min. Nur geringfügig schlechtere Ergebnisse zeigten sich bei Verwendung von Fentanyl/Midazolam, hier waren knapp 50% nach 16–30 min Pausierungszeit ansprechbar, weitere 15% nach 31–60 min. Bei knapp 15% mußte die Perfusorgabe länger als 61 min pausiert werden (s. Abb. 1 und 2).

Den günstigen Ergebnissen unter Ketamin/Flunitrazepam, bei dessen Verwendung fast ⅓ der Patienten während laufender Medikamentengabe bzw. unter sehr kurzdauernder Pausierung ansprechbar wurden, stehen etwas schlechtere Werte im weiteren Verlauf gegenüber. Nur noch etwa 15% sind nach 16–30 min beurteilbar, weitere 30% benötigen Pausierungszeiten zwischen 31 und 60 min. Etwa ¼ der Patienten war erst nach Pausierungszeiten über 61 min nach Gabe von Ketamin/Flunitrazepam beurteilbar (s. Abb. 3).

Unter hohen Dosierungen von Piritramid/Promethazin, Pethidin/Flunitrazepam und Pethidin/Promethazin zeigten sich jeweils bei weniger als 10% der Patienten Ansprechbarkeit und Beurteilbarkeit während der Medikamentengabe bzw. bis 15 min Pausierungszeit. Der größte Teil der Patienten, nämlich zwischen 40 und 60% zeigte Aufwachzeiten zwischen 31 und 60 min. Ebenso traten bei allen 3 erwähnten Verfahren Pausierungszeiten von mehr als 61 min bei 25–40% der Patienten auf. Unter Gabe von Tramadol/Methohexital war keiner der untersuchten Patienten während der Medikamentengabe bzw. bis zu 15 min nach Pausieren beurteilbar, weitere 16% benötigten 31–60 min. Über ⅔ der Patienten zeigten Aufwachzeiten, die zwischen 61 und 120 min lagen (s. Abb. 4–7).

Hinsichtlich der Beurteilbarkeit der beatmeten Intensivpatienten zeigte sich also eine relativ deutliche Überlegenheit der Verfahren mit Alfentanil/Midazolam, Fentanyl/Midazolam und Ketamin/Flunitrazepam, bei denen es unter verschieden hohen Dosierungen bei der Hälfte der Patienten möglich war, eine ausreichende Kooperationsfähigkeit zu erreichen. Bei den beiden erstgenannten Verfahren Alfentanil/Midazolam und Fentanyl/Midazolam kam eine ausgesprochene Kreislaufindifferenz hinzu, die in anderen Untersuchungen bereits nachgewiesen worden war. Die günstige Wirkung der kontinuierlichen Gabe von Ketamin/Flunitrazepam wurde durch die ebenfalls von uns gezeigte steigernde Wirkung dieser Kombination auf die Pulmonalisdrücke und auf den intrakraniellen Druck in Frage gestellt und ließ sich nur bei niedriger und mittlerer Dosierung nachweisen. Mit Einschränkung günstigere Ergebnisse zeigte die Kombination Piritramid/Promethazin, die allerdings in der hohen Dosierung deutliche Verlängerungen in den Aufwachzeiten erkennen ließ.

Unter Pethidin/Flunitrazepam und Pethidin/Promethazin waren in allen 3 Dosierungsbereichen die Aufwachzeiten relativ lang, so daß sich hier für den klinischen Gebrauch keine Vorteile ergeben konnten. Darüber hinaus ist durch die Verwendung des Pethidins mit deutlichen Kreislaufnebenwirkungen im Sinne von Blutdruckabfällen und unerwünschten Tachykardien zu rechnen. Die schlechtesten Ergebnisse ließen sich unter Tramadol/Methohexital feststellen, wobei besonders bei der hohen Dosierung eine deutliche Verlängerung der Aufwachzeit zu beobachten war. Unter dieser Medikamentengabe ließ sich keine adäquate Beurteilbarkeit der Patienten erreichen.

Hinsichtlich der Kreislaufnebenwirkungen sind die Kombinationen Alfentanil/Midazolam, Fentanyl/Midazolam, Piritramid/Promethazin und Ketamin/Flunitrazepam im niedrigen und mittleren Dosierungsbereich uneingeschränkt zu empfehlen. Im Bereich höherer Dosierungen zeigte Fentanyl/Midazolam deutlichere Kreislaufnebenwirkungen als die 3 übrigen genannten Verfahren. Pethidin/Flunitrazepam und besonders Pethidin/Promethazin sind v. a. im mittleren und besonders im hohen Dosierungsbereich belastet durch deutliche auftretende Kreislaufnebenwirkungen, Blutdruckabfall und Tachykardie. Das gleiche gilt für die Gabe von Tramadol/Methohexital (Tabelle 2).

Unter dem Begriff „Sedierungsqualität" wurde versucht, ein Maß zu finden für die ohne vegetative Nebenreaktionen wie Schwitzen, Augentränen, Speichelfluß o. ä. erreichbare Ruhigstellung der Patienten. Ebenso wurde in dieses Kriterium die Möglichkeit miteinbezogen, bei einer einmal gewählten Dosierung die Patienten über längere Zeit analgetisch und sedativ behandeln zu können. Hier zeigten sich die günstigsten Ergebnisse unter Alfentanil/Midazolam, Fentanyl/Midazolam und Piritramid/Promethazin. Unter Ketamin/Flunitrazepam kam es im hohen Dosisbereich gelegentlich zu Speichelfluß, Augentränen und Pupillenveränderungen. Deutlich schlechtere Sedierungsqualität war unter Pethidin/Flunitrazepam und Pethidin/Promethazin zu erkennen, wobei gerade hier häufig die Notwendigkeit zur Dosissteigerung erkennbar war. Ebenfalls relativ häufig kam es bei beiden Medikamentenkombinationen zum Auftreten vegetativer Reaktionen mit Zittern, Flush und Speichelsekretzunahme. Die Verwendung von Tramadol/Methohexital war im mittleren Dosierungsbereich von einer guten Sedierungsqualität gekennzeichnet, im niedrigen und besonders im hohen Bereich traten ebenfalls vegetative Nebenreaktionen durch Schwitzen, gelegentliche Ta-

Tabelle 2. Auftreten von Kreislaufnebenwirkungen unter verschiedenen Analgosedierungsschemata in unterschiedlichen Dosierungen

Dosierung	Alfentanil Midazolam	Fentanyl Midazolam	Piritramid Promethazin	Pethidin Flunitrazepam	Pethidin Promethazin	Ketamin Flunitrazepam	Tramal Methohxital
Niedrig	+ + +	+ + +	+ + +	+ +	+	+ + +	+ +
Mittel	+ + +	+ + +	+ + +	+	+	+ + +	+
Hoch	+ +	+	+ +	O	–	+ +	–

Tabelle 3. Sedierungsqualität unter verschiedenen Analgosedierungsschemata in unterschiedlichen Dosierungen

Dosierung	Alfentanil Midazolam	Fentanyl Midazolam	Piritramid Promethazin	Pethidin Flunitrazepam	Pethidin Promethazin	Ketamin Flunitrazepam	Tramal Methohexital
Niedrig	+ + +	+ + +	+ + +	+	+ +	+ + +	+
Mittel	+ + +	+ + +	+ + +	+	+	+ +	+ +
Hoch	+ + +	+ +	+ +	O	O	+	O

chykardien und Anstiege des Beatmungsdruckes im Sinne einer Bronchospastik auf (Tabelle 3).

Mit dieser Untersuchung haben wir uns bewußt nur mit Parametern des Aufwachverhaltens unter verschiedenen Analgosedierungsschemata beschäftigt. Nur nebenbei wurde eingegangen auf Kreislaufparameter und die erreichbare Sedierungsqualität. Dieser Faktor erscheint aber dann von besonderer Bedeutung zu sein, wenn es durch die Erkrankungsschwere notwendig ist, Patienten über längere Zeit kontrolliert im Rahmen der Intensivtherapie beatmen zu müssen, ohne ausreichenden Zugriff auf Kriterien der Bewußtseinslage und der Kooperationsbereitschaft zu haben. Es gibt relativ wenig Untersuchungen über dieses Thema, möglicherweise auch, weil bisher keine allgemeinverbindlichen Scores zur Beurteilung der Ansprechbarkeit beatmeter Patienten bestanden haben. Gerade in jüngster Zeit wird die Verwendung kurzwirkender Barbiturate im Rahmen der intensivmedizinischen Sedierungstherapie empfohlen. Unsere eigenen schlechten Ergebnisse mit der Kombination des kurzwirkenden Barbiturates Methohexital mit dem Analgetikum Tramadol stehen dem gegenüber. Vom theoretischen Ansatz her scheint die Gabe von Barbituraten über längere Zeit an intensivmedizinischen Patienten zumindest fragwürdig zu sein, wenn man bedenkt, daß die Enzyminduktion durch Barbiturate offenbar auch für das kurzwirkende Methohexital Geltung hat. Darüber hinaus ist die antianalgetische Wirkung jedes Barbiturates nachgewiesen und aus der klinischen Erfahrung evident.

Wir haben bei unseren Untersuchungen bewußt nur kontinuierliche Analgosedierungsverfahren untersucht. Dies erfolgte in erster Linie, um vergleichbare Untersuchungsbedingungen schaffen zu können und um analgesie- und sedierungsfreie Intervalle durch Bolusinjektionen der Patienten vermeiden zu können. Durch Gabe von Bolusinjektionen zur Analgesie und Sedation/Hypnose von Intensivpatienten tritt mehrfach am Tag, oftmals stündlich das ein, was wir in unseren Untersuchungen etwa 3- bis 4mal am Tag durchgeführt haben, nämlich eine Testung der Beurteilbarkeit des Patienten unter kurzfristigem Medikamentenentzug.

Benzodiazepinantagonisten in der Intensivmedizin

A. Kraft und F.-J. Kretz

Einleitung

In dieser Übersicht soll über den ersten selektiven Benzodiazepinantagonisten Flumazenil mit dem künftigen Handelsnamen Anexate berichtet werden, der noch besser bekannt ist unter der Abkürzung des Herstellers, Ro 15-1788. Es ist ein Medikament, das sich in seiner Wirkung von den sonst auf einer Intensivstation verwendeten Medikamenten unterscheidet, denn im Gegensatz zu den oft zur Analgosedierung eingesetzten Medikamenten wie den Opioiden, Barbituraten, Neuroleptika und Benzodiazepinen sediert Flumazenil nicht, sondern es bewirkt das Gegenteil, es vermag die durch Benzodiazepine (BDZ) induzierten Wirkungsqualitäten aufzuheben.

Grundlagen

Bevor die Möglichkeiten des Einsatzes von Flumazenil in der Intensiv- und Notfallmedizin besprochen werden, soll ganz kurz auf die Grundlagen dieses Medikamentes hingewiesen werden. Es handelt sich bei Flumazenil um ein BDZ-Derivat, genauer gesagt um ein Imidazobenzodiazepinderivat, das in seiner chemischen Struktur (Abb. 1) verwandt ist mit dem EDZ-Agonisten Midazolam.

Genau wie die Agonisten entfaltet Flumazenil seine Wirkung nach Bindung an speziellen Rezeptoren, den sogenannten GABA-BDZ-Rezeptorenkomplexen im ZNS (Abb. 2). Der Wirkungsmechanismus ist kompetitiv antagonistisch, d.h. bei der Bindung an den Liganden des Rezeptors wird der Agonist vom Rezeptor verdrängt und somit die Wirkung beendet, ohne daß der Antagonist selbst eine klinisch relevante intrinsische Aktivität besitzt.

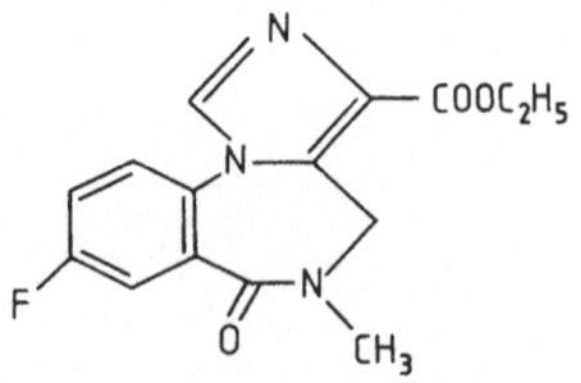

Abb. 1. Strukturformel von Flumazenil (Ethyl-8-fluor-5,6-dihydro-5-methyl-6-oxo-4H-imidazo-(1,5a)-benzodiazepin-3-carboxylat)

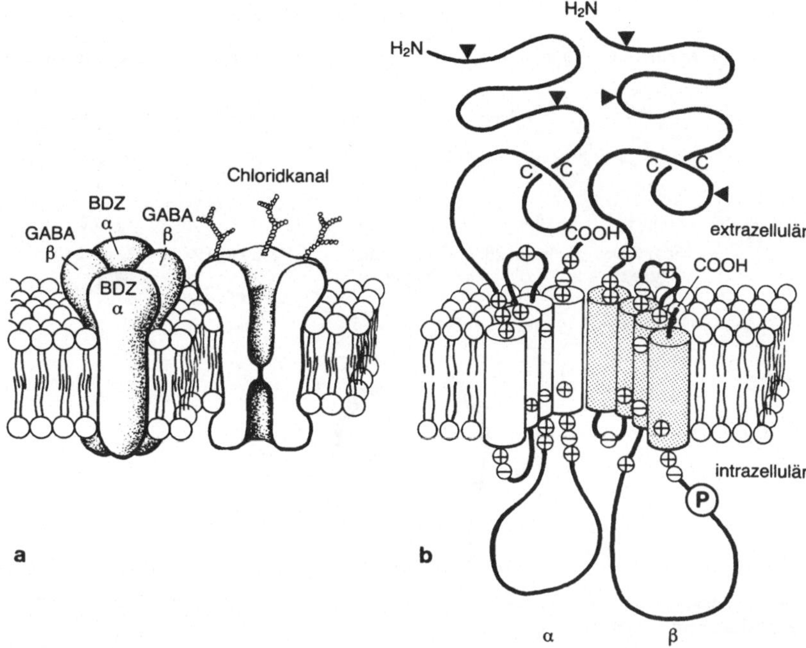

Abb. 2a, b. Modell des GABA-Rezeptors. **a** Aufbau des Rezeptors aus α- und β-Untereinheiten. **b** Topologie der Polypeptidketten, entsprechend den Aminosäuresequenzen, abgeleitet von den cDNA der α- und β-Untereinheiten und ihres Polarisationsprofils

Abbildung 3 veranschaulicht diesen Sachverhalt. Links auf dem Bild ist ein Agonist am Rezeptor abgebildet, rechts ein inverser Agonist und in der Mitte der kompetitive Antagonist Flumazenil, der die Wirkung beider Stoffe aufzuheben vermag.

Die Wirkung des Benzodiazepinantagonisten ist spezifisch. Die Barbiturat-, Neuroleptika- oder Opiatwirkungen werden nicht beeinflußt. Auch die Hoffnung, die Wirkung von Alkohol antagonisieren zu können, ließ sich nicht bestätigen.

Pharmakologisch zeigt sich, daß alle Wirkungsqualitäten der BDZ aufgehoben werden können:
- hypnotisch-sedative Wirkung,
- anxiolytische Wirkung,
- anterograd amnestische Wirkung,
- antikonvulsive Wirkung,
- muskelrelaxierende Wirkung (fraglich).

Die Wirkung erfolgt in Abhängigkeit zur applizierten Dosis und zur Injektionsgeschwindigkeit nach 1–2 min.

Die Wirkungsdauer ist kurz. Sie beträgt etwa 1 h.

An dieser Stelle ist es wichtig, auf die relevanten Plasmaspiegel und Dosierungen einzugehen. Selbst mit solch niedrigen Plasmaspiegeln wie 10–20 ng/ml kann die Wirkung der BDZ aufgehoben werden. Theoretisch könnten diese

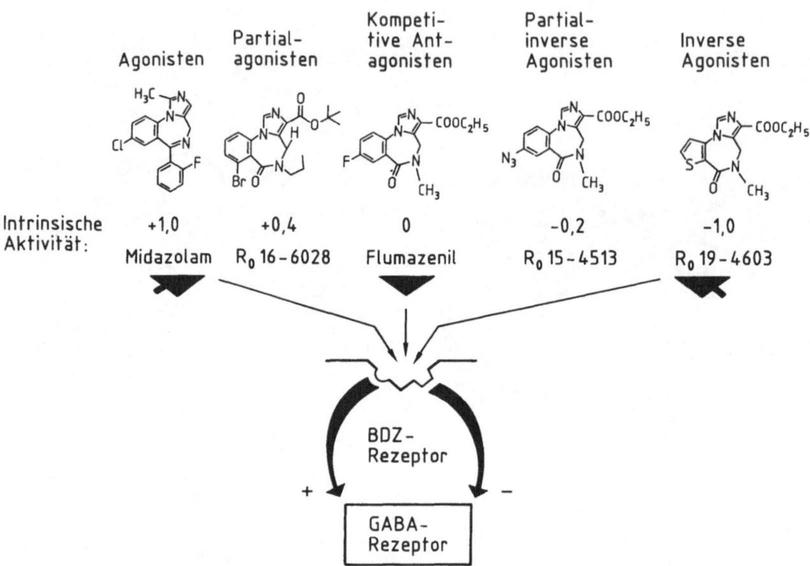

Abb. 3. Verschiedene Benzodiazepine und ihre unterschiedlichen intrinsischen Aktivitäten am Benzodiazepinrezeptor

Spiegel beim Vorliegen einer normalen Leber- und Nierenfunktion und einer Blutclearancerate von 1,2 l/min durch die Infusion von 24 µg/min erreicht werden, jedoch benötigten Kleinberger et al. (1985) in einer Studie unter klinischen Bedingungen bei Patienten mit BDZ-Intoxikation 67 µg/min. Das entspricht etwa einer Dosierung von 1 µg/kg KG·min bei normalgewichtigen Patienten oder 4 mg/h, die mit Hilfe einer Perfusorspritze gegeben werden kann. Bei Einzeldosen hat sich die fraktionierte Gabe von 0,2–1 mg bewährt. Bei dieser Dosierung konnten die Effekte der BDZ-Agonisten in 1 h unterdrückt werden.

Nach Dunton et al. (1988) bestanden in der Dauer der Aufhebung BDZ-induzierter Effekte bei kontinuierlicher Midazolamapplikation keine Unterschiede bei Flumazenildosierungen von 0,2–2 mg. Erst bei Dosen von 3 mg und mehr ergaben sich verlängerte Wirkungszeiten.

Indikationen

Für den Einsatz des Medikaments auf der Intensivstation scheint es ein breites Indikationsspektrum zu geben, jedoch sind z.Z. noch mehr Fragen offen, als gesicherte Fakten zu erkennen.

Als gesicherte Indikationsmöglichkeiten sind anzusehen:

1. Aufhebung einer prolongierten Bewußtlosigkeit infolge iatrogener Überdosierung: BDZ gehören zu den am häufigsten verwendeten Medikamenten auf der Intensivstation. Ihre therapeutische Breite ist sehr groß, der Wirkungseintritt schnell, die Halbwertszeiten sind bei den verschiedenen Benzodiazepinen unterschiedlich.

Nach Perret (1988) werden in der Schweiz 50% der Intensivpatienten mit BDZ behandelt, die Dosierung liegt bei mehr als 30% dieser Patienten über 30 mg Diazepam oder vergleichbarer Mengen Flunitrazepam pro Tag. Sie werden oft in Kombination mit Neuroleptika, Ketamin oder Opioiden zur Anxiolyse, Sedierung und zur Toleranz invasiver Maßnahmen über Tage und Wochen appliziert. Bei einer derartigen Applikationsdauer von BDZ kann es nach dem Absetzen der Medikamente nicht nur bei kritisch kranken Patienten, bei Alten und bei Patienten mit eingeschränkter Leberfunktion, sondern auch bei primär Gesunden, etwa Unfallverletzten, zu einem über Tage dauernden Status eingeschränkten Bewußtseins kommen, wenn die Benzodiazepine nicht adäquat dosiert und/ oder Benzodiazepine mit langer Eliminationshalbwertszeit appliziert wurden, woraus häufig eine verlängerte Intubation, eine prolongierte mechanische Ventilation, ein invasives Monitoring und eine verlängerte Immobilisation mit Komplikationen, die den Heilungsverlauf verzögern, resultieren. Insbesondere drohen nosokomiale Pneumonien mit resistenten Erregern, die den Krankenhausaufenthalt verlängern und die Letalität erhöhen können.

In einigen klinischen kasuistischen Studien wurde gezeigt, daß bei Patienten mit prolongierter Bewußtlosigkeit eine Extubation durch Anwendung von Flumazenil schneller erreicht werden konnte, was eine Verkürzung der mechanischen Ventilation möglich machte, ebenso wie die aus der Beatmung resultierende Immobilisation der Patienten abnahm und die Anzahl der in deren Folge auftretenden interkurrenten Krankheiten.

Der Nachweis der Wirksamkeit kann anhand der klinischen Beurteilung der Vigilanz und mit Hilfe des EEG erfolgen. Bei prolongierter Bewußtlosigkeit herrschen im EEG die β- und δ-Wellen vor. Nach intravenöser Applikation von Flumazenil kommt es innerhalb von 1 min zur Normalisierung der Hirnstromkurven, d. h. es herrscht dann wieder eine Grundaktivität mit α-Wellen vor.

In Abb. 4 ist ein EEG bei einer 70jährigen Patientin vor und nach Flumazenilapplikation bei protrahierter Bewußtlosigkeit infolge Diazepamgabe über mehrere Tage auf der Intensivstation dokumentiert.

Gleiche Ergebnisse erbrachten Untersuchungen in unserer Klinik. Auf Abb. 5 und 6 sieht man das EEG eines 58jährigen Patienten vor und nach Applikation von 0,5 mg Flumazenil, der wegen einer Pankreatitis, der operativen Therapie von Pankreaszysten und dem nachfolgendem Multiorganversagen auf der interdisziplinären operativen Intensivstation behandelt worden war und bei dem nach BDZ-Gabe eine protrahierte Vigilanzverminderung mit den typischen Veränderungen vorlag.

Anhand dieser Beispiele läßt sich also eindeutig sagen, daß die Zeit der Entwöhnung von einer Langzeitsedierung deutlich verkürzt werden kann.

Es soll noch einmal speziell auf den Aspekt der Entwöhnung vom Respirator eingegangen werden.

Zur Steigerung der Akzeptanz einer nasotrachealen oder orotrachealen Intubation sowie einer kontrollierten Beatmung und zur Unterdrückung einer eigenen Atemaktivität der Patienten wird in der Intensivmedizin eine suffiziente Analgosedierung benötigt und für die sedative Komponente oft ein BDZ ver-

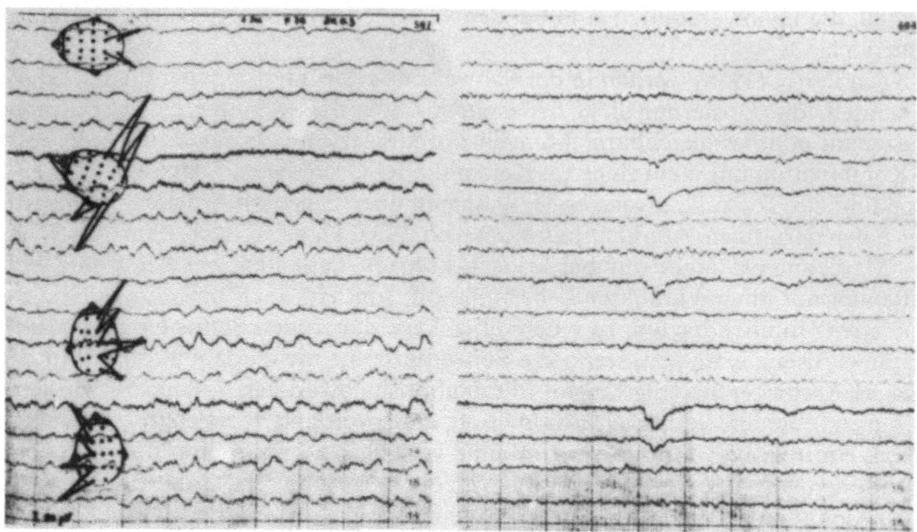

Abb. 4. EEG vor und nach der Gabe von 2,5 mg Flumazenil. *Links:* tiefes Koma, schwere Allgemeinveränderungen mit Gruppen hoher δ-Wellen; *rechts:* wache Patientin, Normalisierung des EEG mit α-Grundaktivität im Vordergrund. (Aus Rapold et al. 1984)

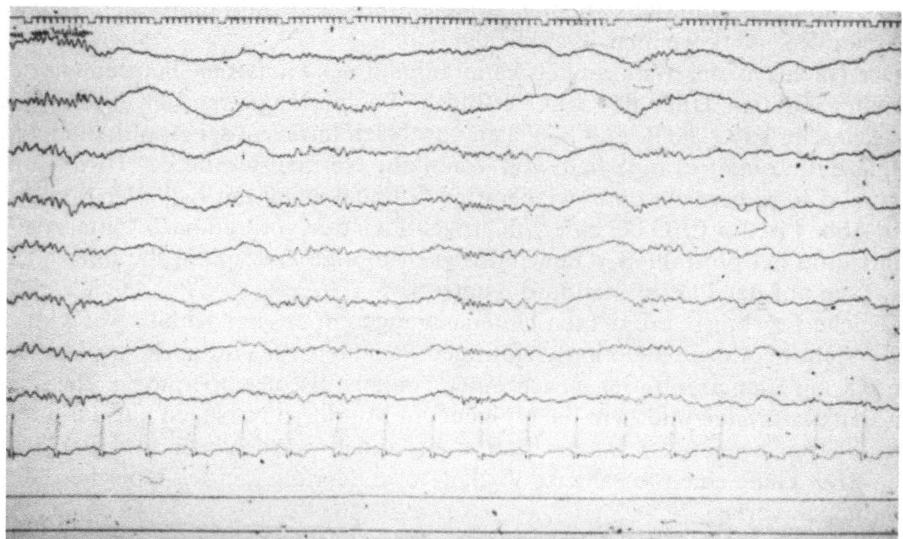

Abb. 5. EEG vor Applikation von Flumazenil

wendet. Diese Substanzen stellen bei der Entwöhnung ein besonderes Problem dar, denn sie vermindern den Atemantrieb des Patienten und schwächen infolge ihrer muskelrelaxierenden Wirkung die Atemmuskulatur. Der BDZ-Antagonist stellt also in dieser Situation eine besondere und spezifische Hilfe dar, da er das

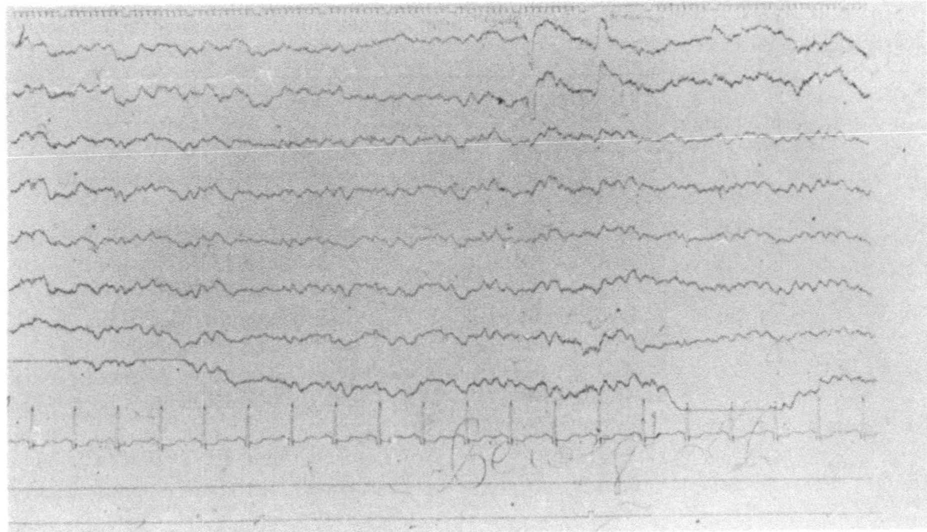

Abb. 6. EEG nach Applikation von Flumazenil

Vigilanzniveau erhöht, folglich den Muskeltonus steigert und die Depression des Atemzentrums aufhebt. Kleinberger et al. publizierten 1985 eine Studie (Tabelle 1), bei der 7 Patienten, die mit Flunitrazepam sediert und zwischen 2 und 21 Tagen mechanisch ventiliert worden waren, mit Flumazenil behandelt wurden. Alle diese Patienten erhielten Flumazenil in einer Dosierung von 5 mg i.v. Nach dieser Dosis erwachten alle untersuchten Patienten nach ungefähr 1 min, atmeten spontan und wurden im Verlauf kurzer Zeit extubationsreif oder konnten mit CPAP beatmet werden.

In einem Fall waren 2 Nachinjektionen von jeweils 5 mg nötig, jedoch konnte der Patient innerhalb der nächsten 24 h extubiert werden. Der Patient Nr. 2 in Tabelle 1 wurde auf Grund eines Glottisödems wieder intubationspflichtig, nicht wegen einer mangelhaften Wirkung des Antagonisten.

Aufgrund dieser Tatsache, d.h. der kürzeren Entwöhnung von der Langzeitsedierung und der beschleunigten Entwöhnung von der mechanischen Ventilation, kann man mutmaßen, daß durch die dadurch mögliche schnellere Mobilisation und krankengymnastische Betreuung die Zahl interkurrenter Krankheiten, in diesem Zusammenhang seien noch einmal die Pneumonien erwähnt, rückläufig sein wird.

Eine weitere Indikationsmöglichkeit, die sich im Zusammenhang mit dem verlängerten Koma ergibt, ist die Differentialdiagnose, nämlich ob eine im Rahmen eines Multiorganversagens oder einer Sepsis aufgetretene Schädigung des ZNS ursächlich für den komatösen Zustand ist und durch die Sedierung larviert wird, oder ob tatsächlich nur die Kumulation der BDZ verantwortlich ist. Die Gabe einer geringen Dosis von Flumazenil kann diesen Punkt klären.

Tabelle 1. Entwöhnung vom Beatmungsgerät durch Flumazenil bei verschiedenen Patienten. (Nach Kleinberger et al. 1985)

Patient	Ge-schlecht	Alter (Jahre)	Diagnose	Dosis [mg]	Wirkung
Nr. 1	m.	74	COLD, Sepsis, ARDS	5	Wach nach 1 min, Extubation nach 7 min
Nr. 2	w.	60	Pankreatitis, Sepsis, ARF	5	Wach nach 1 min, Spontanatmung nach 1 min, CPAP nach 3 h, Extubation, Reintubation nach 35 h
Nr. 3	f.	36	Hydrozephalus	5	Spontanatmung nach 1 min, Extubation nach 3 Tagen
Nr. 4	m.	72	COLD, Herzinsuffizienz	5	Wach nach 1 min, Spontanatmung nach 1 min, Extubation nach 6 h
Nr. 5	m.	28	Mitralklappenersatz, Sepsis	5	Wach nach 1 min, Spontanatmung nach 1 min, Extubation nach 7 min
Nr. 6	m.	63	COLD	5	Wach nach 1 min, Spontanatmung nach 2 min, CPAP nach 6 h, Verschlechterung nach 6 h
				5	Wach nach 1 min, Spontanatmung nach 2 min, CPAP nach 10 min, Verschlechterung nach 2 h
				5	Wach nach 1 min, CPAP nach 7 min, Extubation nach 15 min
Nr. 7	f.	33	Septischer Abort, Sepsis	5	Wach nach 1 min, Spontanatmung nach 1 min, CPAP nach 4 min, Extubation nach 7 min

2. Eröffnung eines sog. diagnostischen Fensters zur differentialdiagnostischen Abklärung: Dabei strebt man eine nur kurzfristige Antagonisierung an, d.h. die sedative Wirkung der BDZ wird nur für einen bestimmten Zeitraum aufgehoben. In solch einem Zeitraum ist dann z.B. eine neurologische Statuserhebung möglich, die zur Beurteilung eines Krankheitsverlaufs bei neurochirurgischen oder Schädel-Hirn-traumatisierten Patienten dient. Nach Abklingen der Wirkung des Flumazenils läuft dann die Abschirmung des Patienten durch das Sedierungsschema weiter. Eine denkbare Komplikation dabei ist allerdings ein möglicher Anstieg des Hirndrucks. Gesicherte Daten darüber liegen noch nicht vor.

3. Antagonisierung von zusätzlichen Benzodiazepingaben bei Patienten auf der Intensivstation ohne Daueranalgosedierung: Bei diesen Patienten wurden aufgrund diagnostischer oder therapeutischer Maßnahmen, wie z.B. Gastroskopien oder anderer endoskopischer Untersuchungen, zusätzliche Benzodiazepingaben appliziert. Handelt es sich dabei um kritisch kranke bzw. alte oder leberinsuffiziente Patienten, bei denen die Gefahr einer prolongierten Agonistenwirkung besteht, erscheinen Gaben von Flumazenil sinnvoll zu sein.

4. Auftreten paradoxer Reaktionen, die durch BDZ verursacht werden können: Diese Reaktionen lassen sich sicher mit dem Benzodiazepinantagonisten unterdrücken.

5. Akute Intoxikation, sei sie iatrogen oder vom Patienten in suizidaler Absicht mit BDZ oder Medikamentengemischen mit BDZ-Anteil verursacht: Ein komatös aufgefundener Patient bietet viele Ansatzpunkte für die Applikation von Flumazenil.

a) Differentialdiagnostische Abklärung, ob ein Schädel-Hirn-Trauma oder eine Intoxikation mit BDZ oder einer BDZ-Komponente vorliegt: erwacht der Patient nach der Applikation, ist er in der Lage über den Verlauf Auskunft zu geben und liegen sonst keine pathologischen neurologischen Parameter vor, kann man laut Baehrendtz u. Höjer (1988) z. B. auf eine weitergehende CT-Diagnostik verzichten.

b) Differentialdiagnostische Abklärung, ob eine ausschließliche Intoxikation mit BDZ oder eine Polyintoxikation vorliegt: nach Antagonistengabe ist der Patient mit Benzodiazepinintoxikation nach spätestens 1 min wach; hat er als weitere Komponente z. B. Alkohol konsumiert, wirkt Flumazenil bezüglich der Aufwachphase ähnlich schnell. Tritt nach Gabe von 0,5–1 mg Flumazenil keine Vigilanzsteigerung ein, kann man davon ausgehen, daß der BDZ-Anteil im eingenommenen Medikamentengemisch unwesentlich klein ist oder daß BDZ nicht eingenommen worden sind.

Durch das Erwecken der Patienten kann häufiger eine respiratorische Insuffizienz mit nachfolgender Intubation vermieden werden, was eine deutliche Verkürzung des Krankheitsverlaufs mit sich bringen würde, wodurch die Dauer des Krankenhausaufenthalts verkürzt sein wird.

Ähnlich positiv könnte der Einsatz von Flumazenil bezüglich des Schutzes vor einer Aspiration sein. Ein wacher Patient mit vorhandenen Schutzreflexen wird weitaus weniger zur Aspiration neigen als ein komatöser, insbesondere auch unter dem Aspekt, daß man beim wachen Patienten eine Magensonde schieben kann, ohne den Patienten vorher zu intubieren.

Ebenso ist es von Vorteil, direkt nach dem Erwachen des Patienten eine Anamnese erfragen zu können.

Liegt eine Intoxikation mit BDZ und Opiaten vor, sprechen sich viele Autoren dafür aus, erst den Opiatanteil mit Naloxon zu antagonisieren, da die Opiatintoxikation zu lebensbedrohlicheren Zuständen führen kann als die BDZ-Intoxikation. Nach erfolgreicher Opiatantagonisierung könnte dann im zweiten Schritt die Applikation von Flumazenil erfolgen.

6. Hepatische Enzephalopathie ohne vorherige BDZ-Applikation: Diese Indikation ist noch mit einem großen Fragezeichen zu versehen.

Zu Beginn der 80iger Jahre versuchten Jones et al. (1984) die Pathophysiologie der hepatischen Enzephalopathie (HE) mit Hilfe der GABA-Theorie neu zu erklären. Dabei kam es im Tiermodell beim galaktoseinduzierten akuten Leberversagen zu einem GABA-Shift in das Gehirn. Auf dem Hintergrund dieser theoretischen Grundlage wurde von einigen Autoren Flumazenil bei Patienten mit HE eingesetzt.

Kretz et al. (1988) publizierten Kasuistiken bei 7 Patienten, bei denen sich aufgrund einer alkoholtoxischen Leberzirrhose eine hepatische Enzephalopathie von Grad 2 und 3 entwickelt hatte. Als Überwachungskriterien wurden das EEG und die somatisch evozierten Potentiale (SEP) gewählt.

Nach einer applizierten Dosis von 1–4 mg Flumazenil kam es bei den Patienten mit einer HE von Grad 2. zu einer eindeutigen Verbesserung des EEG-Befundes, die jedoch nur etwa 1–2 min anhielt. Bei den SEP gab es bei normalen Ausgangswerten keine Veränderungen. Umgekehrt dazu reagierten die Patienten mit einer HE von Grad 3. Bei diesen Patienten konnte ein eindeutiger Effekt bei den pathologischen SEP gezeigt werden, jedoch kein Effekt beim EEG. Eine plausible Erklärung dafür gibt es noch nicht, da Flumazenil als reiner BDZ-Antagonist bei gesunden Probanden ohne vorherige BDZ-Applikation keinerlei Wirkung entfaltet und auch nicht als GABA-Antagonist anzusehen ist. Möglicherweise sind es jedoch endogene Liganden oder endogene BDZ, die bei Leberzirrhose nicht ausreichend metabolisiert werden und einen Teilbeitrag der Symptome der HE liefern.

Abschließend läßt sich sagen, daß der BDZ-Antagonist Flumazenil der Anästhesie und Intensivmedizin neue Möglichkeiten erschließt, jedoch wird sich die Wertigkeit erst nach der Zulassung durch das Bundesgesundheitsamt und dem häufigeren Einsatz auf den Intensivstationen beurteilen lassen.

Literatur

Baehrendtz S, Höjer J (1988) Flumazenil in selfinduced Benzodiazepin-poisening. Eur J Anaesthesiol 2:287–293

Driessen J, Dirksen M, Santman F, Egmond J van, Vree T (1988) The use of Anexate® to antagonize the short term postoperative sedation in ICU after continous infusion of Midazolam. Eur J Anaesthesiol 2:313–317

Dunton AW, Schwam E, Pittman V, Leese P, Regel J (1988) The relationship between dose and duration of action of intravenous Flumazenil in reversing sedation induced by a continous infusion of Midazolam. Eur J Anaesthesiol 2:97–102

Geller E (1988) Flumazenil in clinical medicine. Eur J Anaesthesiol 2:325–329

Havoundjian H, Reed GF, Paul SM, Skolnick P (1987) Protection of the lethal effects of Pentobarbital in mice by a Benzodiazepinreceptor inverse agonist 6, 7 Dimethoxy-4-Ethyl-3-Carbomethoxy-β-Carboline. J Clin Invest 2:473–477

Hruby K, Prischl F, Donner A, Grimm G, Shetank R (1988) Value of Flumazenil in Benzodiazepin self poisening. Eur J Anaesthesiol 2:309–313

Jones EA, Schafer DF, Ferenci P, Pappas S (1984) The neurobiology of hepatic encephalopathy. Hepatology 4:1235–1242

Kleinberger G, Grimm G, Laggner A, Druhl W, Lenz K, Schneeweiss B (1985) Weaning patients from mechanical ventilation by benzodiazepinantagonist Ro 15-1788. Lancet II:268–269

Köppel C, Thalhofer S, Oberdisse U (1988) Treatment of severe cloroquine poisening. N Engl J Med 319/1:49–50

Kretz FJ, Tils C, Matthes H, Straschull (1988) The effectivness of flumazenil in patients with hepatic encephalopathy without prior benzodiazepine medication. Naunyn-Schmiedebergs Arch Pharmacol 338:82

Lauven PM, Schwilden H, Stoeckel H, Greenmatt DJ (1985) The effects of Ro 15-1788 in the presence of stable concentrations of Midazolam. Anesthesiology 63:61–64

Lhereux P, Askenari R (1988) Double blind study of Anexate[R] in Benzodiazepin-intoxication. Eur J Anaesthesiol 2:300–305

Mapelli A, Bellizona G, Lorini FL, NOli S, Scnicnano A (1988) Diagnostic and therapeutic use of Flumazenil in emergency-medicin. Eur J Anaesthesiol 2:295–300

Perret F (1988) Eur J Anaesthesiol Suppl 2:319

Rapold HJ, Follath F, Scolio-Lavizarri G, Leih D, Ritz R (1984) Verlängertes Koma durch Sedation mit Diazepam bei beatmeten Patienten. Deutsch Med Wochenschr 109:340–344

Rouzioux JM, Duclinzean P, Band F et al (1988) The use of Anexate® in acute self poisening with Benzodiazepin alone or combined with other drugs. Eur J Anaesthesiol 2:305–309
Scollo-Lavizzari G (1983) First clinical investigations of the Benzodiazepin-antagonist in the comatose patient. Eur Neurology 22:7–11
Scollo-Lavizzari G (1985) Ro 15-1788 in ethanolintoxication. Eur Neurology 24:352–354

Postoperative Analgesie

Auswirkungen der periduralen Opiatgabe auf neurologische, respiratorische und hämodynamische Parameter

C. Schnorr, H. Müller und G. Hempelmann

Einleitung

Die perioperative Schmerzbekämpfung stellt eine Hauptaufgabe der modernen Anästhesiologie dar. Die Unterdrückung von Schmerzen ist nicht nur auf die intraoperative Phase beschränkt, sondern umfaßt insbesondere auch die postoperative Phase. Die postoperative Schmerzbekämpfung ist keineswegs nur Fürsorge gegenüber unseren Patienten, sondern stellt einen essentiellen Bestandteil der Gesamttherapie, insbesondere im Bereich der großen Bauch- und Thoraxchirurgie, dar (Dick 1981). Im Rahmen dieses Beitragwerks kommt daher der Erörterung der periduralen Opiatgabe eine gewisse Bedeutung zu, weil dieses Verfahren zur Schmerzausschaltung in der postoperativen Phase häufig mit gutem Erfolg zur Anwendung kommt.

Morphin als Arzneimittel zur Schmerzbekämpfung ist schon seit mehr als 2 Jahrtausenden bekannt. Die Aufdeckung der Wirkungsmechanismen der Opiate in den frühen 70er Jahren (Simon et al. 1973; Terenius 1973) hat eine weitreichende Bedeutung für die anästhesiologische Schmerztherapie gehabt. Sowohl der Nachweis von Rezeptorsystemen im zentralen Nervensystem als auch die Untersuchungen zu Gesetzmäßigkeiten der Bindung oder Verdrängung an diesen Rezeptoren wiesen auf eine entscheidende Rolle nicht nur von verschiedenen Hirnstammregionen, sondern auch des Rückenmarks in der Modulation, Integration und Weiterleitung von Schmerzimpulsen hin.

Weiter trug zum Verständnis der analgetischen Wirkung der Opiate die Entdeckung der physiologischen Botenstoffe bei, für die diese Rezeptorsysteme vorhanden sind. Sie sind nun identifiziert: Es sind dies die Endorphine, die als körpereigene Stoffe die Schmerzmodulation vornehmen. Bei diesen „opiatartig wirkenden, körpereigenen Stoffen" handelt es sich um Peptide. Im Zentralnervensystem entsprechen Orte hoher Endorphinkonzentration Orten hoher Opiatrezeptordichte. Für die analgetische Wirkung sind Opiatrezeptoren im nozizeptiven System verantwortlich. Eine hohe Dichte solcher Rezeptoren befindet sich in der Substantia gelatinosa im Hinterhorn des Rückenmarks, in den Raphekernen der Medulla oblongata, im periapäduktalen Grau und in den medialen Thalamuskernen. Außerdem sind Opiatrezeptoren im Bereich des Gehirns vorhanden, die die Somatomotorik, das Verhalten und die Stimmung regulieren oder an der neuroendokrinologischen Steuerung beteiligt sind. Außerhalb des Zentralnervensystems befinden sich Opiatrezeptoren v. a. im Dünndarm oder auch z. B.

in der Harnblase (Jurna 1987). Es gibt nicht einen, sondern mehrere Typen von Opiatrezeptoren. Sie werden anhand der Bindungscharakteristik einzelner Opiatagonisten bzw. Opiatantagonisten unterschieden. Für die Klinik kommt dieser Unterteilung keine entscheidende Bedeutung zu.

Opiate wurden erstmals Mitte der 70er Jahre rückenmarknahe appliziert. Der Neuropharmakologe Yaksh konnte zeigen, daß kleine Mengen intrathekal applizierter Opiate beim Tier zu einer deutlichen Erhöhung der Schmerzschwelle ohne wesentlichen zerebralen Nebenwirkungen führten (Yaksh u. Rudy 1977). Diese Beobachtung wurde sehr schnell klinisch erprobt und wird heute als rückenmarknahe Opiattherapie zur Schmerzbehandlung genutzt.

Pharmakologische Grundlagen

Wie stellt man sich nun die pharmakologische Wirkung von rückenmarknahe applizierten Opiaten vor? Während die Wirkung von Lokalanästhetika, die bei der Spinal- oder Periduralanästhesie bevorzugt zum Einsatz kommen, durch Blockade der Natriumkanäle zustandekommt, scheint der Einfluß von Opiaten auf spinale Mechanismen komplexer zu sein (Yaksh u. Noueihed 1985). Die Besetzung der Natriumkanäle an peripheren Nerven durch Lokalanästhetika erfolgt konzentrationsabhängig. Die Lokalanästhetika erreichen zuerst dünne, sensible Fasern und schließlich werden auch dickere, motorische Fasern blockiert. Die Bindung der Lokalanästhetika an die Natriumkanäle führt zur Behinderung und schließlich zur Verhinderung einer Erregungsausbreitung.

Komplexer muß man sich dagegen die Wirkung von Opiaten auf spinale Mechanismen vorstellen. Prinzipiell können Opiate sowohl die sensorische als auch die motorische Erregung beeinflussen. Im Hinterhorn des Rückenmarks wirken sie analgetisch, indem sie die Wirkung von Endorphinen nachahmen mit dem Ergebnis, daß Substanz P, ein Transmitter der Schmerzübertragung, vermindert freigesetzt wird. Kleine Dosen von Opiaten vermindern am Rückenmark v. a. die Nozizeption, indem selektiv zuerst die durch C-Fasern vermittelte Schmerzwahrnehmung, die für die Wahrnehmung des dumpfen Schmerzes verantwortlich ist, gedämpft wird. Dann wird aber auch die durch die $A\delta$-Fasern vermittelte Wahrnehmung des hellen Schmerzes durch größere Dosen reduziert. Bei beiden Prozessen handelt es sich um spezifische, antagonisierbare Prozesse.

Natürlich sind die Erkenntnisse, die über die Wirkung von Opiaten vorliegen, noch vielfältiger (Jaffe u. Martin 1985). Neben den spinalen Angriffspunkten kommt die Wirkung der Opiate natürlich auch v. a. durch ihre zentrale Wirkung zustande. Dieser Aspekt muß aber bei der rückenmarknahen Applikation dieser Stoffe schon unter „Nebenwirkungen" betrachtet werden.

Pharmakokinetik bei periduraler Opiatgabe

Das Ziel der rückenmarknahen Opiatgabe ist, möglichst hohe Wirkstoffkonzentrationen im Rückenmark und hier v. a. in der Substantia gelatinosa des Hinterhorns zu erreichen, weil dort die erste wichtige opiatvermittelte Umschaltstelle für nozizeptive Afferenzen liegt. Es sollen alle Wege der nozizeptiven Afferenzen blockiert werden.

Sjöström et al. (1987) haben sich in einer Untersuchung zur Pharmakokinetik von Morphin mit dem Problem der Absorption und Verteilung aus dem epiduralen Raum in das Plasma und in den Liquor beschäftigt. Für den erwünschten Effekt auf spinaler Ebene ist das abgebildete Kompartimentmodell zutreffend (Abb. 1). Die Dosis wird mit einer Absorptionskonstanten k_a durch die Dura in den subarachnoidalen Raum – den Liquorraum – transportiert. Konzentrationsmessungen sind hier durch die Bestimmung im Liquor möglich. Aus diesem Kompartiment muß das Opiat aber in das Wirkungskompartiment vordringen, nämlich in das Rückenmark, und hier wieder in die Substantia gelatinosa des Hinterhorns. Es wird also eine Transferrate aus dem Liquor in das Rückenmark und eine Transferrate aus dem Rückenmark in den Liquor geben. Schließlich findet eine Elimination aus dem Liquorraum statt. Was dieses Schaubild nicht zeigt (Abb. 1), ist daß nur ein kleiner Teil der peridural applizierten Dosis überhaupt die Dura passiert. Es handelt sich dabei um etwa 3–4% der applizierten Dosis. Für den Rest der gegebenen Opiatmenge sieht die Verteilung anders aus: Morphin wird nach periduraler Gabe rasch über epidurale Gefäße aufgenommen und erreicht innerhalb von 5 min maximale Plasmakonzentrationen.

Während die Plasmakonzentration nach dem schnellen Erreichen ihres Maximums stetig fällt, nimmt die Liquorkonzentration noch über einen Zeitraum von 2 h zu und beginnt erst dann langsam abzufallen. Die Abnahme der Liquorkonzentration folgt einer biexponentiellen Gleichung mit einer initialen Halbwertszeit von 73 min und einer terminalen Eliminationshalbwertszeit von etwa 1000 min. Der Liquor fungiert also als Depot, aus dem das Morphin nur langsam eliminiert wird.

Diese Wirkungsweise des Morphins ist durch seine physikochemischen Eigenschaften determiniert. Mit einem Oktanol-Wasser-Verteilungskoeffizienten von 1,42 handelt es sich beim Morphin um ein eher hydrophiles Opiat. Das wesentlich lipophilere Pethidin (Handelsnamen Dolantin) hat einen Oktanol-Wasser-Koeffizienten von 38,8. Damit ist eine raschere Anreicherung in lipidhaltigen Strukturen – wie dem Nervensystem – erklärt. Werden beide in ihren pharmakokinetischen Eigenschaften bei der periduralen Applikation verglichen (Sjöström et al. 1987), machen sich diese physikochemischen Eigenschaften deutlich bemerkbar.

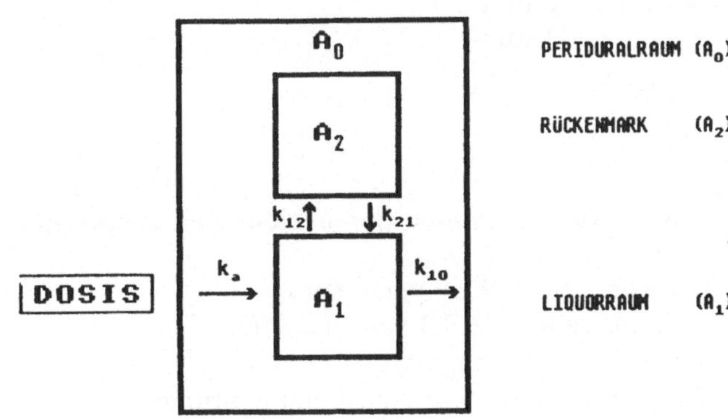

Abb. 1. Kompartimentmodell. (Mod. nach Sjöström et al. 1987)

Das lipophile Pethidin verteilt sich ebenso wie Morphin sowohl in Richtung Wirkungskompartiment – Liquorraum und Rückenmark – als auch in den restlichen Körper –, hier gemessen als Plasmakonzentration. Während maximale Plasmakonzentrationen von Morphin schon nach 5 min gemessen werden, erreichen die Plasmakonzentrationen von Pethidin erst nach 10–15 min ihr Maximum. Morphin penetriert die Dura relativ langsam, was sich in einer Absorptionshalbwertszeit von etwa 20 min bemerkbar macht. Maximale Liquorkonzentrationen von Morphin werden erst nach 60–90 min erreicht. Im Gegensatz dazu passiert Pethidin die Dura schnell – nämlich mit einer Absorptionshalbwertszeit von knapp 8 min. Maximale Liquorkonzentrationen von Pethidin werden nach 15–30 min erreicht. Während erstaunlicherweise die im Liquor aufgenommene Fraktion für beide Medikamente mit 3,6% bei Morphin und 3,7% bei Pethidin ungefähr gleichgroß ist, unterscheiden sich beide Stoffe in ihrer Eliminationskinetik. Zwar folgt die Elimination beider Stoffe aus dem Liquorraum einer biexpotentiellen Gleichung, und beide Stoffe haben annähernd die gleiche initiale Eliminationshalbwertszeit von etwa 70 min. In der terminalen Halbwertszeit unterscheiden sie sich erheblich: Morphin mit etwa 1000 min hat eine um den Faktor 2,5 höhere terminale Eliminationshalbwertszeit als Pethidin mit 400 min. Diese Sachverhalte erklären die kürzere analgetische Wirkung des Pethidins, machen aber auch deutlich, daß die langsamere Elimination des Morphins aus dem Liquorraum mit dem Risiko der Aszension und den daraus resultierenden unerwünschten supraspinalen Wirkungen einhergehen kann.

Die pharmakokinetischen Grundlagen der periduralen Opiatgabe sind für Morphin und Pethidin nochmals zusammengefaßt folgende:

Morphin
Oktanol-Wasser-Verteilungskoeffizient 1,42
– Pharmakokinetik
  $t_{1/2\,abs}$ –   22 min
  $t_{1/2\,\alpha}$ –   73 min
  $t_{1/2\,\beta}$ – 982 min

Pethidin
Oktanol-Wasser-Verteilungskoeffizient 38,8
– Pharmakokinetik
  $t_{1/2\,abs}$ –   8 min
  $t_{1/2\,\alpha}$ –   71 min
  $t_{1/2\,\beta}$ – 369 min

Erwünschte Wirkungen der periduralen Opiatgabe

Die erwünschten Wirkungen sind:
– gute bis sehr gute Schmerzreduktion,
– erhaltene Kooperation,
– Reduktion postoperativer Komplikationen.

Aus der Betrachtung der pharmakokinetischen Daten zur periduralen Gabe von Morphin oder von synthetischen Opioiden lassen sich mehrere Aussagen dazu ableiten. Die lange analgetische Wirkung beruht auf der Speicherfunktion des Liquors. Entsprechend der physikochemischen Eigenschaften werden lipophile Opioide – wie Pethidin oder Fentanyl – schneller eliminiert als Morphin. Morphin hat sich bei dieser Art der Applikation durchgesetzt, weil es trotz der langen Verweildauer im Liquorraum mit dem erwünschten Effekt der langen analgetischen Wirksamkeit gut steuerbar ist.

Der frühe analgetische Effekt des peridural applizierten Morphins ist ein systemischer Effekt. Wie schon erwähnt, werden nach periduraler Morphingabe maximale Plasmaspiegel bereits nach 5 min erreicht. Sicher kommt zur zentralen schmerzdämpfenden Wirkung des systemisch erscheinenden Morphins auch die Veränderung der Stimmungslage hinzu, die in Richtung „Wohlbefinden" oder „Euphorie" geht. Diese frühe Wirkungskomponente, so angenehm sie für den Patienten auch sein mag, könnte natürlich auch durch die alleinige systemische Gabe erzielt werden. Die entscheidende Wirkungskomponente der periduralen Morphingabe entsteht nach dem Erreichen des Wirkungsortes im Rückenmark. Durch die Depotwirkung des Liquors für Morphin wird eine langandauernde verminderte Schmerzperzeption erreicht, die durch einen anderen Verabreichungsmodus – ob oral, subkutan, intramuskulär oder intravenös – nicht möglich ist. Dies ist die entscheidende Indikation für die Anwendung der periduralen Opiatgabe in der postoperativen Phase.

Unerwünschte Wirkungen der periduralen Opiatgabe

Natürlich geht die peridurale Opiatapplikation typischerweise mit einer Reihe von unerwünschten Wirkungen einher.

Diese unerwünschten Begleiterscheinungen werden hervorgerufen durch

(a) „systemische Wirkung":
   - Sedation,
   - Übelkeit und Erbrechen,
   - Obstipation,
   - orthostatische Dysregulation,
   - Atemdepression;
(b) „Wirkung auf spinaler Ebene":
   - Miktionsstörungen,
   - Pruritus,
   - Atemdepression.

Übelkeit und Erbrechen treten genauso wie Müdigkeit, Pruritus, Miktionsbeschwerden oder Obstipation auf (Hempelmann u. Müller 1981). Insbesondere werden diese unerwünschten Nebenwirkungen dann vom Patienten als besonders unangenehm empfunden, wenn eine befriedigende Analgesie nicht erreicht wurde.

Für alle Nebenwirkungen muß geklärt werden, ob sie auf einer systemischen Wirkung beruhen oder ob sie durch lokale Wirkungsmechanismen zustande kommen. Die Differenzierung kann durch die Gabe des Opiatantagonisten Naloxon – z. B. als Narcanti im Handel – erfolgen. Die systemische Gabe von Naloxon antagonisiert die unerwünschten Wirkungen „Übelkeit", „Sedation", „orthostatische Dysregulation" und „Atemdepression", während die peridurale Gabe von Naloxon die erwünschte analgetische Wirkung antagonisiert, aber auch zum Verschwinden von „Pruritus" und „Miktionsbeschwerden" führt.

Klinische Bedeutung von unerwünschten Nebenwirkungen

Für die klinische Anwendung der periduralen Opiatgabe müssen die erwünschte analgetische Wirkung und die unerwünschten Nebenwirkungen in einem vertretbaren Verhältnis zueinander stehen.

Hämodynamische Parameter werden durch die peridurale Applikation von Opiaten oder Opioiden – wie von dem im Moment eingehend untersuchten Sufentanil – nicht signifikant beeinflußt (van der Auwera et al. 1987). Bei gesunden Probanden kann es nach der periduralen Gabe von 5 mg Morphin hingegen zu orthostatischen Dysregulationen kommen (Rieder et al. 1981). Als Ursache dieser orthostatischen Dysregulation scheint eine Modifizierung der sympathischen Afferenz in Frage zu kommen, deren Ursache aber auf eine systemische Wirkung des Opiats zurückgeführt wird (Leslie et al. 1979; Cousins et al. 1979). Diese Beobachtung scheint für die postoperative Phase von geringerer Bedeutung zu sein, weil Patienten, bei denen die Katheterperiduralanalgesie in der ersten postoperativen Phase angeordnet wird, weitgehend immobilisiert sind.

Die peridurale Opiatgabe führt auf spinaler Ebene zu keiner Veränderung von *somatosensorisch evozierten Potentialen* (Rieder et al. 1981). Lokalanästhetika – mit ihrem anderen Wirkungsmechanismus – verlängern hingegen die Überleitung somatosensorischer Potentiale. Die rückenmarknahe Gabe von Opiaten beeinflußt in üblicher Dosierung den *Reflexstatus* nicht, sowohl, was die monosynaptischen Muskeleigenreflexe, als auch, was die Fremdreflexe betrifft (Willer u. Bussel 1980).

Die *Blasenentleerung* hingegen wird durch die spinale Opiatwirkung erheblich gestört (Torda et al. 1980). Ein spinaler Wirkungsmechanismus, der bis heute nicht hinreichend geklärt ist, ist anzunehmen, weil die Dauer und die Antagonisierbarkeit durch peridural appliziertes Naloxon nachgewiesen ist.

Der zeitlich parallel zur Analgesie und den Miktionsbeschwerden auftretende *Juckreiz* wird ebenfalls auf spinale Mechanismen zurückgeführt. Als Erklärung scheint die histaminfreisetzende Wirkung von Opiaten nicht ausreichend zu sein, weil diese Wirkung durch Histaminrezeptorenblocker nicht aufgehoben werden kann (Davies u. Greaves 1980).

In der Diskussion um die peridurale Opiatgabe kommt der Beeinflussung *ventilatorischer Parameter* besondere Bedeutung zu. Einerseits muß mit einer Atemdepression durch systemisch wirkendes Opiat gerechnet werden, andererseits kann das Opiat durch Liquorzirkulation aszendieren und so atemdepressiv wirken. Diese biphasische atemdepressive Wirkung konnte tatsächlich in einigen Untersuchungen nachgewiesen werden (Choi et al. 1985; Camporesi et al. 1983; Kafer et al. 1983). Die initiale atemdepressive Phase verläuft parallel zu hohen Plasmaopiatspiegeln, während die 2. Phase in Verbindung mit einer nach supraspinal maximalen Ausbreitung der Analgesie einhergeht. Vergleicht man den Einfluß peridural applizierter Opiate auf respiratorische Parameter mit dem von intravenös appliziertem Morphin, so entwickelt sich der atemdepressive Effekt nach intravenös appliziertem Morphin wesentlich schneller als nach periduraler Gabe.

Indikationen für die postoperative peridurale Opiatgabe

Anhand der pharmakokinetischen Daten zur periduralen Opiatgabe können zeitliches Auftreten, Art und Ausmaß der unerwünschten Wirkungen vorhergesagt werden. Während die analgetische Wirkung für die postoperative Phase bei der rückenmarknahen Applikation von Opiaten unstrittig ist, müssen die unerwünschten Wirkungen im vertretbaren Verhältnis zum erwünschten Erfolg stehen.

Bei der Anwendung der periduralen Opiatgabe in der postoperativen Phase werden hämodynamische und neurologische Parameter kaum verändert. Die durch systemisch wirkendes Opiat ausgelösten Nebenwirkungen wie Übelkeit und Erbrechen oder Sedation müßten auch bei der systemischen Gabe von Opiaten zur Schmerzbekämpfung in Kauf genommen werden. Übelkeit und Erbrechen können aber durch die Kombination von Opiat mit Droperidol bei der periduralen Anwendung gut unterdrückt werden. Allein die Miktionsbeschwerden stellen eine für den Patienten unangenehme Komplikation dar. Hier zeigt aber die Praxis, daß Patienten, bei denen die peridurale Opiatgabe zur postoperativen Schmerzbekämpfung eingesetzt wird, häufig aus anderer Indikation einen Blasenkatheter liegen haben. Unter dem Aspekt der postoperativen Anwendung muß der atemdepressorischen Wirkung von peridural appliziertem Opiat eine andere Bedeutung beigemessen werden als z. B. bei gesunden Probanden oder bei der Behandlung chronischer Schmerzen.

Eine peridurale Opiatgabe in der postoperativen Phase ist v. a. bei großen abdominalchirurgischen oder auch bei thoraxchirurgischen Eingriffen und Eingriffen an den unteren Extremitäten indiziert. Denn gerade hier konnte gezeigt werden, daß respiratorische Parameter günstig beeinflußt werden (von Bormann u. Frings 1981; Vogelsberger et al. 1981). Im Bereich der großen Bauch- und Thoraxchirurgie droht ohne ausreichende Analgesie über den Mechanismus der schmerzbedingten Schonatmung eine erhebliche Einschränkung der Lungenfunktion. Bei ausreichender systemischer Opiatgabe hingegen muß durch den erheblichen sedativen und atemdepressiven Effekt ebenfalls mit einer Einschränkung respiratorischer Parameter gerechnet werden. Hier ermöglicht die postoperative peridurale Opiatanalgesie beim Patienten eine ausreichende Analgesie bei erhaltener Kooperation.

Schlußfolgerung

Die peridurale Opiatanalgesie stellt in der postoperativen Phase einen individuellen Mittelweg zwischen ausreichender analgetischer Wirkung und Dauer einerseits und erhaltener Kooperationsbereitschaft des Patienten andererseits her. Sie
hilft typische Komplikationen, wie z. B. die Bronchopneumonie, zu vermeiden
und ermöglicht eine frühzeitige Mobilisation des Patienten. Die typischen unerwünschten Wirkungen der periduralen Opiatanalgesie lassen sich durch eine begleitende Medikation minimieren. Die peridurale Gabe von Opiaten ist in der
postoperativen Schmerzbekämpfung nicht nur subjektiv für den Patienten wichtig, sondern trägt als ein Bestandteil der Gesamttherapie zur Reduzierung postoperativer Komplikationen bei.

Literatur

Auwera D van der, Verborgh C, Camu F (1987) Analgesic and cardiorespiratory effects of epidural sufentanil and morphine in humans. Anesth Analg 66:999
Bormann B von, Frings N (1981) Peridurale Opiatanalgesie und Lungenfunktion. In: Hempelmann G, Müller H (Hrsg) Peridurale Opiatanalgesie. Bibliomed, Melsungen, S 111
Camporesi EM, Nielsen CH, Bromage PR, Durant PAC (1983) Ventilatory CO_2 sensivity after
intravenous and epidural morphine in volunteers. Anesth Analg 62:633
Choi HJ, Tremper KK, Scruggs R, Asrani RV, Cullen BF (1985) Continuous transcutaneous
pCO_2 monitoring during epidural morphine analgesia. Crit Care Med 13:584
Cousins MJ, Glynn CF, Wilson PR, Mather LE, Graham JRL (1979) Aspects of epidural mor-
phine. Lancet II:584
Davies MG, Greaves MW (1980) Sensory response of human skin to synthetic histamine analo-
gues and histamine. Br J Clin Pharmacol 9:461
Dick W (1981) Möglichkeiten und Probleme der postoperativen Schmerzbekämpfung. Anaesth
Intensivmed 2:38
Hempelmann G, Müller H (1981) Peridurale Opiatanalgesie. Bibliomed, Melsungen
Jaffe JH, Martin WR (1985) Opioid analgesics and antagonists. In: Goodman LS, Gilman A
(eds) The pharmacological basis of therapeutics, 7th edn. Macmillan, New York, p 491
Jurna I (1987) Analgetika. Schmerzbekämpfung. In: Forth W, Hentschler D, Rummel W (Hrsg)
Allgemeine und spezielle Pharmakologie und Toxikologie, 5. Aufl. Bibliographisches Institut
& F.A. Brockhaus, Mannheim Wien Zürich, S 522
Kafer ER, Brown T, Scott D, Findlay JWA, Butz RF, Teeple E, Ghia JN (1983) Biphasic de-
pression of ventilatory responses to CO_2 following epidural morphine. Anesthesiology
58:418
Leslie J, Camporesi E, Urban B, Bromage P (1979) Selective epidural analgesia. Lancet
II:151
Rieder W, Müller H, Klug N, Kling D, Lüben V, Stoyanov M, Hempelmann G (1981) Neuro-
logische Untersuchungsbefunde bei periduraler Opiatgabe. In: Hempelmann G, Müller H
(Hrsg) Peridurale Opiatanalgesie. Bibliomed, Melsungen, S 61
Simon EJ, Hiller JM, Edelman I (1973) Stereospecific binding of the potent narcotic analgesic
[3]H-etorphine to rat-brain homogenate. Proc Natl Acad Sci USA 70:1947
Sjöström S, Hartvig P, Persson MP, Tamsen A (1987) Pharmacokinetics of epidural morphine
and meperidine in humans. Anesthesiology 67:877
Terenius L (1973) Stereospecific interaction between narcotic analgesics and a synaptic plasma
membrane fraction of rat brain cerebral cortex. Acta Pharmacol Toxicol 32:317
Torda TA, Pybus DA, Liberman H, Clark M, Crawford M (1980) Experimental comparison of
extradural and i.m. morphine. Br J Anaesth 52:939

Vogelsberger W, Müller H, Börner U, Hempelmann G (1981) Peridurale Opiatanalgesie beim Thoraxtrauma. In: Hempelmann G, Müller H (Hrsg) Peridurale Opiatanalgesie. Bibliomed, Melsungen, S 103
Willer JC, Bussel B (1980) Possible explanation for analgesia mediated by direct spinal effects of morphine. Lancet I:158
Yaksh TL, Noueihed R (1985) The physiology and pharmacology of spinal opiates. Ann Rev Pharmacol Toxicol 25:433
Yaksh TL, Rudy TA (1977) Studies of the direct spinal action of narcotics in the production of analgesia in the rat. J Pharmacol Exp Ther 202:411

Postoperative Analgesie – systemische vs. regionale Schmerztherapie

H. Thole, M. Tryba und M. Zenz

Schmerz ist für viele Patienten eine der leidlichsten Erfahrungen im Zusammenhang mit Krankenhausaufenthalt und Operation. Trotz einer Vielzahl von Möglichkeiten zur postoperativen Analgesie haben wir es bisher nicht erreicht, unseren Patienten zumindest eine schmerzfreie postoperative Phase garantieren zu können. Dies liegt zum einen an der Unmöglichkeit, eine subjektive Empfindung wie Schmerz durch ein Standardschema zu behandeln, zum anderen liegt dies an der ungenügenden Nutzung der verschiedenen Techniken zur postoperativen Analgesie.

Ein wichtiges Vergleichskriterium zwischen verschiedenen Analgesiemethoden ist die Qualität der erreichbaren Analgesie. Für die Klinik und für den Patienten bedeutsamer erscheint aber die Auswirkung der jeweiligen Analgesiemethode auf objektive Parameter. Hierzu zählen insbesondere

- Atemfunktion,
- Mobilisierbarkeit,
- Beatmungsdauer,
- postoperative Morbidität,
- postoperative Mortalität.

Angesichts der beschriebenen letalen Komplikationen verschiedener Analgesiemethoden erscheint die Abwägung hinsichtlich subjektiver und v. a. objektiver Parameter erforderlich.

Systemische Schmerztherapie

Eine systemische Analgesie kann über subkutane, intramuskuläre oder intravenöse Injektion erfolgen.

Im Bereich der Intensivmedizin sollte die subkutane und die intramuskuläre Injektion möglichst nicht angewandt werden, da die Resorptionsverhältnisse bei diesem Patientengut unklar sind und die Wirkung verzögert eintritt. Deshalb ist im intensivmedizinischen Bereich der intravenösen Injektion der Vorzug zu geben. Prinzipiell können 2 verschiedene Substanzgruppen zur Anwendung kommen:

- peripher wirkende Analgetika,
- zentral wirkende Analgetika (Opioide).

Bei der Schwere der Erkrankung oder der Ausdehnung der Operation vergessen wir im Rahmen der Intensivmedizin oftmals die wohlbegründete Indikation für den Einsatz peripher wirkender Analgetika. Als Prostaglandinsynthesehemmer haben sie entscheidenden Einfluß auf infektionsbedingte Schmerzen, wie sie bei septischen Patienten oder im Zusammenhang mit einer Peritonitis auftreten. Ähnliche Schmerzmechanismen finden wir bei ausgedehnten Gewebstraumata.

Vor allem 2 Substanzen können zum Einsatz kommen: Acetylsalicylsäure und Metamizol. Beide Medikamente haben neben der antipyretischen und analgetischen Wirkung substanzspezifische Nachteile und Gefahren. Bei der Acetylsalicylsäure stehen die Blutungskomplikationen im Vordergrund. Bei Metamizol scheint die mögliche Gefahr eines anaphylaktischen Schocks bei der intravenösen Injektion größer zu sein als bei oraler Applikation.

Für beide Substanzen liegt die wirksame Dosierung im Bereich von 500–1000 mg. Eine Wirkdauer von 4–6 h kann angenommen werden. Unter Abwägung aller Vor- und Nachteile sollte bei Schmerzen durch Entzündungszustände und bei ausgedehnten Gewebstraumen an den Einsatz von peripher wirksamen Analgetika gedacht werden:

ASS, Metamizol 500–1000 mg;
Wirkdauer: 4–6 h;
Indikationen:
- Entzündung (z. B. Peritonitis),
- Gewebstrauma,
- Unterbaucheingriffe (kleine und mittlere),
- Extremitäteneingriffe.

Eine größere Rolle im Rahmen der postoperativen Analgesie spielen die Opioide. Hier gilt es zunächst festzuhalten, daß es keine standardisierte Dosis zur postoperativen Analgesie geben kann. Untersuchungen von Lehman (1984) haben sehr deutlich aufzeigen können, daß enorme interindividuelle Unterschiede bei der postoperativen Schmerztherapie bestehen. Dies bedeutet für die Praxis, daß dieselbe Dosis, die bei dem einen Patienten nur zu einer unzureichenden Analgesie führt, bei einem anderen Patienten bereits zu einer Atemdepression führen kann. Damit erscheint es zwingend, bei nicht beatmeten Patienten in der Initialphase die analgetisch notwendige Dosierung an Opioiden auszutitrieren, um Gefahren durch zentrale Depression zu vermeiden.

Wenn eine wirksame Dosis gefunden ist, so sollte diese zumindest für einen begrenzten Zeitraum in regelmäßigen Abständen appliziert werden. Es muß jedoch genauso in regelmäßigen Abständen geprüft werden, ob weitere Analgetikagaben überflüssig sind. Für diesen Einsatz eignen sich alle mittellang wirkenden starken Opioide (z. B. Morphin, Buprenorphin, Piritramid), die eine Wirkdauer von 4–6 h aufweisen. Die typischen Nebenwirkungen wie Obstipation und Tonisierung der glatten Muskulatur (z. B. Gallengänge) sind zu beachten.

Die Atemdepression wird bewußt nicht als Nebenwirkung der Opioidgabe aufgeführt, da sie in der Regel nur bei falscher Indikation zu beobachten ist.

Beispiele für eine falsche Indikation sind: weitgehend schmerzfreier Patient, vorwiegende Schmerzkomponente Entzündungsschmerz, Schmerzen im Zusammenhang mit dem sympathischen Nervensystem.

Bei richtiger Indikation (Viszeralschmerz, Schmerzen nach Oberbauchoperationen) haben die Opioide eher einen stimulierenden Effekt auf die Atmung. Bereits 1955 konnten Bromage et al. (1955) nachweisen, daß Morphininjektionen in der postoperativen Phase imstande sind, die eingeschränkte Atemfunktion zu verbessern. In ähnlicher Weise konnten Alexander et al. (1973) nachweisen, daß bei ausreichender Analgesie (Morphin nach festem Schema) die willkürlichen Atemparameter in der postoperativen Phase zu verbessern sind. Hierbei waren die eingesetzten Morphinmengen gegenüber der Kontrollgruppe (Morphin nach Bedarf) verdoppelt. Der Mechanismus einer solchen Verbesserung liegt wahrscheinlich in der Aufhebung von schmerzbedingten Einschränkungen der Atemexkursionen.

So ist die beste Kontrolle einer ausreichenden Analgesie beim nicht beatmeten Patienten die regelmäßige CPAP-Therapie. Wenn ein Patient nach einer Oberbauchoperation eine solche Therapie nicht ausreichend durchführen kann, so ist der wahrscheinlichste Grund in unzureichender Analgesie zu suchen. Auch zur Kontrolle einer Unter- bzw. Überdosierung der Opioidtherapie eignet sich das regelmäßige CPAP-Training.

Regionale Schmerztherapie

Gegenüber der systemischen Applikation von Analgetika läßt sich bei regionaler Analgesie der Effekt zumindest teilweise auf das Operationsgebiet beschränken.

Gelingt dies und ist die Analgesie ausreichend stark, so resultiert eine Verbesserung der Atemparameter, die über diejenige bei systemischer Opioidapplikation hinausgeht. Verschiedene Methoden stehen zur Verfügung

- Interkostalblockade,
- intra- bzw. interpleurale Analgesie,
- Kryoanalgesie,
- Periduralanästhesie,
- peridurale Opiatanalgesie.

Die Interkostalblockade ist eine in den angloamerikanischen Ländern häufig angewandte Analgesiemethode für die postoperative Phase v. a. nach Oberbaucheingriffen. Hierbei werden jeweils 5 ml Lokalanästhetikum in die betroffenen Segmente injiziert. Meist ist es für eine ausreichende Analgesie notwendig, die Blockade um jeweils 2 Segmente ober- und unterhalb des Operationsgebietes auszudehnen. Diese Blockade hält für etwa 6–8 h an, so daß für eine regelmäßige Analgesie 4 Blockadeserien/Tag notwendig sind. Bei 6–8 zu blockierenden Segmenten ergeben sich 24–32 einzelne Injektionen. Für jede Injektion muß der Patient auf die Seite gedreht werden, um möglichst weit dorsal injizieren zu können. Bei jeder Injektion besteht erneut das Risiko eines Pneumothorax, so daß diese Methode als kompliziert, schmerzhaft für den Patienten und nicht ohne Komplikationsrisiko zu betrachten ist:

Interkostalblockade:
- alle betroffenen Segmente,
- evtl. + 2 Segmente oben und unten,
- je 5 ml LA plus Adrenalin.

Gefahr: – Pneumothorax,
– unzureichende Analgesie (kontralaterale Seite),
– hohe systemische Resorption.

Ein wesentlicher Nachteil der Interkostalblockade liegt in der nur einseitigen Analgesie. Da der Schmerz aber in der Regel das gesamte Abdomen betrifft, müßte auch die kontralaterale Seite blockiert werden.

Für Laparotomien mit Medianschnitt hat sich die Interkostalblockade als unzureichend erwiesen. So zeigten Engberg (1978; Engberg u. Wiklund 1988) in Vergleichsstudien zwischen systemischem Opioid und Interkostalblockade, daß die Interkostalblockade bei Laparotomien mit Medianschnitt mit einer höheren Rate an pulmonalen Komplikationen einhergeht (21% bzw. 31%).

Dem Problem der notwendigen häufigen Injektionen ist man in letzter Zeit mit der Entwicklung der *Intrapleuralanalgesie* begegnet. Hierbei wird ein Katheter zwischen die beiden Pleurablätter eingeführt und über diesen Katheter ein Lokalanästhetikum intermittierend appliziert. Die Intrapleuralanalgesie ist wahrscheinlich eine Modifikation der Interkostalblockade, da man annehmen kann, daß der größte Teil des Lokalanästhetikums zu den Interkostalnerven diffundiert (Covino 1988). Die Analgesie nach dieser Methode ist in vielen Fällen unbefriedigend. Darüber hinaus ergeben sich in einem hohen Prozentsatz Komplikationen (z. B. Lungenpunktion, Katheterfehllage). Für die Intrapleuralanalgesie ist wegen der hohen Dosierungen an Lokalanästhetika der Zusatz von Adrenalin notwendig. In der Folge können sich Komplikationen in Form von Hypertonie und Tachykardie entwickeln. Eine weitere Komplikationsmöglichkeit resultiert aus der hohen Konzentration an Lokalanästhetikum mit den entsprechenden systemischen Wirkungen (Krampfanfälle). Insgesamt halten wir die Methode für die klinische Routine für ungeeignet, da systemische Nebenwirkungen, Komplikationen und unzureichende Analgesie in einem zu hohen Prozentsatz auftreten:

Intrapleuralanalgesie:
– Katheter zwischen Pleurablätter,
– entspricht Interkostalblockade,
– hohe Komplikationsrate,
– hohe Versagerquote.

Eine weitere Modifikation stellt die v. a. in den USA propagierte Methode der *Kryoanalgesie* dar. Hierbei wird intraoperativ unter Sicht bei minus 60°C eine Vereisung der Thoraxwand durchgeführt. Die Folge ist eine Schmerzdämpfung, die allerdings über 6 Monate reichen kann. Für den gleichen Zeitraum ist die Funktion der Interkostalmuskulatur betroffen. Die klinischen Ergebnisse nach dieser Methode sind nicht besser als nach Alternativmethoden.

Daher muß diese Form der Analgesie aufgrund des langen Sensibilitätsverlustes und der langanhaltenden Beeinträchtigung der Muskulatur als inadäquat abgelehnt werden. Eine Indikation könnte sich allenfalls ergeben bei Patienten mit thorakaler Tumorresektion, bei denen über einen langen postoperativen Zeitraum starke Schmerzen angenommen werden können.

Am weitesten verbreitet und am einfachsten durchzuführen ist die *Periduralanästhesie*. Je nach Lokalisation der Operation muß eine lumbale oder thorakale Periduralanästhesie durchgeführt werden. Je nach Konzentration des Lokalanästhetikums läßt sich eine Sympathikusblockade, Analgesie oder Motorblockade erreichen. Eine gleichzeitige Sympathikusblockade ist immer zu verzeichnen, so daß je nach Katheterlokalisation eine starke Durchblutungssteigerung bzw. Steigerung der Darmmotilität eintritt.

Bromage (1967), aber auch andere Autoren berichten, daß die Effekte auf Atmung durch eine regionale Analgesiemethode wie die Periduralanästhesie deutlich ausgeprägter sind als bei systemischer Analgetikagabe. Man muß allerdings beachten, daß konzentrationsabhängig auch eine Motorblockade eintreten kann, die dann die Atemfunktion über die Blockade der Interkostalmuskulatur negativ beeinflussen kann. Diesen positiven Untersuchungsergebnissen stehen aber auch mehrere Studien entgegen, in denen es nicht gelungen ist, einen Vorteil für die regionale Schmerztherapie nachzuweisen (Seeling et al. 1984).

Ein wesentlicher Vor- und gleichzeitig Nachteil der Periduralanästhesie besteht in der Sympathikusblockade. Bei ausreichender Vorsicht erscheint die Gefahr durch Blutdruckabfall oder Bradykardie sehr gering. Unter ausgeglichenen Kreislaufverhältnissen ist selbst bei thorakaler Periduralanästhesie die Beeinträchtigung der Herzfrequenz äußerst gering.

Man muß aber daran denken, daß die Periduralanästhesie bei allen Patienten kontraindiziert ist, die zur Aufrechterhaltung eines normalen HZV auf eine gelegentliche Herzfrequenzsteigerung angewiesen sind. Dieser Regulationsmechanismus kann durch die Periduralanästhesie wesentlich beeinflußt sein.

Die Sympathikusblockade führt auf der anderen Seite zu einer wesentlichen Verbesserung des arteriellen Einstroms und damit auch des venösen Abstroms. Aus diesem Grund sind thrombotische Komplikationen in der postoperativen Phase nach Periduralanästhesien oder bei kontinuierlicher Analgesie durch diese Methode signifikant geringer als bei Alternativverfahren. Vorsicht ist geboten bei Gefäßoperationen und Replantationen, bei denen der venöse Schenkel keinen ausreichenden Abfluß garantieren kann. Hier ist durch die teilweise enorme Steigerung der arteriellen Durchblutung eine Gefährdung der venösen Anastomose möglich. Daher ist die Periduralanästhesie keineswegs für alle Operationen der Replantationschirurgie als Analgesiemethode zu empfehlen:

Periduralanästhesie
Sympathikusblockade
– Durchblutung ↑,
– Darmmotilität ↑,
  (RR ↓ HF ↓).
Daher Indikationen:
– Gefäßoperation,
– Subileus (nicht mechanisch),
– Phantomschmerzprophylaxe,
– Pankreatitis.
Analgesie und Motorblockade.
Daher Indikation:
– Arthrolyse (passive Bewegung).

Eine andere Begleitwirkung der Sympathikusblockade betrifft die Steigerung der Darmmotilität. Dies kann man sich in der postoperativen Phase oft zunutze machen, wenn die Kontraindikation mechanischer Ileus beachtet wird. Verschiedene Untersuchungen konnten nachweisen, daß die Darmtätigkeit unter postoperativer Periduralanästhesie signifikant früher in Gang kommt als bei allen anderen Methoden.

Regelmäßige Kontrollen von Blutdruck und Herzfrequenz sind bei dieser Methode unerläßlich. Ebenso ist in der späten postoperativen Phase darauf zu achten, daß die Tiefensensibilität beeinträchtigt werden kann. Patienten können dann zwar ausreichend ihre Beinmuskulatur bewegen, haben aber keine Lageorientierung, so daß sie beim Gehen und Stehen leicht umfallen können.

Eine weitere Indikation zur intra- und postoperativen Periduralanästhesie sehen wir bei allen Amputationen gegeben. Hierbei stellt die über 1–2 Wochen durchgeführte kontinuierliche Sympathikusblockade die wirksamste Prophylaxe von Phantomschmerzen dar. Die Periduralanästhesie kann beendet werden, wenn keine Empfindungen der verlorenen Extremität mehr vorhanden sind. Solange noch Empfindungen, v. a. aber Mißempfindungen in der amputierten Extremität vorliegen, sollte die Periduralanästhesie noch weiter durchgeführt werden. Zur Phantomschmerzprophylaxe ist meist eine Konzentration von 0,125% Bupivacain ausreichend.

Die jüngste rückenmarksnahe Analgesiemethode ist die *peridurale Opiatanalgesie*. Es handelt sich hierbei nicht um eine Analgesie im eigentlichen Sinn, sondern lediglich um eine Hypalgesie. Bei der periduralen Opiatanalgesie sind lediglich die Afferenzen aus dem C-Faserbereich betroffen. Spitze Schmerzreize sind weiterhin wahrnehmbar. Eine Beeinträchtigung der sympathischen oder Motorefferenzen besteht nicht:

Peridurale Opiate:
- keine Sympathikusblockade,
- keine Motorblockade,
- selektive Hypalgesie (C-Fasern);
Indikationen:
- Oberbaucheingriffe,
- Thoraxeingriffe,
- Zweihöhleneingriffe.

Aufgrund dieser selektiven Schmerzdämpfung sind spitze Reize z. B. aus dem Peritoneum weiterhin wahrnehmbar, so daß die Beurteilbarkeit des Operationssitus durch den Operateur unbeeinträchtigt ist. Dies ist gerade nach Bauchoperationen ein wesentlicher Vorteil, da durch die peridurale Opiatanalgesie keine gefährliche Symptomatik verschleiert werden kann.

Die fehlende Sympathikusblockade ist einerseits ein Vorteil, da Blutdruck und Herzfrequenzreaktionen ausbleiben, andererseits aber ein Nachteil, da keine Steigerung der Darmmotilität oder der Durchblutung erreicht werden kann.

In ähnlicher Weise wie durch die Periduralanästhesie (Mankikian et al. 1988) lassen sich mit der periduralen Opiatanalgesie die willkürlichen Atemparameter in der postoperativen Phase signifikant stärker verbessern als nach systemischer Opiatapplikation (Rawal et al. 1984).

Eine Reihe von Studien haben hier scheinbare klinische Vorteile der Methode belegt. Die meisten Studien wiesen jedoch so schwerwiegende methodische Fehler auf, daß diese Ergebnisse nicht als klinische Realität akzeptiert werden können. Ohne Zweifel ist der subjektive Eindruck einer sehr effektiven Analgesie im Vergleich zur systemischen Opiatapplikation richtig. Auf der anderen Seite muß jedoch bedacht werden, daß in den meisten Studien mit unzureichenden Konzentrationen von intravenösen Opioiden gearbeitet wurde, so daß das bessere Analgesieergebnis teilweise fragwürdig erscheint. Allerdings scheint auch festzustehen, daß der sedierende Einfluß durch systemische Opioide größer ist, wenn man denselben Analgesiegrad erreichen will wie mit einer periduralen Opiatanalgesie.

In letzter Zeit erlangte eine Untersuchung von Yeager et al. (1987) Aufmerksamkeit. Auch ein *Editorial in Anesthesiology* ist dieser Studie gewidmet worden, da sie scheinbar klinische Vorteile für die peridurale Opiatanalgesie gegenüber der intravenösen Opiatgabe aufzeigen konnte. Leider ist diese Studie von der Methodik her so unzureichend angelegt, daß die Ergebnisse nicht reproduzierbar erscheinen. Der wesentliche methodische Fehler liegt in der Tatsache, daß die Gruppe mit systemischer Analgesie im Mittel über 81 h postoperativ nachbeatmet wurde, während in der Gruppe mit periduraler Opiatanalgesie bereits nach durchschnittlich 7 h extubiert wurde. Es erscheint kaum glaubhaft, daß dieser Unterschied ausschließlich auf die Analgesiemethode zurückgeführt werden kann. Allein die unterschiedliche Beatmungsdauer reicht jedoch aus, um den Unterschied in der postoperativen Morbidität und Mortalität zu erklären.

Bisher existiert nur eine Doppelblindstudie, deren Design den Ansprüchen einer kontrollierten Untersuchung tatsächlich entspricht (Rawal et al. 1984). Unter standardisierten Bedingungen wurden epidurales und systemisches Morphin verglichen. Zielkriterium war eine gleich gute Analgesie. Allerdings waren hierzu wesentlich höhere Konzentrationen systemischen Morphins notwendig. Auf der Basis einer identischen Schmerzdämpfung ließen sich klinische Vorteile für die epidurale Morphinapplikation nachweisen, die v. a. in verbesserten Atemparametern, einer frühzeitigeren Mobilisierung, einer früheren Darmmotilität und einer kürzeren Krankenhausverweildauer bestanden. Einschränkend muß jedoch hervorgehoben werden, daß diese Ergebnisse nur für übergewichtige Patienten nach Oberbauchlaparotomien gelten.

Die peridurale Opiatanalgesie ist eine invasive Methode, die keineswegs ohne z. T. erhebliche Gefahren ist. Komplikationen durch Atemdepression bis hin zum Exitus wurden berichtet. In all diesen Fällen muß aber der Einsatz der periduralen Opiatanalgesie als nicht indiziert angesehen werden, oder aber es muß von einer Überdosierung des Opioids oder zusätzlicher Medikamente ausgegangen werden. Kleinere Unterbaucheingriffe und periphere Operationen an den Extremitäten sind keine Indikation für eine epidurale Opiatapplikation. Eine Gefahr ergibt sich ebenfalls durch die zusätzliche systemische Applikation von Sedativa oder zentral wirksamen Analgetika. Beschränkt man den Einsatz der periduralen Opiatanalgesie auf Oberbauchoperationen, Thorax- und Zweihöhleneingriffe, so muß diese Methode als eine ideale regionale Schmerzdämpfung angesehen werden. Es gibt bisher keinen einzigen Literaturhinweis, daß bei starken Oberbauchschmerzen und alleiniger periduraler Opiatapplikation eine

Atemdepression eingetreten wäre. Eine relative Gefahr sehen wir im Einsatz dieser Methode bei allen Patienten, bei denen lediglich die präoperative Anlage eines Periduralkatheters die Indikation zur postoperativen Opiatanalgesie darstellt.

Patienten mit einer periduralen Opiatanalgesie sind in der gesamten postoperativen Phase sorgfältig zu überwachen. Ein mögliches Instrument hierzu stellt die Pulsoximetrie dar. Sie entbindet allerdings nicht von einer regelmäßigen klinischen Kontrolle. Damit ist der Einsatz der periduralen Opiatanalgesie auf peripheren Stationen als eingeschränkt zu betrachten.

Die regionale Schmerztherapie zeigt Vorteile gegenüber der systemischen Schmerztherapie, wenn eine sorgfältige Auswahl der Indikation stattgefunden hat. Diese Vorteile lassen sich lediglich bei ausgedehnten Operationen im Oberbauch und Thorax nachweisen. Weitere klinische Vorteile sind bei Gefäßoperationen, hüftnahen Operationen, Amputationen von Extremitäten, Operationen am Pankreas und bei postoperativen Darmmotilitätsstörungen (Scheinin et al. 1987) nachweisbar. Durch den differenzierten Einsatz verschiedener Methoden können wir in der postoperativen Phase nicht nur eine wirksame Analgesie garantieren, sondern darüber hinaus verschiedene Funktionen verbessern (Atemfunktion, Darmfunktion).

Für die postoperative Analgesie ist es wesentlich, daß wir die Patienten bereits präoperativ auf die zu erwartende Situation hinweisen. Die Vorbereitung auf das notwendige Atemtraining, eine frühzeitige Mobilisation und eine aktive Mitarbeit sind wesentliche Faktoren für eine erfolgreiche postoperative Phase. Auch bei der besten Analgesiemethode wird ein Patient, der nach einer Oberbauchoperation immobil verbleibt und kein Atemtraining durchführt, durch diese Immobilität gefährdet sein, eine postoperative Pneumonie zu entwickeln.

Daher kann die postoperative Analgesie nur wirksam werden, wenn sie von einer entsprechenden Mitarbeit des Patienten begleitet ist.

Literatur

Alexander JI, Parikh RK, Spence AA (1973) Postoperative analgesia and lung function: A comparison of narcotic analgesic regimens. Br J Anaesth 45:346–351

Bromage PR (1955) Spirometry in assessment of analgesia after abdominal surgery: A method of comparing analgesic drugs. Br Med J 2:589

Bromage PR (1967) Extradural analgesia for pain relief. Br J Anaesth 39:721

Covino BG (1988) Interpleural analgesia. Anesth Analg 67:427–9

Engberg G (1978) Relief of postoperative pain with intercostal blockade compared with the use of narcotic drugs. Acta Anaesthesiol Scand 70:36–38

Engberg G, Wiklund L (1988) Pulmonary complications after upper abdominal surgery: Their prevention with intercostal blocks. Acta Anaesthesiol Scand 32:1–9

Lehmann KA (1984) On-demand-Analgesie: Neue Möglichkeiten zur Behandlung akuter Schmerzen. Arzneimittelforschung/Drug Res 34 (II), Nr. 9a, 1109–1114

Mankikian B, Cantineau JP, Bertrand M (1988) Improvement of diaphragmatic function by a thoracic extradural block after upper abdominal surgery. Anesthesiology 68:379–386

Rawal N, Sjöstrand U, Christoffersson E (1984) Comparison of intramuscular and epidural morphine for postoperative analgesia in the grossly obese: Influence on postoperative ambulation and pulmonary function. Anesth Analg 63:583–592

Scheinin B, Asantila R, Orko R (1987) The effect of bupivacaine and morphine on pain and bowel function after colonic surgery. Acta Anaesthesiol Scand 31:161–164

Seeling W, Lotz P, Schröder M (1984) Untersuchungen zur postoperativen Lungenfunktion nach abdominellen Eingriffen. Anaesthesist 33:408–416

Yeager MP, Glass DD, Raymond KN (1987) Epidural anesthesia and analgesia in high-risk surgical patients. Anesthesiology 66:729–736

Postoperative Analgesie mit Ketamin über einen Epiduralkatheter

M. Samara-Barboutos, C. Tziatziafi, A. Siapxa, A. Markoy
und G. Chartonas

Einleitung

Mit der epiduralen Opiatapplikation gibt es seit 1975 eine neue Methode der Schmerzbekämpfung, die besonders wirkungsvoll in der postoperativen Phase eingesetzt werden kann. Die klinische extradurale Anwendung von Narkotika stellt ein ideales anästhesiologisches Verfahren für die postoperative Analgesie der Patienten dar. Fratta et al. (1980) konnten die Bindung von Ketamin an Opiatrezeptoren nachweisen.

Von Ahuja (1983) wurde festgestellt, daß nach intrathekaler Applikation kleiner Ketamindosen eine Schmerzfreiheit eintritt, die nur kurze Zeit anhält. Dies erschien besonders günstig für die postoperative Phase. Wir wählten Ketamin zur Schmerzbehandlung über den liegenden Epiduralkatheter, weil es stark analgetisch wirkt und keine Atemdepression wie die Opiate verursacht.

Patienten und Methodik

Für diese klinische Studie wurden 40 Patienten der ASA-Gruppen I und II ausgesucht, die im Bauchbereich operiert wurden. Sie wurden über die beabsichtigte Therapie aufgeklärt und ihre Zustimmung erbeten.

Tabelle 1 gibt einen Überblick über Geschlecht, Alter und Gewicht der Patienten, Tabelle 2 über die Häufigkeit der Operationen.

Zur Vorbereitung für die Operation erhielten die Patienten am Vorabend 10 mg Diazepam p.o. und vor der Operation 0,5 mg Atropin i.v.

Tabelle 1. Geschlecht, Alter und Gewicht der Patienten

Geschlecht	Anzahl [n]	Alter (Jahre)	Gewicht [kg]
Männlich	25	55 + 10	70 + 5
Weiblich	15	50 + 10	65 + 5

Tabelle 2. Häufigkeit der Operationen mit einem Epiduralkatheter

Operation	Häufigkeit [n]
Gallensteinoperation	25
Leistenbruchoperation	10
Magenoperation	5

Der Epiduralkatheter wurde unmittelbar präoperativ gelegt, zwischen L2 und L3 punktiert und der Katheter ca. 5 cm nach kranial im Epiduralraum vorgeschoben.

Anschließend erhielten die 40 Patienten eine Vollnarkose (Etomidat-Succinylcholin-Intubationsnarkose, Fentanyl- und Muskelrelaxanzien).

Nach vollständigem Erwachen und gemäß den subjektiven Schmerzangaben der Patienten wurde die epidurale Ketamininjektion in der postoperativen Phase vorgenommen.

Das subjektive Schmerzempfinden der 40 Patienten wurde nach einer Schmerzskala mit Intensitäten von 0 bis 5 geprüft und eingeteilt.

Diese Schmerzskala lautet:

- Intensität 0: keine Schmerzen;
- Intensität 1: ganz leichte Schmerzen, leichte Beschwerden;
- Intensität 2: leichte Schmerzen, die zu ertragen sind;
- Intensität 3: anhaltende Schmerzen;
- Intensität 4: starke Schmerzen;
- Intensität 5: unerträgliche Schmerzen.

Patienten ab der Schmerzempfindung 3 der Skala wurde die erste epidurale Ketamininjektion mit einer Dosis von 10 mg Ketaminhydrochlorid in 10 ml 0,9%iger NaCl-Lösung verabreicht. Die Analgesie wurde in Abständen von 5, 15 und 30 min nach der Ketamininjektion kontrolliert. Danach befragten wir die Patienten alle 2 h nach ihrem Schmerzempfinden. Außerdem wurden der Blutdruck und die Herzfrequenz gemessen und die Atmung und der psychische Zustand der Patienten beobachtet.

Ergebnisse

Bei allen Patienten wurde nach epiduraler Ketamingabe eine ausreichende Schmerzfreiheit erzielt (Tabelle 3). Erste Anzeichen einer Schmerzlinderung traten bereits nach 5 min ein. Bis zum Eintritt der maximalen Wirkung vergingen jedoch meistens 20 min.

Die Wirkungsdauer der epiduralen Ketaminanalgesie lag im Mittel bei 5 ± 1 h. Nur 2 Patienten beklagten sich bei der Kontrolle nach 24 h über eine unruhige

Tabelle 3. Werte auf der Schmerzskala

Wert	Anzahl der Patienten		
	Nach 2 h	Nach 4 h	Nach 6 h
5	—	2	2
4	—	—	15
3	—	15	23
2	—	10	—
1	—	13	—
0	40		—

Nacht. Alle anderen Patienten waren mit der postoperativen Therapie sehr zufrieden.

Bei allen 40 Patienten der Periduralanalgesie traten keinerlei Komplikationen auf, weder während der Behandlung noch danach. Bei keinem Patienten konnte klinisch eine relevante Blutdruckschwankung, ein Anstieg der Pulsfrequenz oder eine Atemdepression festgestellt werden. Auch psychische Veränderungen konnten in keinem Fall beobachtet werden.

Diskussion

Die unerträglichen Schmerzen, die viele Patienten unmittelbar nach Operationen haben, bleiben in unangenehmer Erinnerung. Obschon die epidurale Opiatanalgesie eine ganz wesentliche Bereicherung unserer Möglichkeiten zur postoperativen Schmerztherapie darstellt, ist jedoch die kontrollierte klinische Anwendung und Beobachtung der potentiellen Risiken unbedingt notwendig.

Mit der epiduralen Applikation von Ketamin, einem Phencyclidinderivat, erzielen wir eine sehr gute und auch von den Patienten als zufriedenstellend empfundene Schmerzfreiheit ohne unerwünschte Nebenwirkungen.

Besonders auffallend war auch bei unseren Behandlungen mit epiduraler Applikation von Ketamin in kleinen Dosierungen von 10 mg das schnelle Einsetzen einer analgetischen Wirkung (kurze Latenzzeit). Darüber hinaus zeigen die Ergebnisse aber auch, daß der maximale Effekt erst 20 min nach epiduraler Applikation von Ketamin eintritt. Dann dauerte die Analgesiephase bei den Patienten ca. 5 ± 1 h an. Ähnliche Wirkungszeiten der epiduralen Applikation von Ketamin werden auch von Mok et al. (1987) beschrieben. Gegenüber Opiaten war die mittlere Wirkungsdauer pro Einzelinjektion zwar bedeutend kürzer. Jedoch ist der Vorteil durch die fehlenden Nebenwirkungen, wie Atemdepression und Kreislaufkomplikationen, wesentlich größer.

Der mittlere Ketaminverbrauch lag bei 30 mg pro 24 h, wobei in 4- bis 6stündigem Abstand pro Einzelinjektion 10 mg Ketamin injiziert wurden. Eine Tachyphylaxie konnte bei der kurzen Anwendungszeit in keinem Fall festgestellt werden.

Wenn wir unsere Erfahrungen mit der epiduralen Applikation von Ketamin in kleinen Dosierungen zusammenfassen, können wir von einer guten Analgesie bei relativ kurzer Wirkungsdauer ohne psychomimetische Nebenwirkungen berichten.

Beim Vergleich mit Opiaten erscheint eine postoperative Schmerzbehandlung mit Ketamin in epiduraler Applikation als eine vorteilhafte und preisgünstige Methode, die auch für die Patienten zufriedenstellend ist.

Literatur

Ahuja BR (1983) Analgesic effects of intrathecal ketamine in rats. Br J Anaesth 55:951–995

Fiunk AD, Ngai SH (1982) Opiate receptor mediation of ketamine analgesia. Anesthesiology 56:291–297

Fratta AD, Casu M, Balestrieri A, Loviselli A (1980) Failure of ketamine to interact with opiate receptors. Eur J Pharmacol 61:389–391

Islas JA, Astroga J, Loredo M (1985) Epidural ketamine for control of postoperative pain. Anesth Analg 64:1161–1162

Mok MS, Chan KH, Chung SK, Lee TX, Lippman M (1987) Evaluation of the analgesic effect of epidural ketamine. Anesth Analg 66:1–191

Naguib M, Adu-Gyamli Y, Absood GH, Farag H, Gyasi HK (1986) Epidural ketamine for postoperative analgesia. Can Anaesth Soc J 33:1

Ravat F, Dorne R, Baechle IP, Beculaton A, Cenoir B, Ceroy P, Palmicr B (1987) Epidural ketamine or morphine postoperative analgesia. Anesthesiology 66:819–822

Eptazocin im Vergleich mit Piritramid zur postoperativen Schmerzbehandlung

J. Schäffer, S. Piepenbrock und E. Danda

Nach der von Martin postulierten Theorie (Gilbert u. Martin 1976; Martin et al. 1976) liegt der Wirkung der Opiate eine Opiat-Rezeptor-Bindung zugrunde. Diese hängt zum einen von der Affinität des Opiats zum Rezeptor und zum anderen von der intrinsischen Aktivität (Latasch u. Christ 1986) ab, der Fähigkeit, durch die Bindung des Opiats mit dem Rezeptor einen bestimmten Effekt auszulösen. Im Gegensatz zu den Agonisten mit einer Affinität und einer intrinsischen Aktivität haben kompetitive Antagonisten trotz Affinität zum Rezeptor keine intrinsische Aktivität (Latasch u. Christ 1986). Zwischen diesen beiden Gegensätzen liegen die partiellen Agonisten, die eine geringere intrinsische Aktivität haben als die reinen Agonisten.

Die Eigenschaft der partiellen Agonisten an den verschiedenen Opiatrezeptoren macht man sich bei der Suche nach neuen Opioiden zunutze, um die unerwünschten Opiatnebenwirkungen zu reduzieren. So kann durch eine rein agonistische Wirkung am κ-Rezeptor bei partiellem Agonismus am μ-Rezeptor eine opiatbedingte Atemdepression vermindert werden. Beispiel für eine solche Substanz ist das bisher lediglich in Japan in der klinischen Anwendung befindliche Eptazocin. Es wirkt ähnlich wie Pentazocin als Agonist am κ-Rezeptor und als partieller Agonist am μ-Rezeptor (Morioka 1982; Nabeshima et al. 1983, 1985). Auch durch seine chemische Struktur ist es mit dem Pentazocin verwandt (Abb. 1).

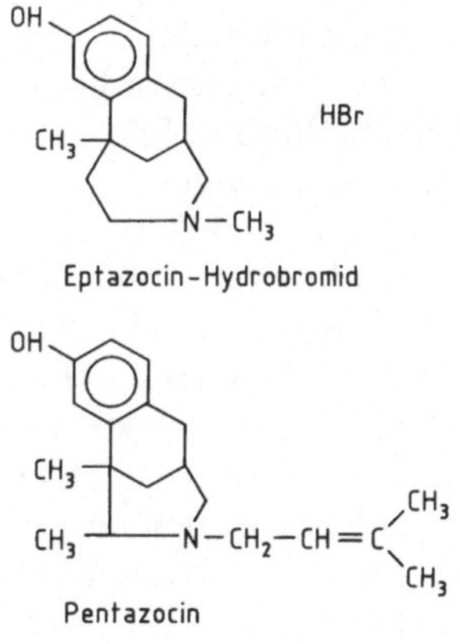

Abb. 1. Chemische Struktur von Eptazocin und Pentazocin

204   J. Schäffer et al.

In der hier vorgestellten klinischen Studie sollen die analgetische Wirksamkeit
und die potentiellen Nebenwirkungen von Eptazocin bei der Behandlung von postoperativen Schmerzen verglichen werden mit den Effekten des klinisch häufig
verwendeten Piritramid (Gibb u. Pikler 1973; Henschel et al. 1968; Janssen 1960).

Patienten und Methodik

In die Studie wurden 40 Patienten aufgenommen, die sich in der Neurochirurgie
einer Foraminotomie unterziehen mußten. Alle Patienten gehörten den ASA-
Gruppen I oder II an. Sie durften keine Medikamente mit einer zentralen Nebenwirkung eingenommen haben. Nach der Aufklärung über das Ziel der Studie
gaben alle Patienten ihr schriftliches Einverständnis. Nach einer Prämedikation
mit 0,5 mg Atropin und 10 mg Diazepam i.m. wurde eine Inhalationsnarkose
nach Präkurarisierung mit 2 mg Alcuronium mit 5 mg/kg KG Thiopental und 1
mg/kg KG Succinylcholin intravenös eingeleitet. Nach Beatmung mit O_2 wurden die Patienten intubiert und dann mit einem O_2-Lachgas-Gemisch von 1,2:3
l/min und einer initialen Isoflurandosierung von 1,5 Vol.-% narkotisiert. Die Patienten wurden mit 0,15 mg/kg KG Alcuronium relaxiert. Die Narkose wurde
durch die Beatmung mit O_2 und Lachgas sowie 0,8–1,5 Vol.-% Isofluran aufrechterhalten. Alcuronium wurde nach Bedarf nachinjiziert. Während der Operation erhielten die Patienten eine Infusion von 4 ml/kg KG Ringer-Laktat-Lö-
sung. Zur Ausleitung wurden die Patienten zunächst mit O_2 beatmet und dann
bei suffizienter Spontanatmung extubiert. Eine Antagonisierung mit 0,1 mg/
kg KG Pyridostigmin und 0,5 mg Atropin i.v. war erlaubt. Im Aufwachraum
wurden den Patienten 2 l/min O_2 über eine Nasensonde insuffliert.
   Bei der ersten Schmerzäußerung erhielten je 20 Patienten 0,21 mg/kg KG Piritramid bzw. 0,42 mg/kg KG Eptazocin i.v. Die Analgetikagabe erfolgte randomisiert und doppelblind. Bei unzureichender Wirkung war innerhalb der ersten
2 h eine erneute Gabe der gleichen Menge des initial gegebenen Analgetikums
mit der gleichen Dosierung erlaubt. In diesem Fall wurde die Meßperiode erneut begonnen. Wenn auch dann keine ausreichende analgetische Wirkung zu
erzielen war, erhielten die Patienten die gleiche Medikation wie initial oder ein
bekanntes anderes Analgetikum. Die 2. Nachinjektion führte in jedem Fall zum
Studienabbruch.
   Das Schmerzverhalten wurde mittels visueller Analogskala über 8 h untersucht (Bond u. Pilowsky 1966). Außerdem wurde durch den Untersucher mittels
einer nominellen 3-Punkte-Skala mit den Stufen „wach", „schläft, leicht erweckbar" und „schläft, nicht erweckbar" das Schlaf-Wach-Verhalten registriert. Zum
Abschluß der Untersuchung wurde die allgemeine Verträglichkeit ebenfalls mittels einer 3-Punkte-Skala mit den Items „gut verträglich", „mäßig verträglich"
und „nicht verträglich" durch den Untersucher festgehalten. Außerdem wurden
die Nebenwirkungen registriert. Über 2 h wurden die Atemfrequenz, die arteriellen Blutgase (pH, pCO_2, pO_2, BE), die Herzfrequenz und oszillometrisch der
Blutdruck gemessen.
   Bei Normalverteilung und Gleichheit der Signifikanzen wurden die Meßwerte
mit dem t-Test für unverbundene Stichproben verglichen, sonst mit dem U-Test.

Bei qualitativen Daten kam der χ^2-Test zum Einsatz. In einigen Fällen wurde eine Varianzanalyse für wiederholte Messungen durchgeführt. Die Irrtumswahrscheinlichkeit wurde mit $p < 0,05$ festgelegt.

Ergebnisse

Die allgemeinen biometrischen Daten Alter, Geschlecht, Gewicht, Größe und Operationsdauer unterschieden sich in den beiden Gruppen nicht (Tabelle 1).

Die analgetische Wirkung war in beiden Gruppen nicht unterschiedlich. Auch nach Nachinjektion kam es zu keinem Unterschied zwischen den beiden Gruppen (Abb. 2). In der Eptazocingruppe mußte bei 10 Patienten, in der Piritramidgruppe bei 7 Patienten eine Nachinjektion vorgenommen werden. In beiden Gruppen erfolgte die Nachinjektion in den ersten 30 min (Tabelle 2).

Die Analgesie hielt im Mittel in beiden Gruppen über 4 h an (Abb. 3).
Das Schlaf-Wach-Verhalten unterschied sich in beiden Gruppen nicht (Abb. 4).

Die hämodynamischen Parameter Herzfrequenz und oszillometrisch gemessener Blutdruck waren in beiden Gruppen sowohl nach der 1. als auch nach der 2. Injektion stabil, es gab keine Veränderungen gegenüber dem Ausgangswert und keine Unterschiede zwischen den Gruppen (Abb. 5 und 6).

Die Atemfrequenz lag vor allen Dingen nach der Zweitinjektion tendenziell, jedoch statistisch nicht signifikant niedriger. Gleichzeitig war jedoch der pCO_2 konstant, es gab keine signifikanten Unterschiede zwischen den beiden Gruppen (Abb. 7 und 8).

Tabelle 1. Allgemeine biometrische Daten der mit Eptazocin und Piritramid zur postoperativen Schmerztherapie behandelten Patienten

		Eptazocin	Piritramid	
Alter	$\bar{x}$	41,0	42,2	n.s.
	SD	10,4	10,4	
	min.	22	22	
	max.	55	60	
Geschlecht	männlich	10	14	n.s.
	weiblich	10	6	
Gewicht [kg]	$\bar{x}$ männlich	83,9	85,9	n.s.
	$\bar{x}$ weiblich	69,7	67	n.s.
	min.	5	50	
	max.	95	126	
Größe [cm]	$\bar{x}$ männlich	180	179	n.s.
	$\bar{x}$ weiblich	165	165	n.s.
	min.	152	158	
	max.	18	198	
Op.-Dauer [min]	$\bar{x}$	85,5	76,7	n.s.
	SD	2,8,3	32,8	
	min.	40	30	
	max.	140	160	

1. Injektion

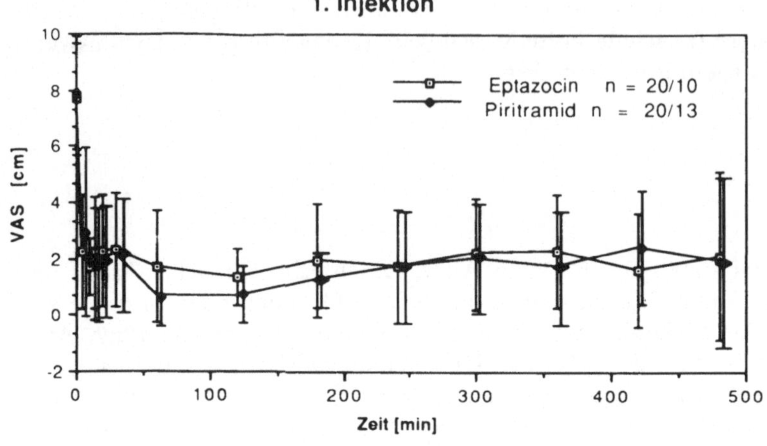

2. Injektion

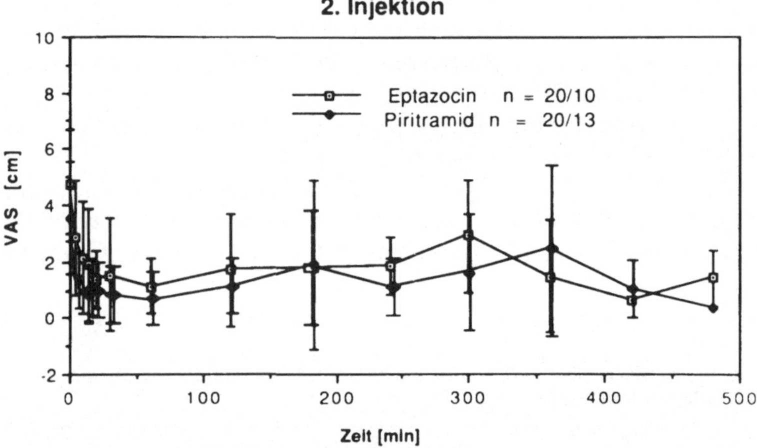

Abb. 2. Analgesie nach 0,21 mg/kg KG Piritramid bzw. 0,42 mg/kg KG Eptazocin zur postoperativen Schmerztherapie sowie nach Nachinjektion mit der gleichen Dosis des initial gegebenen Medikamentes

Der pO_2 lag vor allen Dingen nach Nachinjektion bei Piritramid deutlich unter den Werten, die nach Eptazocin nach der 2. Injektion gemessen wurden. Wegen der geringen Fallzahl konnte jedoch kein statistischer Unterschied errechnet werden (Abb. 9).

Nach beiden Medikamenten wurden etwa gleich häufig Benommenheit, Schläfrigkeit und Vigilanzstörungen angegeben. Auffällig ist, daß es nach Eptazocin häufiger zu Schwitzen und Wärmegefühl gekommen ist. Dennoch sind die Nebenwirkungen in beiden Gruppen nicht signifikant unterschiedlich (Tabelle 3). Die allgemeine Verträglichkeit wurde bei allen 20 Patienten in der Eptazocingruppe und 15 Patienten in der Piritramidgruppe als gut und bei 5 Patienten in der Piritramidgruppe als mäßig bezeichnet. Auch für diese Parameter ließ sich kein signifikanter Unterschied errechnen.

Tabelle 2. Nachinjektion bei 7 mit 0,21 mg/kg KG Piritramid bzw. 10 mit 0,42 mg/kg KG behandelten Patienten, bei denen diese Dosis zur postoperativen Analgesie nicht ausreichte

Nachinjektionen 2. Injektion	Eptazocin 10	Piritramid 7	n.s.
Nach 10 min	—	1	
15 min	4	1	
20 min	4	—	
30 min	2	5	
Median	20 min	30 min	n.s.

Tabelle 3. Nebenwirkungen

	Eptazocin	Piritamid
Injektionsschmerz	5	3
Benommenheit	5	2
Schläfrigkeit	1	4
Vigilanzstörung		1
Schwindel	3	1
Übelkeit	1	1
Brechreiz	1	—
Miktionsstörung	1	1
Schwitzen	2	—
Wärmegefühl	2	—
Doppelsehen	2	—
Mundtrockenheit	—	1
Hautrötung		1
Bradykardie	—	1
Tachykardie	1	—
		n.s.

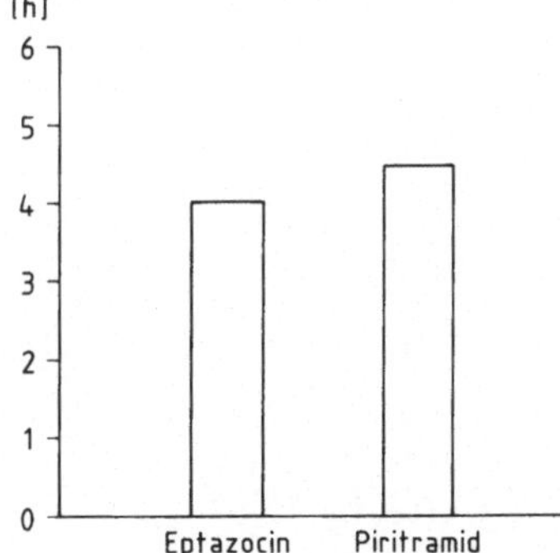

Abb. 3. Mediane Dauer der Schmerzreduktion um 75% nach 0,21 mg/kg KG Piritramid bzw. 0,42 mg/kg KG Eptazocin zur postoperativen Schmerztherapie sowie nach Nachinjektion mit der gleichen Dosis des initial gegebenen Medikamentes

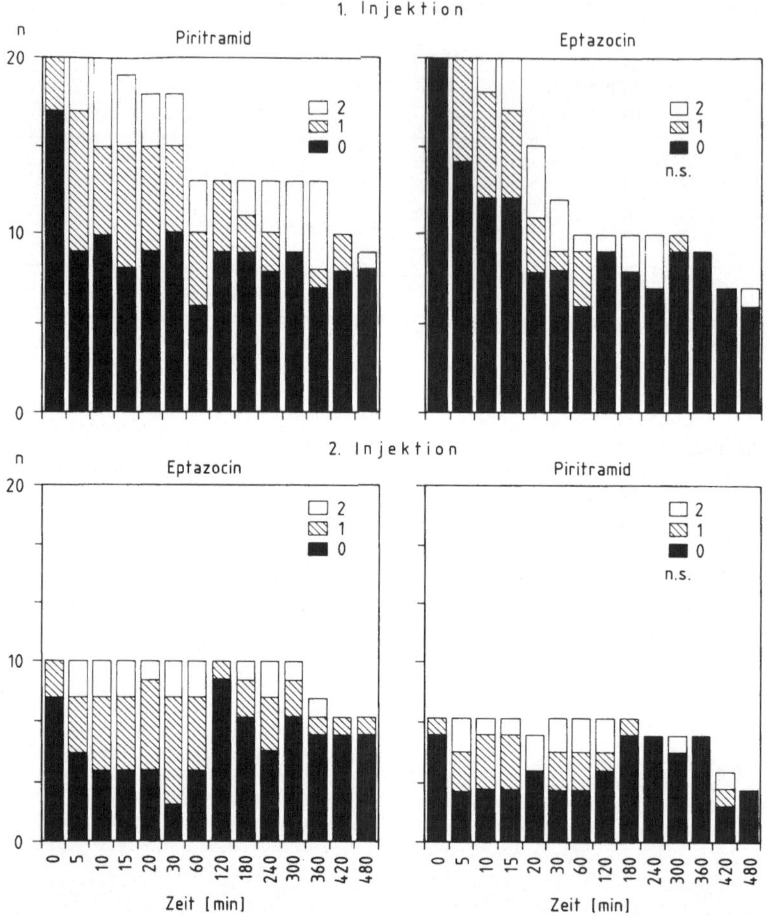

Abb. 4. Schlaf-Wach-Verhalten nach 0,21 mg/kg KG Piritramid bzw. 0,42 mg/kg KG Eptazocin zur postoperativen Schmerztherapie sowie nach Nachinjektion mit der gleichen Dosis des initial gegebenen Medikamentes (0 = wach, 1 = schläfrig, 2 = schläft)

1. Injektion

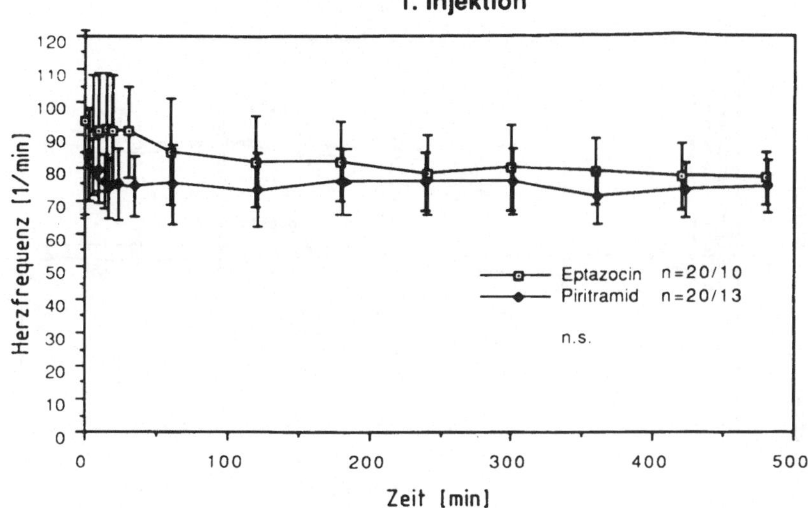

2. Injektion

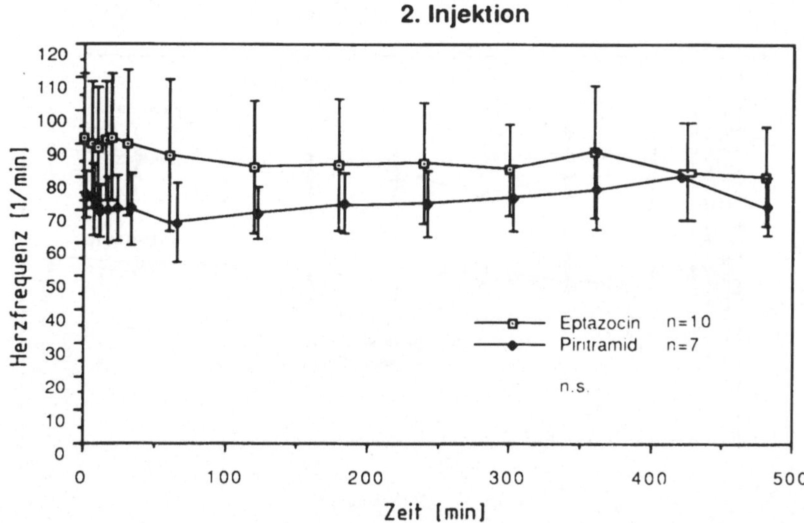

Abb. 5. Herzfrequenz nach 0,21 mg/kg KG Piritramid bzw. 0,42 mg/kg KG Eptazocin zur postoperativen Schmerztherapie sowie nach Nachinjektion mit der gleichen Dosis des initial gegebenen Medikamentes

1. Injektion

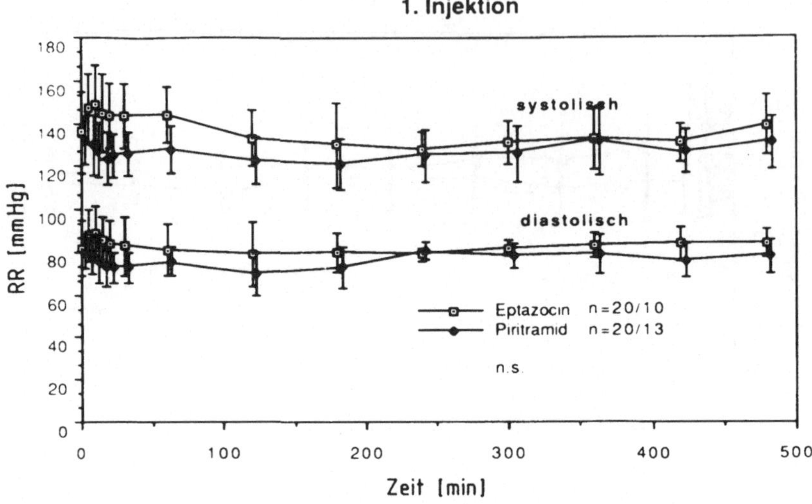

2. Injektion

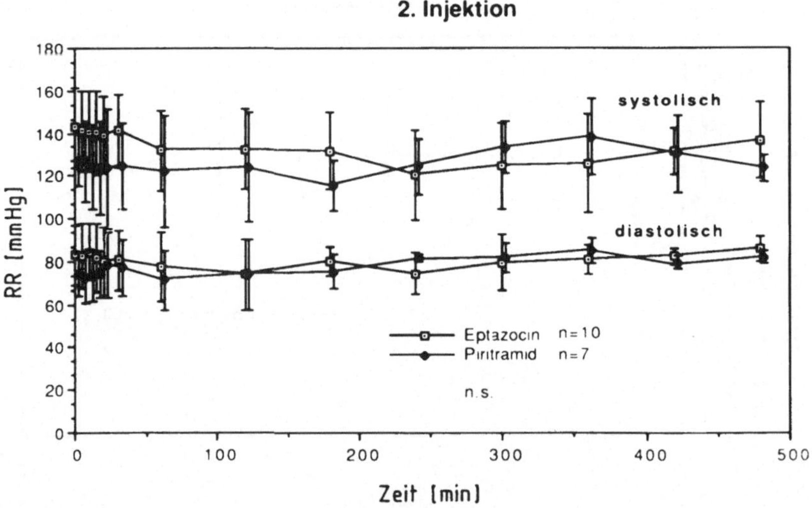

Abb. 6. Blutdruck nach 0,21 mg/kg KG Piritramid bzw. 0,42 mg/kg KG Eptazocin zur postoperativen Schmerztherapie sowie nach Nachinjektion mit der gleichen Dosis des initial gegebenen Medikamentes

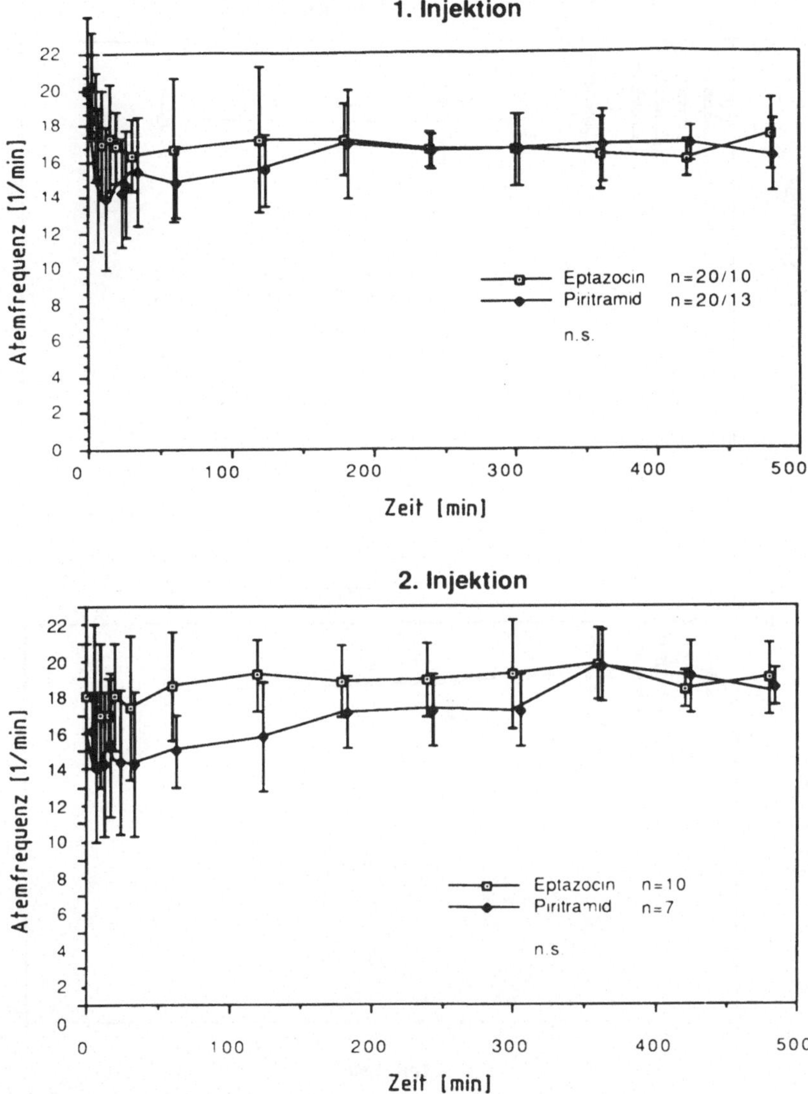

Abb. 7. Atemfrequenz nach 0,21 mg/kg KG Piritramid bzw. 0,42 mg/kg KG Eptazocin zur postoperativen Schmerztherapie sowie nach Nachinjektion mit der gleichen Dosis des initial gegebenen Medikamentes

1. Injektion

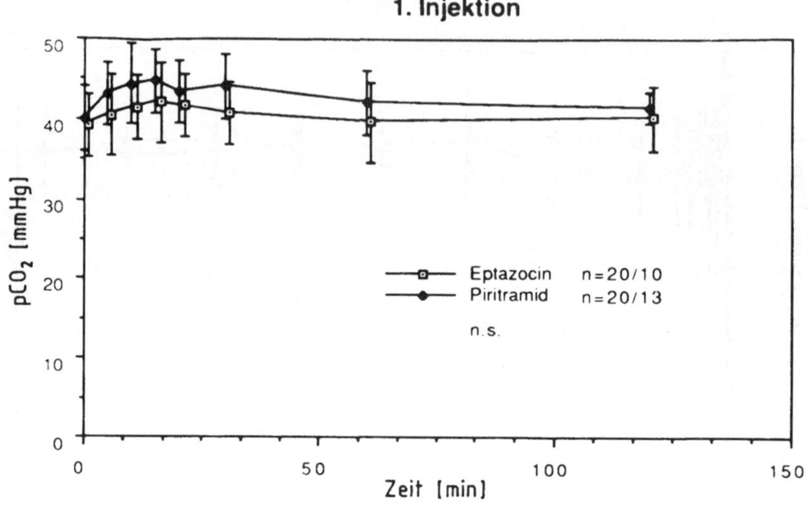

2. Injektion

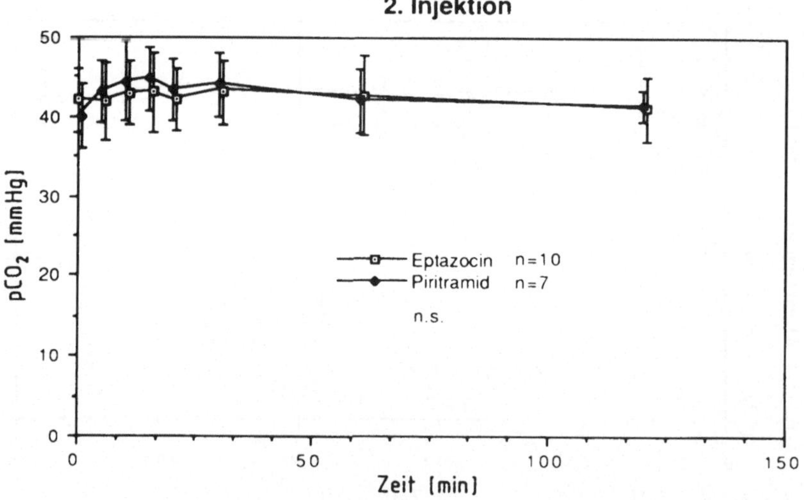

Abb. 8. Kohlensäurepartialdruck (pCO_2) nach 0,21 mg/kg KG Piritramid bzw. 0,42 mg/kg KG Eptazocin zur postoperativen Schmerztherapie sowie nach Nachinjektion mit der gleichen Dosis des initial gegebenen Medikamentes

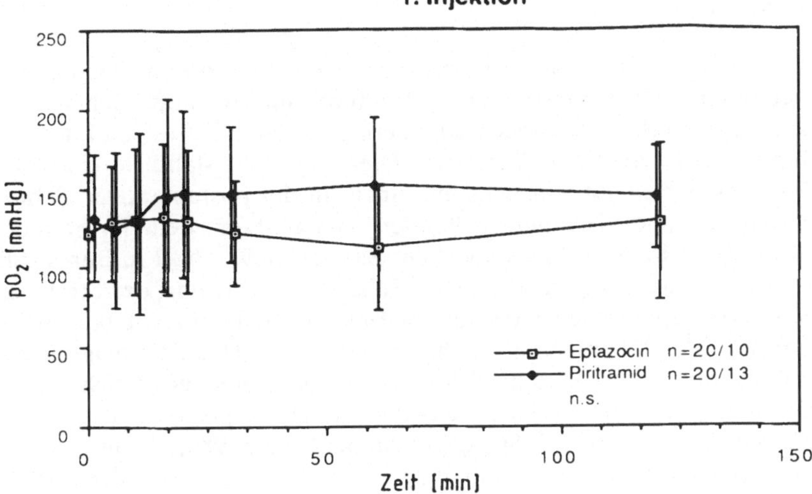

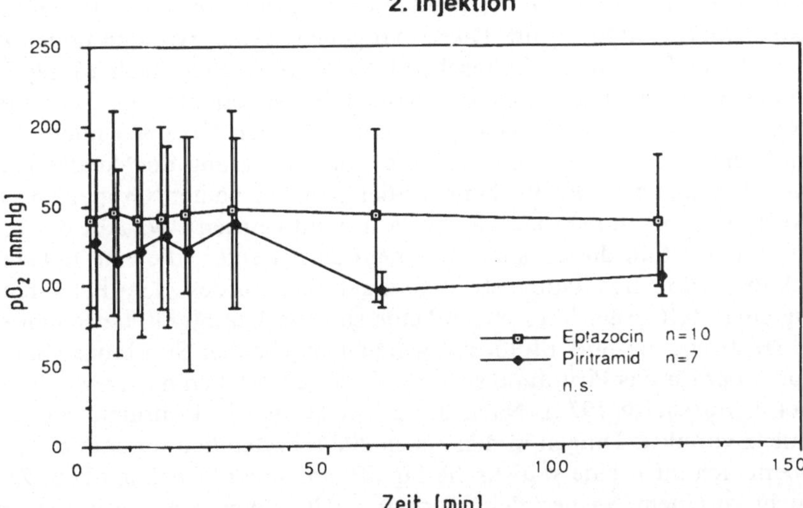

Abb. 9. Sauerstoffpartialdruck (pO_2) nach 0,21 mg/kg KG Piritramid bzw. 0,42 mg/kg KG Eptazocin zur postoperativen Schmerztherapie sowie nach Nachinjektion mit der gleichen Dosis des initial gegebenen Medikamentes

Diskussion

Eptazocin ist bisher nur in Japan zur Schmerztherapie zugelassen. Aufgrund seiner agonistischen Wirkung am κ-Rezeptor und seinem partiellen Agonismus am μ-Rezeptor erhofft man sich eine geringere Atemdepression und Suchtentwicklung als bei den reinen Agonisten. Diese Substanz stand für eine Pilotstudie zur Verfügung. Bewußt wurde es mit einem in der postoperativen Schmerztherapie bewährten und als potent geltenden Analgetikum, dem Piritramid, verglichen (Kay 1971; Bond u. Pilowsky 1966; Saarne 1969; Vogel u. Burchardi 1972).

Erste Anwendungen der neuen Substanz vor Beginn der Studie zeigten, daß die in der japanischen Literatur angegebene Dosierung von 0,21 mg/kg KG (Yanaura et al. 1981) nicht ausreicht, um eine ausreichende Analgesie nach einer in Inhalationsnarkose durchgeführten Foraminotomie zu erreichen. Ursache hierfür kann die große individuelle Schwankung des postoperativen Schmerzes sein (Lehmann u. Tenbuhs 1986; Lehmann u. Mehler 1986), die nicht nur von der Art des operativen Eingriffes abhängig ist, sondern auch von der Sozialisation und der Einstellung der Patienten zum Schmerz.

Um eine Überlagerung mit anderen Opiaten auszuschließen, wurde bei den Patienten eine opiatfreie Prämedikation verordnet und die Narkose selbst auch ohne Opiate durchgeführt. Dieses Vorgehen erklärt evtl. den hohen Analgetikabedarf der Patienten. Überraschend war es, daß auch nach 15 mg Piritramid 7 Patienten einer Nachinjektion bedurften. Angesichts der Tatsache, daß die Nachinjektionen in den ersten 30 min in beiden Gruppen notwendig wurden, muß man davon ausgehen, daß die Initialdosierung der Analgetika zu gering war. Die analgetische Wirkung verlief dann in beiden Grupen in etwa gleich. Auch nach den hohen Dosen von Piritramid wurden etwa 50% der Patienten als wach eingestuft, dieser Anteil war bei den Patienten, die eine Eptazocinnachinjektion bekommen hatten, etwas geringer, hier wurden mehr Patienten als schläfrig eingestuft. Allerdings waren keine statistischen Signifikanzen zu erreichen.

Herzfrequenz und Blutdruck waren nach beiden Substanzen stabil, ein Befund, der für das Piritramid schon in früheren Studien nachgewiesen wurde (Vogel u. Burchardi 1972). Nach der 2. Injektion von Piritramid lag die Atemfrequenz vor allen Dingen in den ersten 200 min deutlich unter der von Eptazocin, wenn sich auch eine statistische Signifikanz nicht errechnen ließ. Zwar kam es nicht zu einem Anstieg des arteriellen pCO_2 über den Ausgangswert, auffällig war jedoch ein Abfall des pO_2 etwa 1 h nach der 2. Injektion. Der Mittelwert lag noch im physiologischen Bereich, der Minimalwert jedoch deutlich darunter.

Die Nebenwirkungen waren in beiden Gruppen gleich häufig verteilt. Als übliche Opiatnebenwirkung wurde Benommenheit, Schläfrigkeit und Vigilanzstörung in beiden Gruppen gleich häufig angegeben. Auffällig war ein Schwitzen und Wärmegefühl nach Eptazocin. Dem Gesamteindruck entsprach auch die Einschätzung der allgemeinen Verträglichkeit, die allerdings bei Piritramid gegenüber Eptazocin 5mal mit mäßig eingestuft wurde. Die starke sedierende Wirkung wurde auch in früheren Studien immer wieder hervorgehoben (Delooze u. van de Walle 1968; Kay 1971).

Abschließend kann festgestellt werden, daß Eptazocin eine ähnlich potente analgetische Wirkung hat wie Piritramid. Es scheinen sich jedoch auch keine besonderen Vorteile gegenüber dieser Vergleichssubstanz zu bieten. Überraschenderweise war jedoch mit Piritramid z.T. eine sehr hohe Dosierung notwendig, um eine ausreichende Schmerzfreiheit der Patienten zu erreichen. Hierunter kam es zwar nicht zu einer statistisch signifikanten Atemdepression, auch die Wachheit wurde in der Regel als ausreichend eingeschätzt, auffällig jedoch war eine Abnahme der Atemfrequenz und ein starker O_2-Abfall nach 60 min.

Literatur

Bond MR, Pilowsky I (1966) Subjective assessment of pain and its relationship to the administration of analgesis in patients with advanced cancer. J Psychsom Res 10:203

Delooze H, Walle J van de (1968) Clinical trial of piritramide. Acta Anaesthesiol Belg 19:23

Gibb DB, Pikler N (1973) Piritramide – a new long-acting analgesic. Anaesth Intensive Care 1:308

Gilbert PE, Martin WR (1976) The effect of morphin- and nalorphine-like drugs in the non-dependent, morphine-dependent and cyclazocine-dependent chronic spinal dog. J Pharmacol Exp Ther 198:66

Henschel WF, Buhr G, Fernandesz R (1968) Clinical tests with a new long-acting analgesic. Excerpta Med Int Congr Series 200:815–21

Janssen PAJ (1960) Piritramide (R3365), a potent analgesic with unusual chemical structure. J Pharm Pharmacol 13:513

Kay B (1971) A clinical investigation of piritramide in the treatment of postoperative pain. Br J Anaesth 43:1167

Latasch L, Christ R (1986) Opiatrezeptoren. Anaesthesist 35:55–65

Lehmann KA, Mehler O (1986) Postoperative On-demand-Analgesie mit Fentanyl unter Verwendung des Infusionssystems CODIC. Anaesthesist 36:595–598

Lehman KA, Tenbuhs B (1986) Patient-controlled analgesia with nalbuphine, a new narcotic agonist-antagonist, for the treatment of postoperative pain. Eur J Clin Pharmacol 31:267–276

Martin WR, Eades CG, Thompson JA, Huppler RE, Gilbert PE (1976) The effects of morphine- and nalorphine-like drugs in the non-dependent and morphine-dependent chronic spinal dog. J Pharmacol Exp Ther 197:517

Morioka Y (1982) A comparative study on the analgesic effect of eptazocine and pentazocine on cancer pain. Jpn J Pharmacol 10:199–217

Nabeshima T, Yamads S, Yamaguchi K (1983) Pharmacological action of eptazocine. IV. Narcotic agonist- and antagonist-actions of eptazocine. Nippon Yakurigaku Zasshi 81:411–20

Nabeshima T, Matsuno K, Kamei H, Kameyama T (1985) The interaction of eptazocine, a novel analgesic with opioide receptors. Res Commun Chem Pathol Pharmacol 48:173–81

Saarne A (1969) Clinical evaluation of the new analgesic piritramid. Acta Anaesthesiol Scand 13:11–19

Vogel W, Burchardi H (1972) Der Einfluß verschiedener Analgetika (Pethidin, Pentazocin und Piritramid) auf Atmung und Kreislauf. Z Prakt Anaesth 7:69

Yanaura S, Kitagawa H, Hosokawa T (1981) Comparison of pharmacological properties between pentazocine and homobenzomorphan derivates. J Pharmacobiodyn 4:87–9

Untersuchung zur Effektivität der postoperativen patientengesteuerten On-demand-Analgesie mit Piritramid plus Metamizol nach abdominellen Operationen

J.Jage, J.Göb, W.Wagner und T.Henneberg

Einleitung

Ist es erlaubt, den gegenwärtigen Erfahrungsstand zur postoperativen Analgesie im Vergleich zu anderen anästhesiologischen Wissensgebieten als „Stiefkind der Anästhesiologie" zu bezeichnen [14]?

Nach einer repräsentativen Umfrage unter deutschen Anästhesisten [14] kann dies eher bejaht werden. Betrachtet man die Vielfalt täglicher Aufgaben des Anästhesisten, wie Narkosetätigkeit, Intensivmedizin, Notfallmedizin, Narkosevorbereitung und Prämedikation, Visite nach der Narkose, dann nimmt schon rein zeitlich die fürsorgliche, kontrollierte Analgesie nach einer Operation einen hinteren Platz ein.

Das scheint auch bei den Pflegekräften aus gänzlich anderen Gründen kaum anders zu sein.

Von einer routinemäßigen Analgesiekontrolle, ähnlich der Kontrolle des Kreislaufs und anderer Parameter, sind wir derzeit noch weit entfernt. Dies ist um so erstaunlicher, als längst bekannt ist, daß die Schmerzempfindung und -äußerung subjektiv stark beeinflußt sind. Eine Therapiekontrolle ist somit naheliegend, ja zwingend.

Erreichen einer postoperativen Analgesie

Die anästhesiologische Aufmerksamkeit zur postoperativen Analgesie ergibt 2 mit sehr unterschiedlicher Intensität praktizierte Varianten:

1. Die eine Seite ist das Überstehen komplizierter Operationen mit einer in das intensivmedizinische Konzept eng integrierten analgetischen (analgosedierenden) Therapie für wenige ausgewählte Patienten. Sie findet auf den Intensivtherapiestationen statt. Die Zuwendung zur Durchführung der Analgosedierung und ihrer Kontrolle ist intensiv, wenngleich z.Z. noch ein Mangel an standardisierbareren Therapieverfahren herrscht [13].
2. Viel weniger Aufmerksamkeit erlangt im Vergleich dazu die postoperative Schmerzsituation hauptsächlich derjeniger Patienten, bei denen chirurgische Routineoperationen durchgeführt wurden und die anschließend auf die chir-

urgische Normalstation kommen. Sie werden i. allg. von den Kollegen anderer chirurgischer Disziplinen versorgt.

Die außerordentlich unterschiedliche Ansprechbarkeit der Patienten auf Analgetika und die zunehmenden Möglichkeiten regionaler Techniken zur postoperativen Analgesie verlangen jedoch unbedingt nach einer differenzierten Anwendung derselben Pharmaka und Techniken, mit denen wir als Anästhesisten täglich umgehen.

So erwarten unsere chirurgischen Partner auch nicht selten, daß wir uns mehr um die Gestaltung einer möglichst schmerzarmen postoperativen Phase kümmern sollten.

Zur Zeit dominieren 2 Verfahrensweisen der durch systemische Pharmakawirkung erreichten postoperativen Analgesie [14]:

1. Es wird die Verordnung getroffen, daß der Patient „bei Bedarf" ein Analgetikum erhält, zumeist intramuskulär injiziert. Das Zeitintervall zwischen der Anforderung durch den Patienten und der Ausführung durch das Pflegepersonal ist aber nicht selten groß und kann zu unangemessenen großer Unannehmlichkeit für den Patienten führen. Ungünstig wirkt sich weiterhin aus, daß es eine weitverbreitete Hemmschwelle gegenüber der Anwendung von Opiaten sowie antipyretisch wirksamer Analgetika gibt, die zumeist in einer übersteigerten Furcht vor deren Nebenwirkungen begründet ist. Die Folge ist eine sparsame Analgetikaverabreichung.

   Auch können regelmäßige, mehrstündige Zeitintervalle für die Gabe des Analgetikums festgelegt werden. Dies aber geht an der individuellen Schmerzempfindung des Patienten vorbei, es sind dadurch Unter- bzw. Überdosierungen möglich.

2. Hat der Patient starke Schmerzen, muß man ihm letztlich eine höhere Dosis potenter Analgetika verabreichen, als wenn er nur geringe Schmerzen äußert – eine therapeutische Binsenweisheit. In der postoperativen Phase sollten die potenten Opiate eine wichtige Rolle spielen [2, 7, 9, 13, 24], da sie sich besonders zur Therapie der häufig schweren Schmerzen eignen.

   Mit der Höhe der Dosis aber treten mehr Nebenwirkungen auf, u. a. Übelkeit, Erbrechen, Atemdepressionen und Sedation. Sie können dem Patienten und dem Arzt erheblich mehr Sorgen machen als die zugrundeliegende Schmerzsituation. Genau hierin liegt ja ein Grund für die weitverbreitete Furcht vor Opiaten.

   Es liegt nun der Gedanke nahe, beide geschilderten Verfahrensweisen zur postoperativen Analgesie zu koppeln. Man muß die Möglichkeit schaffen, geringe Opiatdosierungen in bedarfsgerechter, d. h. schmerzinduzierter Weise zu verabreichen [9, 11, 19, 25].

Um dieses Konzept zu begründen, ist es notwendig, einige pharmakokinetische Besonderheiten der Opiattherapie zu erläutern.

Nach vielen Operationen ist die parenterale Opiatapplikation unumgänglich. Aufgrund der absoluten Bioverfügbarkeit mit einem früheren Konzentrationsgipfel im Blutvolumen und einem raschen, damit besser kontrollierbaren Wirkungsverlauf sollten intravenöse Injektionen den Vorzug vor intramuskulären haben [12, 24]. Die intramuskuläre Applikation ergibt bei genauer Überprüfung häufig eine für den Patienten unbefriedigende Analgesie [24].

Die Konzentration des Opiates im Blut ist nicht die einzige Determinante, die eine Analgesie bewirkt. Zwar bedeutet eine angemessen hohe „driving concentration" [6], daß das Opiat im zirkulierenden Blutvolumen in einer solchen Menge vorliegt, daß es nicht nur durch die Blut-Hirn-Schranke diffundieren, sondern auch den eigentlichen Wirkungsort, den zerebralen μ-Rezeptor, erreichen kann. In diesem Sinne ist der Begriff der minimalen effektiven analgetischen Konzentration (MEAC) gebräuchlich [4, 11–13, 16–18, 25].

Andererseits kann kein Zweifel daran bestehen, daß die Penetration in der Biophase viel mehr durch die biophysikalischen Eigenschaften des Opiatmoleküls als durch die absolute Plasmakonzentration bedingt ist [5]. Beispielsweise ist das hydrophile Morphin nach intravasaler oder intraventrikulärer Verabreichung im Gehirn in einer wesentlich geringeren Menge nachweisbar als stark lipophile Opiate wie Fentanyl, Diacetylmorphin (Heroin) und Methadon [5, 20].

Demzufolge ist mit Recht die Aussage über den parallelen Verlauf der Blut- und Gehirnkonzentration des Opiates und über das Ausmaß der Analgesie infrage gestellt worden [12]. Sie gilt wohl eher für lipophile als für hydrophile Opiate [12].

Trotz der Einschränkungen kann man näherungsweise das MEAC-Konzept benutzen, um ein effektives therapeutisches Vorgehen zu erreichen [6, 11, 13, 17, 19, 24, 25]. Das gilt nicht allein für die postoperative Analgesie, sondern auch für bestimmte Formen der Therapie von Krebsschmerzen [4, 21].

Je nach Opiat wird ein allerdings interindividuell stark schwankender Konzentrationsbereich, bezogen auf das Blutplasma, angegeben. Offenbar hat jeder Patient innerhalb eines für jedes Opiat spezifischen Rahmens seinen individuellen MEAC-Bereich [6, 7, 12, 13, 24].

Es gibt verschiedene Möglichkeiten, um zu einer angestrebt gleichbleibenden MEAC zu kommen (Abb. 1). Man kann mittels eines Infusionsregimes mit anfänglich hoher Geschwindigkeit zu einer günstigen Verteilung im Organismus kommen („loading dose") und danach mit einer gleichbleibend niedrigeren Infusionsrate für das Aufrechterhalten eines angenäherten Gleichgewichtszustandes sorgen (Wagner-Schema [7, 26]; Abb. 1a, b).

Hierdurch kann es zu einer befriedigenden Analgesie kommen [3, 7, 19], grundsätzlich besteht aber auch die Möglichkeit der Unter- oder Überdosierung.

Aus diesem Grund liegt ein zweiter Weg näher. Der Patient verabreicht sich selbst bei Bedarf („on demand") intravenös, je nach der aktuellen Schmerzsituation, wiederholt niedrig dosierte Einzelboli des Opiates (Abb. 1c). Diese Methode, auch PCA („patient controlled analgesia") genannt [9, 11, 25], erfreut sich zunehmender Beliebtheit, vermutlich deswegen, weil sie den individuellen Kinetik- und Dynamikbesonderheiten der Therapie mit einem Opiat am ehesten gerecht wird. Es scheint ohnehin wichtiger zu sein, das Augenmerk mehr auf die Kinetik der Pharmakodynamik, d.h. auf die ständig wechselnde Schmerzsituation zu richten, als allein pharmakokinetische Prinzipien zu beachten [12].

Die hier vorgelegte Untersuchung, die Teil einer randomisierten Studie ist, hatte das Ziel, durch die PCA mit dem Opiat Piritramid den postoperativen Analgesieverlauf zu untersuchen.

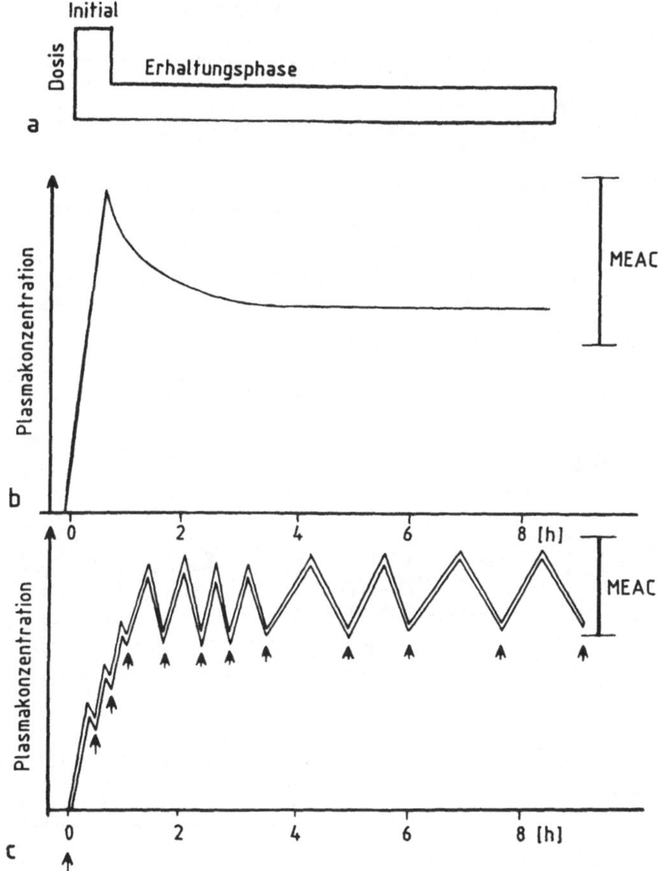

Abb. 1a–c. Schematische Darstellung des Erreichens des individuellen MEAC-Bereichs („minimal effective analgesic concentration") durch Infusion **(a, b)** oder durch repetitive intravenöse On-demand-Infusion **(c, ↑** Bolus „on demand") eines Opiats. Erläuterungen s. Text. (Nach [6, 7])

Über dieses seit langem bekannte Opiat liegen kaum physikochemische oder kinetische Daten vor. Die eigene tägliche Praxis und andere Mitteilungen [2, 3, 16] machten es ratsam, dieses Opiat zu wählen. Es ist gut steuerbar, seine Nebenwirkungen sind gering [1, 3, 16, 22, 23] und es ist in Deutschland mit Recht das am häufigsten eingesetzte Opiat in der postoperativen Phase [14]. Ein weiterer Gedanke wurde für die vorliegende Untersuchung genutzt. Er betrifft die zusätzliche postoperative Anwendung von Metamizol.

Trotz der kontroversen Diskussion [10] ist es weithin in Deutschland üblich, das antipyretisch wirksame Nichtopiat Metamizol zur postoperativen Analgesie einzusetzen. Es ist für die mitunter schweren Schmerzzustände besser analgetisch wirksam als Paracetamol oder die aus Blutungsgründen in der Chirurgie gemiedene Acetylsalizylsäure [1]. In einer Studie zur postoperativen Analgesie allein mit Metamizol konnte mitunter keine befriedigende Schmerzfreiheit nach der Operation erreicht werden [11]. Aus anderen Mitteilungen [1] sowie aus den Behandlungsstandards des Krebsschmerzes [4] ist allerdings bekannt, daß gerade die simultane Verabreichung antipyretisch wirksamer Analgetika mit Opiaten sehr wirksam sein kann.

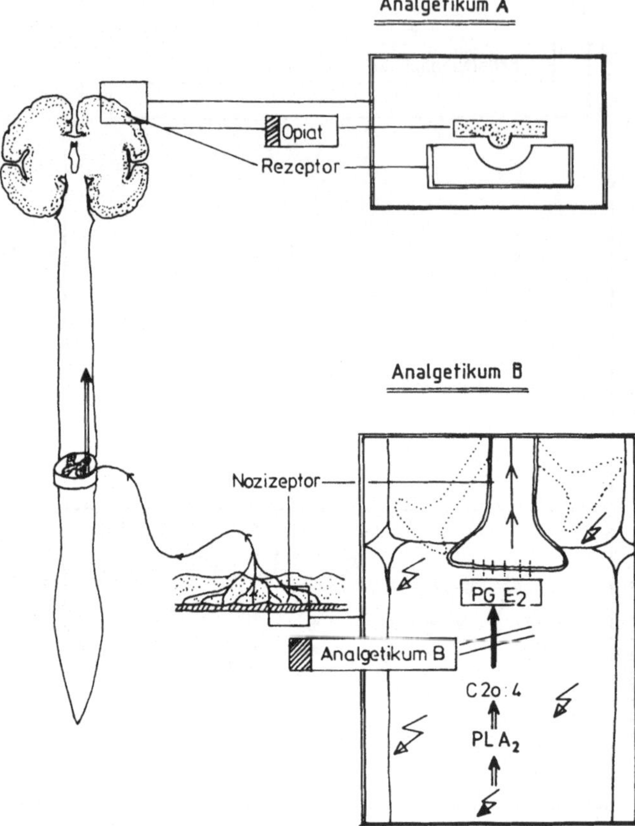

Abb. 2. Schematische Darstellung der Hauptwirkungen eines Opiats *(Analgetikum A)* auf den zentralen μ-Rezeptor und eines antipyretischen Analgetikums *(Analgetikum B)* auf die Prostaglandinsynthese im Nozizeptorbereich

Als Wirkungsweise des Metamizols wird eine Hemmung der Cyclooxygenase im peripheren Nozizeptorareal angenommen. Dieses Enzym ist notwendig, um die durch die chirurgische Gewebszerstörung freigesetzte Arachidonsäure (C 20:4) infolge Aktivierung der Phospholipase A_2 (PLA_2) zur Prostaglandinsynthese (PGE_2) zu verwenden [1] (Abb. 2). Es gibt Hinweise auf zusätzliche zentrale Wirkungen der antipyretischen Analgetika [27], insbesondere auch des Metamizols [1a].

Es lag der Gedanke nahe, in der eigenen Untersuchung die Wirkung eines gemeinsam verabreichten Piritramid-Metamizol-Gemisches zur patientengesteuerten Analgesie zu prüfen.

Patientengut und Methodik

An insgesamt 39 Patienten der ASA-Gruppen 1–3 wurden chirurgische Eingriffe im Abdominalbereich durchgeführt, die 1–4 h dauerten (Pankreas-, Magen-, Gallengangs- und Kolonoperationen). Es wurden 19 Frauen (Durchschnittsalter

59 Jahre, Durchschnittsgewicht 63,3 kg) und 20 Männer (Durchschnittsalter 54,4 Jahre, Durchschnittsgewicht 75,9 kg) in die Studie einbezogen.

Das Narkoseverfahren war im Sinne der „balanced anesthesia" standardisiert: Narkoseeinleitung mit Methohexital (1,5 mg/kg KG) Relaxation mit Succinylcholin (1 mg/kg KG) und Vecuronium (0,08 mg/kg KG; bei Bedarf Nachinjektion von 1 mg), Beatmung mit einem N_2O-O_2-Gemisch ($F_I O_2 = 0,3$) sowie Basisanalgesie mit Fentanyl in einer Dosierung von 0,3–0,5 mg über die Zeit der Operation und bedarfsweise Zufuhr von Enfluran/Isofluran. Unmittelbar postoperativ wurde parallel zur üblichen Infusionstherapie ein mikroprozessorgesteuertes Gerät der Fa. Pharmacia, Freiburg, über einen Dreiwegehahn an die Venenkanüle des Patienten angeschlossen. War der Patient wach und ausreichend kooperativ, konnte er sich bei Schmerzen mittels eines Knopfdrucksystems bedarfsweise eine definierte Menge des zuvor in eine dazugehörige Injektionsspritze gefüllten Gemisches von Piritramid und Metamizol aus dem Prozessorsystem zuführen. Die Einzelboli betrugen 1,5 mg Pritramid plus 71 mg Metamizol.

In den ersten 1–2 h nach dem Ende der Operation war dem Patienten durch die Einstellung des Mikroprozessors die Möglichkeit gegeben, sich maximal alle 5 min einen Analgetikabolus zu verabreichen, später, d.h. für den gesamten folgenden Untersuchungszeitraum bis 24 h post operationem, war eine Zeitsperre von 15 min vorgeben. Hierüber wurden die Patienten informiert.

Sämtliche abgeforderte Boli wurden zeitkorreliert durch einen Schreiber fixiert. Die postoperative Schmerzsituation wurde mittels der verbalen Einschätzung des Patienten vom Untersucher festgehalten, nachdem wir feststellten, daß die Patienten in der frühen postoperativen Phase zuweilen recht unwillig die primär vorgehabte Schmerzeinschätzung nach der visuellen Analogskala (VAS) befolgten. Die Befragung erfolgte stündlich für 8 postoperative Stunden und noch einmal nach dem Ende der Untersuchung.

Die dazu benutzte verbale Schmerzklassifizierung („pain score") lautete (nach [12]):

0: überhaupt keine Schmerzen,
1: gelegentlich mäßige Schmerzen,
2: ständig mäßige Schmerzen,
3: gelegentlich starke Schmerzen,
4: ständig mäßige, gelegentlich starke Schmerzen,
5: Abbruch wegen Unwirksamkeit/ständig starke bis unerträgliche Schmerzen.

Währenddessen wurden gleichzeitig der Blutdruck (nach Riva-Rocci), die Herz- und die Atemfrequenz gemessen. Der gesamte Beobachtungszeitraum betrug 20–24 h. Nebenwirkungen wie Sedierung, Übelkeit und Erbrechen wurden festgehalten. Bestand der Verdacht auf eine klinisch relevante Atemdepression, wurden arterielle Blutgasanalysen angefertigt und O_2 über eine Nasensonde verabreicht.

Nach Abschluß der Untersuchung fand eine Befragung der Patienten zum Verlauf der Schmerztherapie statt.

Ergebnisse

In der ersten postoperativen Stunde verlangten die Patienten im Durchschnitt rund 3 Boli (= 4,5 mg Piritramid), später sank die Anzahl auf 1–2 pro Stunde. Die insgesamt abgeforderte Piritramiddosis betrug nach 20 h im Mittel 38 mg, hinzu kamen 1800 mg Metamizol.

Die grafische Darstellung der Kumulativplots (Abb. 3 und 4), gruppiert nach dem retrospektiv erfragten „pain score" (s. S. 221), beinhaltet nicht die Plasmakonzentrationen. Angegeben ist die jeweils zeitkorrelierte Summe der Einzelboli. Erkennbar ist hieraus, daß 26 der 39 Patienten während des Untersuchungszeitraumes gelegentlich mäßige Schmerzen hatten („pain score" 1; Abb. 3a). Weitere 11 Patienten äußerten ständig mäßige Schmerzen (Abb. 3b), die sie aber als tolerabel einstuften.

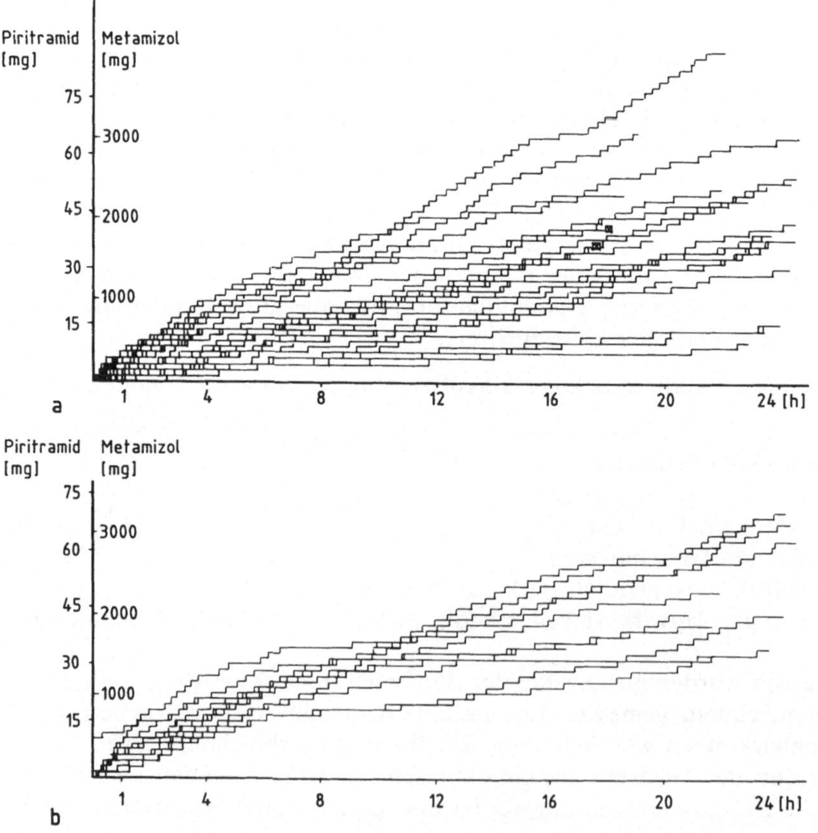

Abb. 3a, b. Kumulative Dosierungen eines On-demand-abgeforderten Gemisches aus Piritramid und Metamizol über 20–24 h bei 37 Patienten (s. Text). **a** Painscore 1 (gelegentlich mäßige Schmerzen, 26 Patienten), **b** Painscore 2 (ständig mäßige Schmerzen, 11 Patienten)

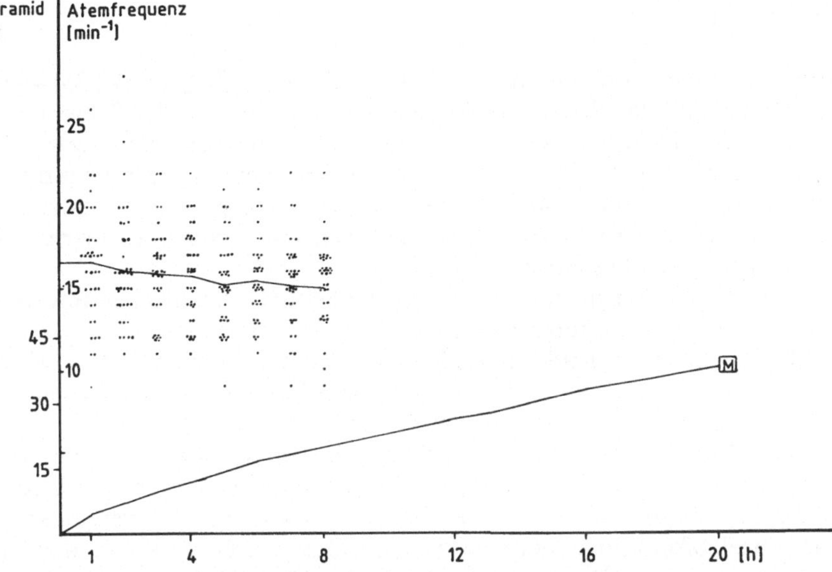

Abb. 4. Vergleich der für das gesamte Patientenkollektiv berechneten mittleren kumulativen Piritramidmenge im Untersuchungszeitraum mit der bei allen Patienten bestimmten Atemfrequenz in den ersten 8 h der intravenösen On-demand-Analgesie, *M* mittlerer Kumulativplot. Die Punkte kennzeichnen die Einzelwerte um den als durchgezogene Linie dargestellten Mittelwert der Atemfrequenz

2 Patienten mußten vorsichtshalber aus der Untersuchung genommen werden, weil die Sedierung währenddessen auffällig zunahm, so daß weitere Nebenwirkungen befürchtet werden mußten.

35 der 39 Patienten äußerten nach Untersuchungsende, daß sie mit der analgetischen Therapie zufrieden waren und im Wiederholungsfall einer Operation die gleiche Therapieform bevorzugen würden.

Die beobachteten Nebenwirkungen sind in Tabelle 1 aufgeführt.

Tabelle 1. Beobachtete Nebenwirkungen an insgesamt 39 Patienten (Angabe der Anzahl der Patienten, bei denen Nebenwirkungen auftraten)

	Anzahl (n)
Übelkeit	8
Schwitzen	5
Sedierung	4
Blutdruckabfall von mehr als 30% vom Wert nach Narkoseende	3
Atemfrequenzabnahme unter 12/min	6
pCO_2 (arteriell)	
– über 46 mm Hg	3
– zwischen 48 und 51 mm Hg	3
– über 51 mm Hg	0
pO_2 (arteriell)	
– unter 75 mm Hg (Sättigung dabei stets über 90%)	7

Diskussion

In Übereinstimmung mit anderen Untersuchungen [7, 9, 11, 24, 25] konnten wir feststellen, daß die überwiegende Zahl der Patienten mit der Selbststeuerung ihrer postoperativen Schmerztherapie gut auskam und zufrieden war. Es war für uns erstaunlich, daß die meisten der Patienten – fernab jeder Kenntnis pharmakologischer Zusammenhänge – sehr wohl in der Lage waren, ohne sonderliche Risiken und unvertretbare Nebenwirkungen eine schmerzmindernde Therapie für sich selbst zu betreiben.

Dies sollte sicher nicht ohne zusätzliche ärztliche Kontrolle erfolgen, wie man aus vereinzelten Verläufen folgern kann.

Der Mittelwert der additiv errechneten Gesamtdosis über den Zeitraum von 20 h betrug 38 mg Piritramid, schwankte aber individuell stark zwischen minimal 15 mg und bei einem anderen Patienten maximal 81 mg.

Diese individuelle Schwankungsbreite des Analgetikaverbrauchs ist hinlänglich bekannt [13, 14, 17, 18, 19] und in der unterschiedlichen Schmerzempfindung des Einzelpatienten begründbar. Hinzu kommt, daß vereinzelt Patienten die Einzelabforderungen der On-demand-Methode falsch verstanden haben und trotz der Aussage einer guten Analgesie das Gerät bedienten. Hier wurde dann aus Sicherheitsgründen die Zeitsperre zwischen 2 Boli auf 30 min ausgedehnt. Die Akzeptanz des On-demand-Verfahrens ist bei der überwiegenden Zahl der Patienten gut. Das gilt auch für die hier nicht veröffentlichten Ergebnisse der insgesamt 120 Patienten. Zufriedenheit über die Schmerztherapie herrscht vor [8].

Dies ist um so auffälliger, als nicht ein einziger Patient durch dieses Verfahren völlig schmerzfrei wurde. Als befriedigend und beruhigend wurde retrospektiv von den Patienten v. a. die Tatsache angesehen, daß sie sich mit diesem Gerät, unabhängig vom Pflegepersonal und Arzt, in die Lage versetzt fühlten, jederzeit die Möglichkeit zur Minderung ihres Schmerzes in der Hand zu haben. Durch die intravenöse Injektion konnten sie den Zusammenhang zur Schmerzlinderung bald begreifen. Dies deckt sich mit PCA-Ergebnissen an wesentlich größeren Kollektiven und unter Verwendung weiterer Analgetika [11].

Mit der Anzahl untersuchter Patienten nahm auch die Akzeptanz gegenüber diesem Verfahren seitens des Pflegepersonals und anderer ärztlicher Kollegen stark zu, gleichzeitig verminderte sich die Furcht vor unvorhersehbaren Nebenwirkungen. Die Verfasser sehen es als ein wesentliches Indiz des Erfolges der PCA an, daß sich sowohl die Zimmernachbarn der Patienten der Untersuchungsgruppe als auch das medizinische Fachpersonal für die postoperative Phase ihrer Angehörigen die Anwendung dieses Gerätes wünschten.

Überraschend ist die Dosierungsanalyse: Es zeigt sich, daß die hier untersuchte Form der ungewöhnlich niedrig dosierten Gabe von Einzelboli zu je 1,5 mg Piritramid plus 71 mg Metamizol klinisch akzeptabel zum Analgesieerfolg nach abdominellen Operationen führt. Dies ist ein Hinweis auf das individuelle MEAC-Konzept des Einzelpatienten, da auch ohne die pharmakokinetische Kontrolle aus der Abfolge der Einzelboli die Schlußfolgerung naheliegt, daß dadurch eine gewisse Konstanz der Blutplasmakonzentration, vermutlich auch der zerebralen Konzentration, erreicht wurde.

Man kann annehmen, daß es durch die selbstgesteuerte Analgesie zu klinisch unwesentlichen Konzentrationsschwankungen kommt. Außerdem werten wir das Ergebnis der Untersuchung als Hinweis darauf, daß die Kombination eines Opiates mit einem antipyretischen Analgetikum wie Metamizol zur Therapie schwerer postoperativer Schmerzen sinnvoll ist.

Möglicherweise ist allein daher die geringe Pritramiddosis zu erklären. Außer einer vereinzelt gesehenen Schweißsekretion wurden keine Nebenwirkungen beobachtet, die auf Metamizol zu beziehen wären.

Die Auswertung dieser Untersuchung, hat – unabhängig von dem apparativen Einsatz des On-demand-Gerätes – dazu geführt, daß wir in unerem Haus die häufige intravenöse Injektion hochverdünnten Piritramids gegenüber der früher bevorzugten Injektion unverdünnter Ampullenanteile sowie die simultane Metamizolgabe anwenden.

Erstaunlich ist die Häufigkeit von Nebenwirkungen (Tabelle 1).
Es soll hier nur die Relevanz der Atemdepression angesprochen werden, die in der weitverbreiteten, grundlegenden Abneigung zur Opiattherapie eine wesentliche Rolle spielt.

Wie aus Abb. 4 ersichtlich ist, ergibt sich eine starke individuelle Streuung der Atemfrequenz, wobei der Mittelwert – als Linie durchgezeichnet – konstant im Normbereich verbleibt. Allein aus dieser Streuung kann eine kritische Einschränkung der Ventilation nicht gefolgert werden. Die im Zweifelsfall angefertigten Blutgasanalysen ergaben stets ausreichende Oxygenierungskriterien sowie lediglich bei 3 von 39 Patienten grenzwertige, aber nicht kritische pCO_2-Werte.

Lediglich aus Vorsichtsgründen haben wir 2 Patienten als Versager der PCA eingestuft und die möglichen Selbstinjektionen abgebrochen, weil der Sedationsgrad zunahm. In jedem dieser Fälle blieben die Erweckbarkeit bei dann uneingeschränkter Kooperationsfähigkeit erhalten.

Wir legten dem Abbruch zugrunde, daß sich infolge der Vigilanzabnahme die Gefahr einer Regulationsstörung des pontobulbären Atemzentrums durch die nun weiterreichende Aktivitätseinschränkung der Formation reticularis ergeben könnte [11, 15].

Zusammenfassung

Als Teil einer randomisierten Studie an insgesamt 120 Patienten zur postoperativen Analgesiesteuerung durch den Patienten selbst („patient controlled analgesia", PCA) wurde in dieser Arbeit der Effekt der wiederholten intravenösen Verabreichung von Einzelboli zu je 1,5 mg Piritramid plus 71 mg Metamizol an insgesamt 39 Patienten untersucht. Der Einzelverbrauch im Untersuchungszeitraum von 20–24 h schwankte stark. Er betrug im Mittel 38 mg Piritramid, minimal aber 15 mg und maximal 81 mg.

Die PCA-Methode erwies sich grundsätzlich als effektiv und nebenwirkungsarm. Die Patienten beurteilten das Verfahren als komfortabel, das medizinische Personal schloß sich dieser Einschätzung alsbald an.

Dennoch schließt die PCA die ärztliche Konrolle nicht aus. Zwei der 39 Patienten mußten vorsichtshalber aus der Untersuchung ausgeschlossen werden, weil der Sedationsgrad während der laufenden PCA-Therapie einen kritischen Wert erreichte. Gleichzeitig sank bei diesen Patienten die Atemfrequenz auf 8–10 pro Minute ab, ohne daß es zu einer kritischen Veränderung des Zustandes der Patienten oder auch der der Blutgase gekommen wäre.

Auch andere Nebenwirkungen traten nur in geringem Maße auf.

Die Kombination des potenten Opiates Piritramid mit dem analgetisch potenten Antipyretikum Metamizol hat sich in der durchgeführten Untersuchung als effektive Variante der PCA erwiesen.

Mit dieser Untersuchung konnte ein weiterer Nachweis geführt werden, daß die patientengesteuerte, postoperative Analgesie grundsätzlich eine effektive Methode ist. Der apparative, d. h. finanzielle Aufwand ist erheblich. Dennoch gehört die PCA zum Mosaik verschiedener Verfahren zur postoperativen Analgesie, wie z. B. der Infusionsanalgesie oder der Regionalanalgesie. Sie sensibilisiert Ärzte und Pflegepersonal, die Schmerzen des Patienten differenziert zu sehen und zu behandeln.

Literatur

1. Albinus M, Hempel V (1988) Analgetika und Schmerztherapie. Wissenschaftliche Verlagsgesellschaft, Stuttgart
1a. Carlsson K-H, Monzel W, Jurna I (1988) Depression by morphine and the non-opioid analgesic agents, metamizol (dipyrone), lysine acetylsalicylate, and paracetamol, of activity in rat thalamus neurones evoked by electrical stimulation of nociceptive afferents. Pain 32:313
2. Dick W, Kanik R (1988) Applikationsverfahren und Dosierungsempfehlungen zur postoperativen Analgesie. Schmerz 2:19–26
3. Dick W, Knoche E, Grundlach G, Klein I (1983) Klinisch experimentelle Untersuchungen zur postoperativen Infusionsanalgesie. Anaesthesist 32:272–278
4. Gourlay GK, Cousins MJ, Cherry DA (1987) Drug therapy. In: Burrows GD, Elton D, Stanley GV (eds) Handbook of chronic pain management. Elsevier, Amsterdam New York Oxford, pp 163–192
5. Herz A, Teschemacher H-J (1971) Activities and sites of antinociceptive action of morphine-like analgesics and kinetics of distribution following intravenous, intracerebral and intraventricular application. Adv Drug Res 6:79–119
6. Hull CJ (1985) The pharmacokinetics of opioid analgesics, with special reference to patient-controlled administration. In: Harmer M, Rosen M, Vickers MD (eds) Patient-controlled analgesia. Blackwell, Oxford London Edinburgh Boston Palo Alto Melbourne, pp 7–17
7. Hull CJ (1985) Opioid infusions for the management of postoperative pain. In: Smith G, Covino BG (eds) Acute pain. Butterworths, London Boston Durban Singapore Sydney Toronto Wellington, pp 155–179
8. Jage J, Göb J, Wagner W, Henneberg T, Lehmann KA (1990) Postoperative Schmerztherapie mit Piritramid und Metamizol. Eine randomisierte Untersuchung an 120 abdominellchirurgischen Patienten im Rahmen der intravenösen On-Demand-Analgesie. Schmerz (im Druck)
9. Keeri-Szanto M, Heaman S (1972) Postoperative demand analgesia. Surg Gynecol Obstet 134:647–651
10. Kewitz H (1987) Metamizol. Führt die Indikationseinschränkung zu einem Rückgang der Agranulozytose? Dtsch Ärztebl 84B:1351–1356
11. Lehmann KA (1985) Practical experience with demand analgesia for postoperative pain. In: Harmer M, Rosen M, Vickers MD (eds) Patient-controlled analgesia. Blackwell, Oxford London Edinburgh Boston Palo Alto Melbourne, pp 134–139

12. Lehmann KA (1986) Gibt es analgetische Blutkonzentrationen? In: Kettler D, Crozier T, Metzler H (Hrsg) Analgesie in der Anästhesie. Stellenwert der Morphinomimetika. Urban & Schwarzenberg, München Wien Baltimore, S 28–29

13. Lehmann KA (1988) Analgosedierung mit Opioiden. In: Schulte am Esch J, Benzer H (Hrsg) Analgosedierung des Intensivpatienten; ZAK München 1987, Bd I. Springer, Berlin Heidelberg New York Tokyo (Anästhesiologie und Intensivmedizin, Bd 200, S 14–84)

14. Lehmann KA, Henn C (1987) Zur Lage der postoperativen Schmerztherapie in der Bundesrepublik Deutschland. Anaesthesist 36:400–406

15. Lehmann KA, Neubauer M-L, Daub D, Kalff G (1983) CO_2-Antwortkurven als Maß für eine opiatbedingte Atemdepression. Untersuchungen mit Fentanyl. Anaesthesist 32:242–258

16. Lehmann KA, Tenbuhs B, Hoeckle W (1986) Patient-controlled analgesia with piritramid for the treatment of postoperative pain. Acta Anaesth Belg 3:247–257

17. Mather LE, Denson DD (1986) Clinical pharmacokinetics of analgesic drugs. In: Raj PP (ed) Practical management of pain. Year Book Medical Publ., Chicago London, pp 503–520

18. Mather LE, Denson DD (1986) Pharmacokinetic considerations for drug dosing. In: Raj PP (ed) Pracitical management of pain. Year Book Medical Publ., Chicago London, pp 489–502

19. Mather LE, Phillips GD (1986) Opioids and adjuvants: principles of use. In: Cousins MJ, Phillips GD (eds) Acute pain management. Churchill Livingstone, New York Edinburgh London Melbourne, pp 77–103

20. Oldendorf WH, Hyman S, Braun L, Oldendorf SZ (1972) Blood-brain barrier: Penetration of morphine, codeine, heroin, and methadone after carotid injection. Science 178:984–986

21. Paalzow LK (1982) Pharmacokinetic aspects of optimal pain. Acta Anaesth Scand Suppl 74:37–43

22. Saarne A (1969) Clinical evaluation of the new analgesic piritramide. Acta Anaesth Scand 13:11–19

23. Seitz W, Hempelmann G, Schleussner E, Piepenbrock S (1981) Vergleichende klinische Untersuchungen von Herz-Kreislauf-Effekten zwischen Piritramid (Dipidolor) und Fentanyl. Anaesthesist 30:179–184

24. Tamsen A (1985) Comparison of patient-controlled analgesia with constant infusion and intermittent intramuscular regimes. In: Harmer M, Rosen M, Vickers MD (eds) Patient-controlled analgesia. Blackwell, Oxford London Edinburgh Boston Palo Alto Melbourne, pp 111–123

25. Tamsen A, Hartvig P, Fagerlund C, Dahlström B (1982) Patient-controlled analgesic therapy, Part II: Individual analgesic demand and analgesic plasma concentrations. Clin Pharmacokin 7:164–175

26. Wagner JG (1974) A safe method for rapidly achieving plasma concentration plateaus. Clin Pharmacol Ther 16:691–700

27. Yaksh TL (1982) Central and peripheral mechanisms of the antialgesic action of acetylsalicylic acid. In: Barnett HJM, Hirsh J, Mustard JF (eds) Acetylsalicylic acid. New uses for an old drug. Raven, New York, pp 137–151